第二版

知る！わかる！身につく!!

公衆栄養学

［編著］
逸見幾代

［著］
髙橋東生・日田安寿美・犬伏知子・原島恵美子・野原潤子

田中弘之・今井久美子・伊藤龍生・横山佳子・辻本洋子

同文書院

Authors

執筆者紹介（所属は2023年度時点）

【編著者】

逸見　幾代（へんみ・いくよ）　　　　　　第1章1，第6章3-1
　　北陸学院大学教授，高知県立大学名誉教授
　　松山東雲短期大学名誉教授

【著　者】　※執筆順

髙橋　東生（たかはし・とうせい）　　　　第1章2
　　東洋大学教授

日田　安寿美（ひだ・あずみ）　　　　　　第2章1・4
　　東京農業大学教授

犬伏　知子（いぬぶし・ともこ）　　　　　第2章2，第3章4・5，第6章3-2
　　徳島文理大学教授

原島　恵美子（はらしま・えみこ）　　　　第2章3
　　神奈川工科大学准教授

野原　潤子（のはら・じゅんこ）　　　　　第3章1，第4章4，
　　畿央大学講師

田中　弘之（たなか・ひろゆき）　　　　　第3章2・3・6
　　東京家政学院大学教授

今井　久美子（いまい・くみこ）　　　　　第3章7，第4章1・2，第6章2
　　吉祥寺二葉栄養調理専門職学校専任教員
　　元 川村学園女子大学教授

伊藤　龍生（いとう・たつき）　　　　　　第4章3，第5章1，第6章1
　　近畿大学教授

横山　佳子（よこやま・けいこ）　　　　　第5章2・3
　　京都女子大学教授

辻本　洋子（つじもと・ようこ）　　　　　第3章1，第5章4
　　元 中部大学准教授

はじめに

　平成末から令和にかけ，わが国では，悪性新生物，循環器系疾患，代謝性疾患などの生活習慣病の進展や少子高齢化，そして大雨自然災害やウイルス感染症などの衛生災害などが起こり，健康上の課題となった。これらは，人々のQOL（生活の質）の低下や医療費の増大など，健康な社会生活に波紋を広げてきている。

　またこのような情勢下での食環境は乱れやすく，新たな課題として望ましい食生活，食文化の伝承など，社会で取り組むべき食育の重要性・必要性が高まってきている。その実効性のある対応策として期待されてきているのが，公衆栄養活動による生活習慣病の一次予防から三次予防にわたる対策であろう。つまり，ますます「公衆栄養活動」の出番となってきているのである。

　公衆栄養学は，管理栄養士・栄養士養成課程教科目として「公衆栄養」から「公衆栄養学」へと名称変更され，学問的に明文化され約30年となって，現在に至っている。

　この間に，教科内容は時代の要請に応じ，日本栄養改善学会による「管理栄養士・栄養士養成のための栄養学教育モデル・コア・カリキュラム」や厚労省「管理栄養士国家試験出題基準（ガイドライン）」などに沿って変容している。さらに，新しく「日本人の食事摂取基準（2020年版）」も発表された。こうして，生活習慣病などの食に関する健康問題解決のため，公衆栄養活動を展開できるスキルを持ち合わせた管理栄養士・栄養士が，社会に向けて育成・輩出されなければならない。

　そこで本書の特徴は，このような背景から，「知る！　わかる！　身につく‼」との書名どおり，管理栄養士国家試験ガイドラインに準拠しつつ，公衆栄養学が様々な実践の場で展開できるスキルを身につけられるよう配慮し，制作・編纂したことにある。すなわち様々な集団を対象に，食と健康の関連，望ましい食生活の実現，公衆栄養活動を推進・展開するための基本的な知識とスキルの修得を目標にしている。

　また，様々な場での公衆栄養活動が理論的に進められるように，公衆栄養活動のマネジメントの理論的モデルとして，「公衆栄養マネジメントプロセス」で「健康・栄養状態の現状と課題を提示（公衆栄養アセスメント），問題解決のための栄養計画・政策（Plan），実践・活動（Do），評価（Check）・改善（Act）」について概説している。さらに公衆栄養活動プログラム例により，理論の具体化への流れが確認できるように構成した。

　このようなことから，公衆栄養学のリカレント教育にも，さらに公衆栄養学分野の研究にも応用活用していただければ幸いである。

　最後に，刊行にあたり，このタイムリーな第二版の機会を与えていただき，またタイトな時間の中で統率して，根気強く編集に多大なるご尽力を賜った株式会社同文書院編集部 坂野直義氏に，また関係諸氏に深く感謝を申し上げます。

2020年3月

編著者　逸見幾代

目　次

第6章　公衆栄養プログラムの展開 ……………………………………149

公衆栄養学の概念

第1章の学習のPoint

① 公衆衛生の向上と栄養学および栄養実践の基礎について理解する。

② 公衆栄養に関して，世界の中でのわが国の状況を学ぶ。

③ わが国の保健・医療・福祉システムの中での公衆栄養の役割を理解する。

④ 公衆栄養学活動の全体的な枠組みについて学ぶ。

1 公衆栄養学の概念

　公衆栄養学は，公衆衛生の主に栄養行政の基となるもので，集団を対象として健康・維持増進を目標とした，QOL（Quality Of Life：生活の質）の向上を図る実践上・生活上の「生活実践栄養科学」といえる。特に栄養行政で行う公衆栄養活動も含む。

❶ 公衆栄養学の意義・目的

（1）諸外国の公衆栄養学の定義

　近年の世界の公衆栄養の課題は，人口増加による栄養不足・飢餓といわれる。その世界人口は増加の一途をたどっている。人口が最も多い国は，世界人口の18.7％を占める中国と17.7％のインドである。人口増による食料確保は最重要課題である。国連食糧農業機関（FAO）分析によると，栄養不足（飢餓）の蔓延率は，著しく改善はみられたものの，8億以上が飢餓状態にあるという。この課題解決には，各国それぞれの公衆栄養・活動が必然となる。

　そこで，各国の公衆栄養学がどのように定義されているかを，以下に文献から記述する。

　まず，わが国の公衆栄養学の定義は，先述のとおり「公衆衛生の栄養行政の基となるもので，集団を対象として健康・維持増進を目標とした，QOLの向上を図る生活・実践上の「生活・実践栄養科学」とされている。

　諸外国，特にアメリカやイギリスなどを代表とする欧米諸国や，オーストラリアなどのオセアニアほか，各国の環境・衛生上の特徴を踏まえ，どのように公衆栄養学が定義されているかを表1-1に記述した。

表1-1　諸外国における公衆栄養学の定義

①アメリカの公衆栄養学：アメリカ栄養士会雑誌（2001年）ジョーン，イートンら
　公衆栄養は，公衆衛生と同様に現実の社会水準で健康を取り扱う科学であり技術である。地域社会の疾病予防，生命延長，心身の健康増進を図るために，問題解決に焦点を当て，人々の栄養に影響を与える様々な要因（食事・健康，社会的・文化的・行動的要因）を含む新しい分野の実践的な学問で，「公衆衛生栄養活動」と定義している。
　この公衆衛生上の公衆栄養での栄養活動は，栄養関連の健康状態とリスク要因の観察，プログラムの計画と評価，コミュニティまたは集団レベルでの評価，リーダーシップなど，人々が健康栄養を達成・維持できる条件を確保するための一連の活動としている。
　人々への栄養サービスに関しては，アクセスと品質の問題に対応して，活動分野は，機関を超えて計画し，協力する取り組みとしている。
　さらに Rogers ロジャーや Schlossman スクラスマンなどによっても同様の定義がなされているが，公衆衛生と同様に，公衆栄養は現実的な環境での問題解決に焦点を当て，定義を応用した研究分野とされており，「栄養状況の改善における有効性の観点から評価される」としている。

②イギリスの公衆栄養学（Public Health Nutrition）
　イギリス栄養学会や Landman ランドマンによると，公衆衛生栄養を「健康の促進，グループ，コミュニティ，および集団（個人ではない）の食事関連疾患の一次予防への栄養および身体活動の適用」と定義している。
　つまり，集団全体の栄養を通じた健康維持，健康増進と食生活に関連する疾病の一次予防に焦点を当てている。

③北欧（Public Health Nutrition）
　北欧公衆衛生栄養教育ネットワーク（NEPHN）などによると，「公衆衛生栄養は，個人ではなく，集団に影響を与える栄養問題の解決に焦点を当てた活動」であり，より広範なコミュニティの知識，技術，能力，文化遺産に基づいて，栄養状態，健康，健康の不平等に対する持続可能な食物システムの影響を評価する。
　エビデンスに基づいた環境，教育，社会，経済，構造，政治，および立法措置を開発，推奨，実行する。

④ EU 欧州連合（Public Health Nutrition）
　Yngve A イングヴィ，Sjostrom M スジョストローム，Warm D ウォーム，Margetts B マーガレット，Perez Rodrigo C ペレス，Nissinen A ニッシネンらによると，「公衆衛生栄養は，食物と栄養システムの持続可能な改善を通じて人々の健康状態を促進する技術と学術である」とする。公衆衛生の原則に基づいて，環境的，教育的，経済的，技術的および立法措置を含む包括的かつ協力的な活動であり，生態学的な視点で多くの分野が関係する。栄養と身体活動による健康増進と，人々の関連疾患の予防に焦点を当てている。

⑤オーストラリア（Public Health Nutrition）
　政府間栄養同盟によると，「公衆衛生栄養は，個人ではなく，社会全体に影響を及ぼす健康栄養問題に焦点を当てる。食料生産，流通，消費が特定の集団グループの栄養状態と健康に及ぼす影響について，より多くの分野の知識，スキル，態度，活動から関わっていく」としている。

（2）公衆栄養学の意義・目的

（a）公衆栄養学とは

　公衆栄養学は，集団または個人の健康維持・増進と疾病予防を目的にした，生活実践科学である。「地域社会における組織的活動により，健康と食の問題・課題を解決に向け，人々の健康の維持・増進を図り，QOL（生活の質）の向上を図る術を学び研究する学際的な学問である。つまり，地域社会における人間栄養学をもとに，実践・栄養活動に必要な理論と方法を研究する学問」といえる。公衆栄養学の概念図を図1-1に示す。

（b）公衆栄養学の目的

　公衆栄養学の目的は，個人および集団の両方を対象として，人々の健康の維持・増進を図り，最終目標をQOL（生活の質）の向上におく。さらに，疾病の予防（一次予防）につなげることである。

　この公衆栄養学の目的は，公衆栄養活動の場で実践することによって社会に反映させることである。それが地域社会の個人力，および集団力を引き出すことに，ひいては，健康の増進，QOLの向上を図ることにつながるのである。

　公衆栄養学の個人対応において，以下のようなものを考慮する必要がある。

　　i　社会的存在…個人が社会の構成員であることによる

　　ii　個人の生活習慣や遺伝要因…健康状態，栄養状態などの遺伝要因

　　iii　社会環境要因…自然，社会，経済，教育，文化など

　個人対応の際には，個々人の生活環境，生活条件に沿った地域・職域などにおける公衆栄養学的なアプローチが必要となる。一方，集団対応においては，健康・栄養施策や公衆衛生・公衆栄養施策などから，公衆栄養活動を計画し，実施，評価していく。

　したがって個人対応・集団対応ともに，健康・栄養問題に対して，

　　i　情報の収集，分析，評価を行う能力

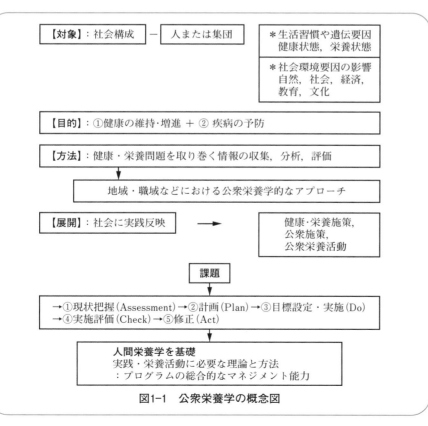

図1-1　公衆栄養学の概念図

 ii 栄養関連情報サービスを提供するプログラムの，適切で，総合的なマネジメント能力

が必要である。この視点および方向性・対応については，第5章第3節と第4節において概説する。

（c）公衆栄養学の目標と活動の基本

 科学的根拠（エビデンス）に基づき，公衆栄養学の目的を達成するための活動の展開目標とその活動の基本を下記にあげる。

 i 対象は，主に個人の集合体である集団で，多くの人々と多くの組織が協同して行う。

 ii 環境要因の生態系保全を考慮し，支援的な環境整備を行う。

 iii 住民参加型の自主的・主体的活動である。

 iv コミュニティオーガニゼイション（地区組織活動）の向上を図り，プログラムをマネジメント実行する。

 v ポピュレーション戦略とハイリスク戦略を活用して行う。

 vi 自己管理能力（エンパワーメント）を活用する。

 vii ヘルスプロモーション（オタワ宣言）の概念において行う。

 viii 行動変容に到達し，定着することがキーポイントとなる。

 ix 科学的根拠を踏まえた実践活動を行う。

 x 一次予防および二次予防につながるように行う。

 xi 活動の基本は，マネジメントプロセス PDCA：Plan-Do-Check-Act となるように行う。

 xii 実施上の可能・必要・優先性を考慮して展開する。

 xiii 評価（活動計画・企画から結果まで，各段階において実施する）ができる。

 xiv 連携協働で活動できる。

❷ 生態系と食料・栄養（公衆栄養学と栄養・環境）

（1）生態系とは

 生態系とは，「ある特定の地域に住むすべての生物と，生物を取り囲む非生物的環境とを総合して統一体としてとらえたもの」である。このように生態系は，「生物的要素」と「非生物的要素」とで構成されている。その機能・相互作用は「エネルギーの流れと物質循環」である。エネルギーは，生態系外に失われてしまうと生物に再利用されることはない。二酸化炭素（CO_2），水素（H），窒素（N），リン（P）などの元素や分子は生物の生命現象の現れであり，「生物的要素」と「非生物的要素」との間を循環し続けるものである。

 生態系は，「地域（場所）」，すなわち生態系の存在形態により，いくつかの種類に区分される。近年では，地球全体において生態系をみる場合，一滴の水でも生態系としてとらえる場合もある。

 生態系の区分は，次の5つに区分することができる。

①陸上生態系：林，山，平野平原など

②水界生態系：海洋，湖沼，河川など

③人工的生態系：人工林，耕地など

④都市生態系

⑤伝統社会とその周辺

（2）生物群集（Biological Community）とは

どの「地域」にも，多種類の生物が存在している。そして，それら生物は，相互に影響し合っている。このような多様な生物の集まりとその相互関係のことを「生物群集」という。

（3）食物連鎖（Food Chain）とは

「種（species）」の個体数は，増減しながら，ほぼ平衡状態に保たれている。それは自己調節機構の働きや，生物群集レベルでの相互調節機構によるものである。

それ以外にも調節機構はいくつか存在しており，「食物連鎖」は生物群集を対象とし，生態系の物質循環・エネルギーの流れを，食物を要素として観測する複数の種の個体群間の相互調節機構である。食物連鎖と，食物連鎖に関連する動物の食性には，以下のようなものがある。

(a)**捕食連鎖**：高いの栄養段階にあるものが，より大型になる場合の食物連鎖。

(b)**寄生連鎖**：より小型になる場合の食物連鎖。寄生者は，宿主を生かしたままエネルギーや栄養素を得るものもあれば，宿主を殺してしまうものもある。

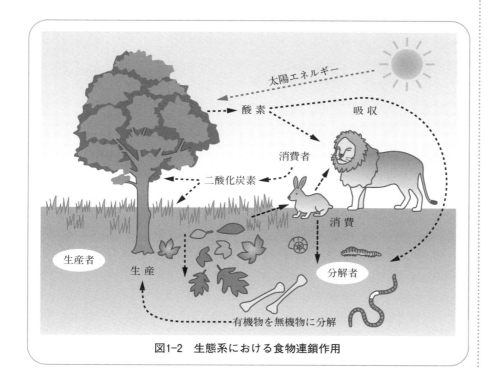

図1-2　生態系における食物連鎖作用

また腐食者（＝分解者）である細菌飢，菌削などを栄養源とする生物もある。

(c) **単食性**：ある捕食・肉食植物が，食べ物をひとつの植物・動物に限定しているもの。

(d) **多食性（または広食性）**：食べ物を柚物，動物以外に近縁種にまで広げたもの。

(e) **雑食性**：植物・肉食・腐食のいずれかの食性を示すもの。人間は，この雑食性である。

（4）生態系と公衆栄養学

太古の時代から人類は，生命現象を営む糧として，植物・陸棲動物（獣鳥肉）水棲動物（魚介）を摂取してきた。そして，全生態系での食物連鎖などの物質循環，エネルギーの存在なども重視してきた。

しかし，近年になって人間は，遺伝子組み換え食品，健康食品，サプリメントなどを多種，大量に作り出し，最近では，ブランド食品までも作るようになってきた。

地球規模では，人口増，科学技術の進歩，経済発展などにより，オゾン層の破壊，地球温暖化，酸性雨などといった環境面へのマイナス効果がもたらされた。これらのことから，経済発展，環境保全，天然資源保護，循環型社会，という考え方が生まれてきた。また一方では，CO_2排出削減という課題も出現してきた。このため公衆栄養活動が，ますます重要になってきている。

（5）循環型社会と公衆栄養学

自然環境や生態系は，人間社会・人間生活に大きな影響を与える。同時に，人間社会・人間生活が自然環境や生態系に及ぼす影響も甚大である。まさに，自然界と人間社会の「循環型社会」である（図1-3）。

現在，急速に開発が進められている国では，①環境破壊，②都市化，③人口増加に伴う食料・不足解消のための耕地拡大，④森林伐採拡大と，森林減少，⑤放牧地の増加，⑥過剰狩猟・漁猟による生物群の絶滅などが進行している。これらが人々の生態系への影響や乱れ，均衡破壊を引き起こすことなどが懸念されている。また，人間生活の基本的課題として，①食料不足，②栄養問題，③衛生問題などがあげられる。

生態系保全のためには，「大気，水，土壌」といった地球環境レベルでの自然境保全が必須となる。健全な生態系を維持，回復し，自然と人との共生を確保することが必要なのである。

（a）地産地消

現在のわが国の食料自給率は低く，農産物や食料の多くを海外からの輸入に依存している。わが国のフードマイレージ（＝食品輸入量×距離）は世界のなかでも大きく，韓国，米国の約4倍であるという。したがって，食品輸送の際に発生するエネルキー消費およびCO_2排出コスト低減のため，「地産地消」が叫ばれるようになった

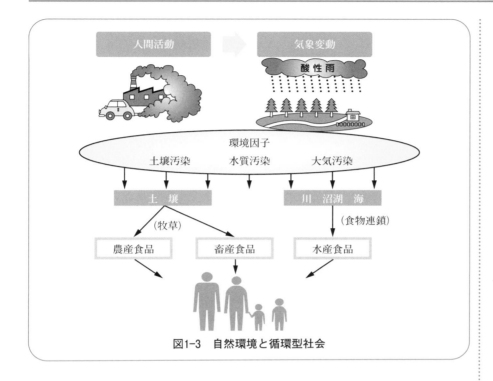

図1-3　自然環境と循環型社会

（ｂ）廃棄物の再生利用

　輸入食料や飼料から生じる「生ゴミ」の蓄積などによる環境負荷が，非常に大きくなってきている。

　この問題の解決のために，有機性廃棄物を堆肥化したり，農地へ還元したりして，土壌機能を最大限に利用する。こうすることで，できる限り少量の施肥量で農作物を栽培することが可能となり，環境保全につながっている。つまり，バイオマス[1]の利用・活用による循環型社会の形成である。

　それには食品廃棄物と家畜排泄物の活用によるバイオマス利用（物質利用：肥料，飼料，機能性食品の原材料など）とエネルギー利用の両面がある。

　近年，世界の食料事情は不安定で，①開発途上国の消費量の増加，②生産国での大干ばつ，③冷水害，④原油高の高騰，⑤輸送費の増大，⑥肥料や農薬の価格上昇，⑦穀物の高騰，などが顕著である。これらのことが，開発途上国では飢餓，貧困層の低栄養，栄養失調，日本では学校給食の値上がりなどを引き起こしており，新しい時代に新しいタイプの食料危機が地球規模で起こっている。

（6）環境保全に対応する公衆栄養活動例

（ａ）日本の食料事情からみた環境保全と公衆栄養

　現在の日本の食料自給率は37％（2018年度食料自給率カロリーベース）である。一方，食品のロス率は3.7％（2018年度食品ロス統計調査：世帯調査）である。

　公衆栄養的施策として，「食生活指針」にこれらの項目が明示されている。これらの行政的施策により，環境保全に沿ったサービスを的確に提供すべく，管理

1）生物資源（量）を表す概念。再生可能な生物由来の有機性資源で，化石資源を除いたもの。

栄養士・栄養士とは市町村などの各関係機関・団体（学校や病院，医師会，ボランティア組織，民間組織など）と協力を図り，地域において栄養相談や指導を行うといった対応がなされている。

❸ 保健・医療・福祉・介護システムと公衆栄養

　保健・医療・福祉・介護などの場における栄養マネジメントは，管理栄養士の役目（業務）である。

　公衆栄養学は，前述どおり，生活実践科学である。「公衆栄養活動」として位置付け，行政，関係組織，団体，地域住民の連携・協働により健康づくりを栄養面からサポートする学問・活動である。その幹となるのが，行政の栄養政策である。この栄養政策を実働させるのが，管理栄養士・栄養士である。

　この公衆栄養活動の対象には，個人と集団がある。公衆栄養活動は，主に集団を対象とする場合が多い。

集団対象の場合：

　「地域性」と「共同性」の特性をもった人々の集団，組織的体制，規範，価値基準をもった，つまり「コミュニティ」を対象とし，行政機関がこれらの人々の健康状態を見守っている。コミュニティの健康システムの関係者（診療所・病院，学校・大学（教育，研究），栄養士会・医師会・看護協会などの専門職能団体など，食生活改善推進員，福祉・介護関連組織）の連携，住民参加によって，公衆栄養活動は，栄養・食生活に焦点を当てて活動が実施されている。国民健康づくり運動（健康日本21），保健システムでは，特定健診，特定保健指導が実施されている，介護福祉制度の配食サービスの実施もそれぞれの組織が一体となって行

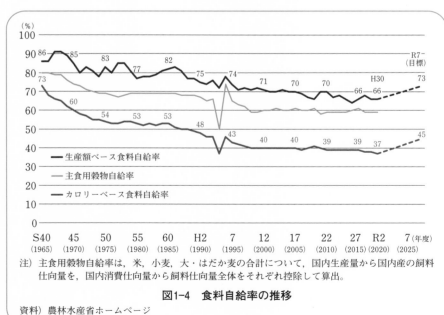

注）主食用穀物自給率は，米，小麦，大・はだか麦の合計について，国内生産量から国内産の飼料仕向量を，国内消費仕向量から飼料仕向量全体をそれぞれ控除して算出。

図1-4　食料自給率の推移

資料）農林水産省ホームページ

われている。

個人対象の場合：

　個々人の健康および食生活は，現在の社会的背景や変化により影響が大となる。個人の活動目的は，その時代や周りの環境状況や課題により変化する。

　集団・個人ともに多様化・複雑化する現在の課題は，二つ考えられる。①食物選択に影響を及ぼす食環境の多様化と②健康課題である。前者の「食物選択と食環境の多様化」の具体的な事項は，配食サービスや外食，中食の増加，食店舗の24時間営業，買い物弱者問題などがあげられる。後者の課題は，生活習慣病有病者および予備群の増加，要介護者の増加，若年女性のやせ，低体重出生児の増加などである。

　これらの解決・改善に対処する公衆栄養活動は，公衆栄養マネジメントサイクル（図1-5）である。集団の現状を把握し，「問題点を解決するためのプログラムを立案 P（plan）⇒プログラムを実施 D（do）⇒実施結果を評価 C（check）⇒プログラム修正 A（act）」の流れで循環しながら実施・実践している。

　このマネジメントサイクルの前段階「①現状把握～③目標設定・実施」までの過程では，問題解決に向けて目標をどの程度達成できたかの達成度評価を経過評価で終わらないようにどの程度達成できたかを示す結果評価までを行う必要があ

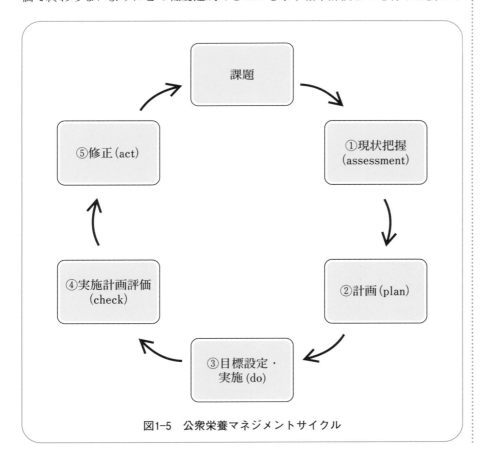

図1-5　公衆栄養マネジメントサイクル

る。結果評価が行われなければ、問題点が解決できたかどうかを判断することができない。

（1）保健・医療システムについて

（a）「健康日本21」の実施

わが国のヘルスプロモーション戦略である「国民健康づくり運動（健康日本21）」として策定され、2000年（平成12年）より、11カ年計画で実施された。この健康日本21が、公衆栄養活動のマネジメントシステムの活動目標や評価の基盤となっている。

この健康日本21では、生活習慣病などに関する課題について、さらに環境の整備などを必要とする。「栄養・食生活」には、「知識・態度・行動レベル」の目標値が示されている。10年後の数値目標を分野別に設定し、目標達成のための活動が行われる。この活動目標は、2005年の中間評価の後、2011年には最終評価が公表された。最終評価は先述の「③目標設定、実施」～「①の現状把握（assessment）」の各段階にフィードバックされた。その後、2012年7月には、2013年から2022年の10年間を期間とする「健康日本21（第二次）」が発表された。

（b）行動科学モデル

「健康・栄養知識を習得→動機づけ→態度形成→行動科学技法学習→行動変容→維持・習慣化→定着」という考え方により、「食行動」が変容・維持・定着されるようになることを示した。これにより、個人・集団がどの段階にあるかを評価し、段階に応じた公衆栄養活動を進めていくことが可能となる。

（c）食生活指針

「食事を楽しみましょう（家族の団らんや人との交流を大切に、また、食事づくりに参加しましょう）1日の食事のリズムから」、「健やかな生活リズムを（朝食で、いきいきした1日を始めましょう）」など、QOLの向上には、食生活の役割が大きいことを明示している（詳細は第3章）。

（d）食育の推奨実施

食育は食育基本法に基づく食育推進基本計画で、保育所、幼稚園、学校において給食管理のみならず、食育を通して集団（地域、職域、学校、その他）を対象とした公衆栄養活動（ダイエット、欠食・孤食、食事外部化、簡便的・効率的食事、食の安全と安心食の倫理、フードチェーンなど）が行われている。

（e）「特定健診・特定保健指導」の実施

現行の保健システムでは、健康のための検診（特定健康診査・特定保健指導、無料歯科検診、がん検診、事業所での集団検診、人間ドック、一般検診）など各種が実施されている。

「特定健診・特定保健指導」は、40歳から74歳のすべての被保険者・被扶養者を対象に実施される。健診は、メタボリックシンドローム（内臓脂肪症候群）の予防と改善が目的で「腹囲の計測」も追加となった。受診者には、特定健診の結果に基づき、階層度に応じた保健指導が行われる。

（f）母子保健事業の実施

　母子栄養管理事業「健やか親子21」の「児童・生徒における肥満児の割合（減少）」「妊産婦のための食生活指針」の活用などが取り上げられている。

（g）高齢者の医療の確保

　高齢者の医療の確保に関する法律（高齢者医療確保法，旧老人保健法）では，特定健診と特定保健指導（40〜74歳。労働安全衛生法の一般健康診査に基づく）を努力義務とする。健康診査（75歳以上），健康増進法に基づくものとして，がん，歯周疾患，骨粗鬆症検診なども実施されている。

（2）「福祉・介護」システム

　介護保険制度においては，居宅サービス，地域密着型サービスによる食事介護，市町村が実施する通所型介護予防事業などが実施されている。さらに介護保険制度による配食サービスの実施もあげられる。

　このように保健，医療，福祉，介護のそれぞれの場において栄養マネジメントのシステム化を図り，マネジメントの概念に基づいて種々の専門職，ボランティア，NPO，一般人と連携し，コーディネートがなされ，実施されている。

　今後の公衆栄養活動は，科学的根拠（エビデンス）のもとに，「医療・福祉・介護」システムが一体となり，総合的・包括的なシステムを構築していかなければならない。この公衆栄養マネジメントの実施にあたっては，多職種との協働のもとで栄養上の諸課題・問題を解決していくことが必要となるであろう。

❹ コミュニティと公衆栄養活動

（1）コミュニティとは

　「地域性」と「共同性」の二つの特性を有する人々の集団をコミュニティという。コミュニティは，居住地，地域性などの地理的，政治的，組織的（行政，企業，教育機関，国民性，人種，興味・関心）など幅広い集団のことである。どのコミュニティにも規範，価値基準，組織体制が存在する。

（a）行政機関

　保健所，市町村保健センター，市町村の健康課，各都道府県の農業，教育，環境，健康，社会サービスの各部門があり，地理的な集団コミュニティの健康状態を見守る責務をもっている。

（b）コミュニティの健康システムに関する関係者

　診療所・病院，学校・大学，専門職能団体（栄養士会・医師会・看護協会，食生活改善推進員など），福祉・介護関連組織などがある。

（2）公衆栄養活動

　公衆栄養活動は，栄養行政として，栄養や食生活に関する事項に焦点を当てて，公衆衛生の一環として行われる。公衆栄養活動の公衆栄養マネジメントは，前述のさまざまな社会組織が実施者となり，連携して実施する。住民の主体的な参加も重要となる。

2 公衆栄養活動

❶ わが国の公衆栄養活動の歴史

現在のわが国の公衆栄養行政は，おおむね厚生労働省の所管で行われている。現在の公衆栄養活動は，厚生労働省健康局生活習慣病対策室において，公衆栄養にかかわる施策の方向性などの検討がなされている。

公衆栄養活動は，時代とともに変遷してきている。そこで，公衆栄養学の歴史を時代の特徴により，①戦前低栄養期（明治・大正・昭和初則），②戦時下の食料統制期，③戦後復興期（昭和20〜30年代），④昭和の経済成長・成熟期，⑤平成初期・地域保健成熟期，⑥平成・令和現代の6つに分け，それぞれについて表1-2〜表1-7として示す。

表1-2　戦前低栄養期（明治・大正・昭和初期）の公衆栄養学の沿革
—脚気対策から栄養行政のはじまり

年　代	特徴・できごと
江戸時代	・裕福な層に白米食が習慣化する。「江戸患い」として脚気が流行。
1884（明治17）年	・海軍軍医総監高木兼寛が「海兵食を白米食から米麦の混合食に」と提唱し，食事内容を変更。 ↓ ・脚気患者の急速な減少をもたらすことに成功する。
1886（明治19）年	・森林太郎（作家の森 鴎外）が『日本兵食論大意』を著す。 ↓ ・栄養改善の必要性を説く。
1910（明治43）年	・鈴木梅太郎が，脚気の原因成分である「オリザニン（ビタミン B_1）」を発見する。 ↓ ・脚気対策に貢献。
1914（大正3）年	・佐伯 矩（「栄養学の父」とよばれた人物）が，私設栄養研究所を創設する。 ・同年，佐伯栄養学校を設立。これにより，栄養士養成が開始される。
1919（大正8）年	・結核予防法が制定される。
1920（大正9）年	・国立栄養研究所が設立される。初代の所長は佐伯 矩。
1929（昭和4）年	・内務省が「国民栄養改善」のための施策として，各地方庁へ栄養士を配置。
1936（昭和11）年	・冷害対策などのために，東北6県の衛生課に栄養士を配置。
1937（昭和12）年	・保健所法（旧）が制定される。 ・保健所栄養士の誕生。「栄養改善の指導を行うべきこと」が定められる。
1938（昭和13）年	・厚生省の発足。栄養行政が，内務省から厚生省に移管される。

表1-3　戦時下の食料統制期の公衆栄養学の沿革－食料不足から食料統制

年　代	特徴・できごと
1939（昭和14）年	・食糧統制が開始される。 ↓ ・食料不足により，国民の栄養が低下していく。
1942（昭和17）年	・食糧管理法が制定される。
1945（昭和20）年	・栄養士規則・私立栄養士養成所指定規則が制定される。 ↓ ・栄養士の身分・業務が規定される。

表1-4　戦後復興期（昭和20〜30年代）の公衆栄養学の沿革
　　　　－戦後の食料不足から安定期

年　代	特徴・できごと
1945（昭和20）年	・連合国軍総司令部（GHQ）の司令により，東京都内の栄養調査が実施される。 ↓ ・1952（昭和27）年制定の栄養改善法に基づく国民栄養調査として継続される。（その後は健康増進法に基づき，国民健康・栄養調査として現在も毎年実施されている。）
1947（昭和22）年	・保健所法（新）が制定される。→保健所に栄養士が配置される。 ・栄養士法が制定される。→栄養士の定義，業務などが法制化される。 ・食品衛生法が制定される。
1948（昭和23）年	・医療法が制定される。→100床以上の病院への栄養士の配置が規定される。 ・乳児院，虚弱児施設，事業所附属寄宿舎への栄養士の配置が規定される。
1949（昭和24）年	・栄養士試験制度が発足（→1989年まで実施される）。
1950（昭和25）年	・栄養士の修業年限が2年以上となる（栄養士法の一部改正より）。
1952（昭和27）年	・栄養改善法が制定される（2003年の健康増進法施行により，廃止となる）。 ↓ これにより，栄養改善活動の法的規定がなされる。 ・特殊栄養食品制度が創設される（強化食品と特別用途食品）。
1954（昭和29）年	・学校給食法が制定される。 ↓ 1956（昭和31）年より小中学校の全児童を対象に給食を実施。 ・キッチンカー（栄養指導車）の登場。 ↓ 保健所から離れた地域への巡回，栄養指導が可能となる。これにより，栄養知識の普及，改善に貢献。 ・ボランティアによる食生活改善地区組織育成の推進が図られる。
1958（昭和33）年	・「6つの基礎食品」についての普及・通達がなされる。

2）GHQ：General Heabquarters の略。第二次世界大戦後，連合国軍が日本占領中に設置した総司令部。マッカーサーが最高司令官となり，占領政策を施行。

13

表1-5　昭和の経済成長・成熟期の公衆栄養学の沿革
　　　　　―成人病対策と健康増進施策

年　代	特徴・できごと
1962（昭和37）年	・管理栄養士制度が制定される（栄養士法の一部改正）。 ・集団給食施設への管理栄養士の配置が努力規定となる（栄養改善法の一部改正）。
1964（昭和39）年	・東京オリンピックを機に，国民の健康・体力増強の機運が高揚してくる。
1965（昭和40）年	・厚生省（当時）栄養課において，健康増進事業を推進する。 　　↓ 　健康増進センターが設置される。 ・母子保健法が制定される。 ・総理府において，「体力づくり国民会議」が策定される。
1973（昭和48）年	・特殊栄養食品の特別用途食品に，「病者用」を追加。
1978（昭和53）年	・第一次国民健康づくり対策が策定される。 　　↓ 　国民の総合的な健康づくりを図る。
1982（昭和57）年	・老人保健法が制定される。
1983（昭和58）年	・食生活改善推進員教育事業，婦人の健康づくり事業が創設される。
1985（昭和60）年	・管理栄養士国家試験制度の開始（栄養士法改正）。 　　↓ 　専門職としての資質の向上が図られる。 ・都道府県知事指定の集団給食施設について，管理栄養士の設置が義務づけられる（栄養改善法の一部改正）。 ・厚生省（当時）において，「健康づくりのための食生活指針」が策定される（生活習慣病の対策）。
1986（昭和61）年	・厚生省（当時）において，「日本人の肥満とやせの判定表・図」が策定される。 ・加工食品の栄養成分表示に関する報告がなされる。 ・健康づくりに関する研究が実施される。
1988（昭和63）年	・「アクティブ80ヘルスプラン」（第二次国民健康づくり対策）が策定される（21世紀の超高齢社会への対応策）。 ・厚生省（当時）が「健康づくりのための運動所要量」を策定。

 食糧輸入懇請の時代？

　昭和22（1947）年度の「国民栄養の現状」（今日の国民健康・栄養調査）から，冒頭の文言を拾ってみよう。

　　厚生省栄養課では昭和20年来，連合軍最高司令官覚書にもとづき全国的に栄養調査を実施することになった。本調査は国民栄養の実状を把握し，これが改善をはかるための方策樹立に対しその基礎資料とするためと，一方困窮する国内食糧への輸入を懇請する重要な参考資料とするために行われるものである。調査地域は……

表1-6　平成初期・地域保健成熟期の公衆栄養学の沿革
　　　―地域保健の健康増進施策と公衆栄養活動の発展期

年　代	特徴・できごと
1989（平成元）年	・高齢者健康福祉推進10か年戦略「ゴールドプラン」が策定される。
1990（平成2）年	・厚生省（当時）が，「対象特性別（成長期・成人病予防・高齢者・女性（母性含む））食生活指針」を策定する。 ・「外食料理の栄養成分表示ガイドライン」が示される。 　　↓ 　栄養成分表示の推進が図られる。
1991（平成3）年	・特殊栄養食品の特別用途食品に，特定保健用食品を追加。
1992（平成4）年	・第三次老人保健計画が開始される。 　　↓ 　栄養士は，健康教育，健康相談，健診後の栄養指導，寝たきり者などへの訪問栄養指導の推進などを図ることとされた。
1993（平成5）年	・厚生省（当時）が，「健康づくりのための運動指針」を策定。
1994（平成6）年	・厚生省（当時）が，「健康づくりのための休養指針」を策定。 ・地域保健法が制定される。 　　↓ 　保健所栄養士の業務が，一部，市町村へ移行される。 ・母子保健法の一部が改正される。
1995（平成7）年	・「エンゼルプラン」「新ゴールドプラン」が策定される。 ・栄養表示基準制度が法制化される（1996年5月に施行）。
1996（平成8）年	・「生活習慣病」に着目した，疾病対策の基本的な方向性が定められる。 　　↓ ・「成人病」から「生活習慣病」へと名称が変更される。 ・特殊栄養食品制度が，特別用途食品制度に改正される。
1997（平成9）年	・厚生省（当時）により，「健康づくりのための年齢・対象別身体活動指針」が策定される。
1998（平成10）年	・厚生省（当時）により，「第六次改定日本人の栄養所要量～食事摂取基準～」が策定される。 　　↓ ・「食事摂取基準」が導入される。
1999（平成11）年	・「ゴールドプラン21」が策定される。
2000（平成12）年	・「新エンゼルプラン」が策定される（2000年度より施行）。 ・厚生省（当時）により，「21世紀における国民健康づくり運動（健康日本21）」が策定される。 ・管理栄養士が，厚生労働大臣の認可による免許制となる（栄養士法の一部改正）。 　　↓ 　生活習慣病の増加を背景に，より専門的な知識や適切な栄養指導などが求められるようになる。 ・文部省（当時）・厚生省（当時）・農林水産省の3省合同による「食生活指針」が策定される。 ・厚生省（当時）により，「健やか親子21」が策定される。 ・介護保険制度が施行される。

表1-7　平成・令和現在の公衆栄養学の沿革

年　代	特徴・できごと
2001（平成13）年	・「保健機能食品制度」が制定される（特定保健用食品と栄養機能食品）。
2002（平成14）年	・健康増進法が制定される（栄養改善法の廃止）。
2003（平成15）年	・国民栄養調査が「国民健康・栄養調査」に改称される（調査内容の拡充）。 ・食品安全基本法が制定される。 ・「健康づくりのための睡眠指針」が策定される。
2004（平成16）年	・厚生労働省が「日本人の食事摂取基準（2005年版）」策定。これにより，栄養所要量から食事摂取基準へ移行。
2005（平成17）年	・栄養教諭制度が創設・実施される。 ・厚生労働省・農林水産省により，「食事バランスガイド」が策定される。 ・内閣府が「食育基本法」を制定。 ・厚生労働省が「健康フロンティア戦略」を策定（生活習慣病予防対策と介護予防対策ため）。
2006（平成18）年	・厚生労働省が「妊産婦のための食生活指針」を策定。 ・内閣府が「食育推進基本計画」を策定。 ・厚生労働省が「健康づくりのための運動基準2006〜身体活動・運動・体力〜」を策定。 ・厚生労働省「健康づくりのための運動指針2006〜生活習慣病予防のために〜〈エクササイズガイド2006〉」を策定。 ・「高齢者の医療の確保に関する法律」が制定される。
2007（平成19）年	・厚生労働省により「標準的な健診・保健指導プログラム（確定版）」が策定される。 ・厚生労働省により「新健康フロンティア戦略」が策定される。
2008（平成20）年	・特定健診・特定保健指導が開始される。
2009（平成21）年	・健康増進法に基づき消費者庁が設置される。 ・厚生労働省により「日本人の食事摂取基準（2010年版）」が策定される。
2011（平成23）年	・内閣府により「第2次食育推進基本計画」が策定される。
2012（平成24）年	・厚生労働省により「健康日本21（第二次）」策定。
2013（平成25）年	・厚生労働省により「健康づくりのための身体活動指針2013」および「健康づくりのための身体活動指針（アクティブガイド）」策定。 ・厚生労働省により「禁煙支援マニュアル（第2版）」作成。 ・厚生労働省により「標準的な健診・保健指導プログラム」改訂。 ・消費者庁により「食品表示法」の策定（※施行は平成27年）。 ・厚生労働省により「行政栄養士の地域における業務指針」策定。
2014（平成26）年	・厚生労働省が「健康づくりのための睡眠指針2014」策定。
2015（平成27）年	・厚生労働省により「日本人の食事摂取基準2015年版」策定（※実際に公表されたのは平成26年）。 ・農林水産省により「第3次食育推進基本計画」策定。 ・文部科学省，厚生労働省，農林水産省により「食生活指針」改定。

2015（平成27）年	・日本栄養士会により「栄養の日（8月4日）」および「栄養週間（8月1日〜8月7日）」制定。
2017（平成29）年	・厚生労働省により「アレルギー疾患対策の推進に関する基本的な指導指針」策定。 ・厚生労働省「市町村栄養士の人材育成ビジョン」作成。
2018（平成30）年	・厚生労働省により「健康日本21（第2次）」中間評価の実施。 ・文部科学省により「学校給食実施基準」改正。
2019（令和元）年	・厚生労働省により「日本人の食事摂取基準2020年版」策定。
2020（令和2）年	・文部科学省が「日本食品標準成分表2020年版（八訂）」公表。
2021（令和3）年	・厚生労働省により「妊娠前からはじめる妊産婦のための食生活指針」策定。 ・農林水産省により「第4次食育推進基本計画」策定。 ・「東京栄養サミット2021」開催。

❷ 少子・高齢社会における健康増進

（1）少子化社会対策

　1989年の人口動態統計において合計特殊出生率が過去最低となった1.57ショック（1966年の過去最低であった"ひのえうま"の1.58を下回った）を契機に少子化による生産年齢人口の減少や国力の低下，若者の負担増などが懸念されるようになった。少子化問題の要因として，女性の社会進出，晩婚化・晩産化と未婚率の上昇，核家族化・育児の孤立化，子供の貧困，母子保健領域における健康格差などの子育て環境の不備があげられている。

　子育て支援施策の基本的方向を示した「エンゼルプラン」が制定（1994年）され，それを引き継いだ「新エンゼルプラン」が制定（1999年）された。それでも少子化は進行し続け，社会全体で子育てを支えることを目的として「少子化社会対策基本法」（2003年）と「次世代育成支援対策推進法」（2003年）が成立した。

　「少子化社会対策基本法」を基に，子どもを増やす少子化対策よりも，子育て不安を解消する施策として「子ども・子育て応援プラン」（2004年），子どもや親などの当事者目線で教育・就労・生活環境を整えようとする「子ども・子育てビジョン」（2010年）が策定された。2015年からは子ども・子育て関連3法に基づく「子ども・子育て支援新制度」が開始された。

（2）高齢社会対策

　高齢化社会とは，老年人口割合（総年齢人口に対する65歳以上の人口）が7-14％の年齢構成をいう。老年人口割合が14-21％を高齢社会，21％以上になると超高齢社会という。わが国の総人口は2008年をピークに減少傾向にある。同時に少子高齢化も急速に進展し，2016年現在における老年人口割合は27.3％であり，わが国は超高齢社会である。中でも後期高齢者（75歳以上）の割合の増加が特に大きい。高齢者（65歳以上）1人を生産年齢人口（15〜64歳）の何人で支えているかを見てみると，1950年には高齢者1人を12.1人で支えていたのに対して，

2015年には2.3人となっており，2065年には1.3人と予測されている。

　老人保健・老人福祉は，終戦後に「老人福祉法」が担っていたが，老人保健に関する制度を分離・強化するため「老人保健法」が制定された。また，高齢化の急速な進行に伴い，従来の老人福祉・老人保健制度では対応しきれなくなった介護と慢性期医療を2つの制度から独立・再構成した「介護保険法」が制定された。2006年に旧老人保健法が「高齢者の医療の確保に関する法律（高齢者医療確保法)」へと改正され，2008年4月から施行された。本法律は「特定健康診査・特定保健指導」の根拠法でもある。

　1990年より10か年計画で高齢者に関わる保健と福祉対策の方向性を定め，実現すべき具体的な目標を定めた「ゴールドプラン」が開始された。加速する高齢化に伴い「ゴールドプラン」を見直し，1995年より「新ゴールドプラン」に改定された。2000年からは「健康日本21」と連携しつつ介護保険制度などを踏まえた「ゴールドプラン21」が開始された。

❸ 疾病予防のための公衆栄養活動
（1）疾病予防とは

　疾病予防は，①一次予防，②二次予防，③三次予防の3段階でとらえ，疾病の発症を予防することが必要である。これらは，生活習慣病予防を中心としたものであるが，最近は三次予防が，高齢者に対応する介護対策の面において，健康増進，予防水準の向上に寄与している。

---

①**一次予防**：疾病になる前に疾病の発生そのものを防止することを課題とする，「健康増進」と「特異的予防」である。

②**二次予防**：疾病の早期発見・早期治療によって疾病や障害の進行を止めようとする，「進行防止」と「生態保全」である。

③**三次予防**：疾病発症後のリハビリテーションなどによって再発を防止しようとしたり，生体機能やQOLの低下を最小限にとどめようとしたりすることである。

　また，生活習慣病は，「食習慣，運動習慣，休養，喫煙，飲酒等の生活習慣が，その発症・進行に関与する疾患群」と定義されている。

　図1-6は疾病の要因を図示したものである。対策として，
・「遺伝要因」に対しては，ヒトゲノムや加齢の機序の解明を踏まえた手法
・「外部環境要因」に対しては，有害物質の規制や感染症対策などの手法
・「生活習慣要因」に対しては食習慣の改善や適度な運動，飲酒・喫煙対策などの手法
が必要となってくる。

　「遺伝要因」や「外部環境要因」に対しては個人で対応することが困難である

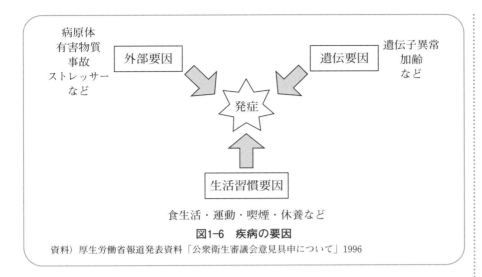

図1-6　疾病の要因
資料）厚生労働省報道発表資料「公衆衛生審議会意見具申について」1996

が，「生活習慣要因」は個人での対応が可能である。

（2）疾病予防のための公衆栄養活動

　生活習慣病などの疾病予防においては，特に一次予防が重要である。この部分において公衆栄養活動の果たす役割は大きい。

　1978年に WHO と UNICEF 主催の国際会議（旧ソ連邦カザフ共和国の首都アルマ・アタ）においてプライマリヘルスケア（PHC）という概念，「すべての人々に健康を（Health For All by the Year 2000 and beyond）」という基本戦略のもとプライマリヘルスケアの理念が提唱された。

　活動の5つの原則は以下のとおり

　①住民のニーズに基づく活動　②地域資源の有効利用

　③住民の主体的参加　④関連領域の協調・連携　⑤適正技術の使用

❹ ヘルスプロモーションのための公衆栄養活動

（1）ヘルスプロモーション（健康増進）の概念と経過

　ヘルスプロモーションの考え方や内容は，時代や国，地域などによって変化するものである。その経過をまとめると，次のとおりとなる。

　①1946年に WHO が，「健康とは，肉体的，精神的ならびに社会的に完全に良好な状態であって，単に疾病や虚弱でないというだけでない」と提唱・定義した。

　②1950年代に，クラーク（Clark）とレベル（Leavel）によって，ヘルスプロモーション（健康増進）は一次予防のなかに位置づけられた。

　③1970年代に，「健康増進」は「疾病」と比べ，健康をさらに増強する理想的な状態と定義された。

　④1986年11月，カナダのオタワで開催された WHO の「第1回健康増進会議」で発表された「オタワ憲章」において，「健康増進を個人の生活改善に限定

せず，社会的環境の改善を含む」とヘルスプロモーションの概念が提唱された。ヘルスプロモーションとは，「人々が自己の健康をコントロールし，改善することができるようにするプロセスである」との定義もなされた。

⑤グリーン（Green）は，「ヘルスプロモーションとは，健康に資する諸行為や生活状態に対する教育的支援と環境的支援の組み合わせ」との定義づけを行った。

⑥現在，ヘルスプロモーションには，「個人の行動変容」と同時に「支援的環境づくり」が必要とされているが，人々が健康になるには，自分ひとりの努力だけでは不可能で，地域の人々といっしょに，地域全体で取り組むことが必要であると認識されている。

（2）ヘルスプロモーションとは

　ヘルスプロモーションは，QOL の向上を最終目的とするもので，健康教育の実施や健康施設の整備などにより，よりよいライフスタイルを確立し，住民がみずから率先して地域活動に参加することにより，健康を調整する能力を高めていく活動である。

　ヘルスプロモーションには，先にも述べたように，個人の行動変容と同時に支援的環境づくりが必要とされている。その目的のひとつは「①個人の努力による生涯健康生活習慣づくり」をめざすことであり，もうひとつは「②社会的な健康生活の場づくり」をめざすことである。このふたつが健康な公共施策を確立し，ヘルスプロモーション活動を展開するのである（図1-7）。

（a）ヘルスプロモーション戦略の成功のプロセス

　ヘルスプロモーション戦略には，①アドボケイティング（advocating：唱道[3]，間接的な支援）と②イネイブリング（enabling：能力と権限の付与，人々の力を引き出す），そして，③メディエイティング（mediating：調停，合意形成）の3つのプロセスがある。

3）思想や主旨を人に先立って（率先して）唱えること。

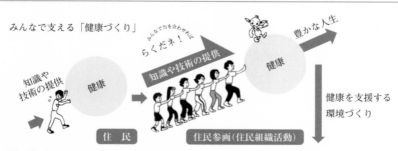

注）坂の勾配は，環境整備の状況を表す。行政・関係機関・団体の取り組みにより，勾配をゆるやかにする努力をする。

図1-7　ヘルスプロモーションの概念

（出典）愛媛県「健康実現えひめ2010」（健康づくり）（島内1987，吉田・藤内1995を一部変更），より

（b）わが国のヘルスプロモーション戦略

　ヘルスプロモーションの理念そのものである「健康日本21」が策定，実施され，2000（平成12）年度より11か年計画で「第三次国民健康づくり運動」が展開されている。全国各地で行われている「健康日本21」の栄養・食生活に関する活動は，ヘルスプロモーションのための公衆栄養活動の代表的なものだといえる。

　「健康日本21」は，9つの対象分野別に改善目標値が設定されているが，その第一にあげられているのが栄養・食生活の改善である。その改善内容として，

　①個人の動機づけのための「知識や態度」

　②行動を起こし，行動変容に影響を与えるための「資源や技術」

　③対象者を取り巻く人々の「支援」

　④健康やQOLに影響を与える「環境」

が，位置づけられている。これらを包括的にとらえながら，目標設定に際しては「栄養状態・栄養素（食物）摂取レベル」「知識・態度・行動レベル」「環境レベル」の3段階に分け，国・都道府県・市町村・保健・医療関係の専門家，職場，学校，地域，企業，マスメディア，ボランティア団体などが連携して「健康日本21」計画の推進・達成を図るものである。

　なお，医療費適正化計画など，関連するほかの計画との整合性を図るため，2008（平成20）年から，「健康日本21」の運動期間が変更された。2011（平成23）年10月に最終評価が策定され，2012（平成24）年2月に「健康日本21（第2次）」計画が公表され，次期国民健康づくり運動の方向が打ち出されている。

❺ エンパワーメントと公衆栄養活動

（1）エンパワーメントとは

　「エンパワーメント」は，「基本的には，だれにでも自己管理能力があることを気づかせ，力を発揮できるように自らを変える」ということである。ヘルスプロモーション戦略の「イネイブリング」と同じ意味として使われている。対象となる人をどのようにしたらエンパワーメントできるかを考えていくのが，ヘルスプロモーションの重要な戦略のひとつでもある。

表1-8　エンパワーメント（自己管理能力）の3レベル

エンパワーメント	内　　容
個人レベル	・自分の人生に対して個人が決定，コントロール能力の向上 ・自己効力感の向上，問題の分析・理解 ・社会的行動の資源とスキルの創造，意思決定のプロセス
組織レベル	・マネジメントの向上，情報・権力・意思決定のプロセス共有 ・計画と実施に参加，共通目標への取り組み
コミュニティレベル	・ニーズを実現するための集団の取り組み，支援を強化 ・コミュニティ内の対立，QOLへの影響のコントロール増大

（出典）村山伸子「栄養学雑誌」61：79-91，2003を改変

エンパワーメントは，表1-8で示すように，個人，組織，コミュニティの3レベルの内容が含まれる。

今まで，公衆栄養活動におけるエンパワーメントは，ヘルスプロモーションをもとに，専門家や行政機関が主導となり，参加者を対象にして行われる傾向にあった。

しかし，人々・住民も「参加→対話→問題意識・仲間意識の高揚→行動」の過程を経ることによって，個人として，集団として，意思決定・政策形成に参画し，エンパワーメントが達成されるのである。

❻ 住民参加

地域住民自らが自己の生活習慣を見直し，自発的に行動の改善を行うことを「行動変容」という。この行動変容には無関心期，関心期，準備期，実行期，維持期の5つのステージに分かれる。これらの詳細は，栄養教育論分野の内容をしっかりと習得し，公衆栄養活動に活用してほしい。

平成29年9月に厚生労働省から「地域における住民主体の課題解決力強化・相談支援体制の在り方に関する検討会（地域力強化検討会）」の取りまとめが公表された。「地域共生社会の実現に向けた新しいステージへ」をテーマとして今後の方向性が示された。
・地域共生が文化として定着する挑戦
・「待ち」の姿勢から，「予防」の視点に基づく，早期発見，早期支援へ
・専門職による多職種連携，地域住民等との協働による地域連携
・「支え手」「受け手」が固定されない，多様な参加の場，働く場の創造
・「点」としての取組から，有機的に連携・協働する「面」としての取組へ

さらに地域住民へのアプローチとして，ハイリスクアプローチとポピュレーションアプローチの方法がある。

（1）ハイリスクアプローチとは

ある疾病のリスクファクター（危険因子）をもつ集団を対象として，そのなかでも高いリスクをもっている集団に対して集中的に改善のためのプログラムを実施し，そのリスクファクターを排除することで疾病を予防する方法がハイリスクアプローチである。

この方法の長所は効率的に疾病を予防できることで，短所は改善策を講じていないハイリスク群以外の集団から疾病が発症してしまう可能性があることである。

（2）ポピュレーションアプローチとは

だれもが参加できるもので，集団全体で疾病発症リスクファクターを低下させようとする方法がポピュレーションアプローチである。この方法の具体的な例としてあげられるのが，疾病の一次予防を主な目的として，21世紀の国民健康づくり運動を展開している「健康日本21」である。

この方法の長所は環境にも影響を及ぼすことができることで，短所は実施効果

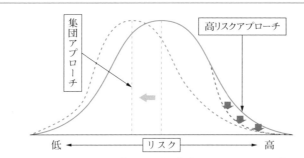

図1-8　ハイリスクアプローチとポピュレーションアプローチ
資料）厚生労働省「健康日本21（総論）」より

が現れにくいことである。

　ハイリスクアプローチとポピュレーションアプローチの両者の関係性について示したものが図1-8である。

❼ ソーシャル・キャピタルの醸成と活用

　平成27年3月に厚生労働省（地域保健対策におけるソーシャル・キャピタルの活用のあり方に関する研究班）より「住民組織活動を通じたソーシャル・キャピタル醸成・活用にかかる手引き」が公表された。

　そこでは，ソーシャル・キャピタルの定義を以下のように示している。

　R. パットナムによれば，ソーシャル・キャピタルは「人々の協調行動を活発にすることによって，社会の効率性を高めることのできる，「信頼」「規範」「ネットワーク」といった社会組織の特徴」と定義される。」

　また住民組織活動とソーシャル・キャピタルは相互に高め合う関係を解説している。「ソーシャル・キャピタルが醸成されて，ネットワークが広がることで，健康づくり活動に参加する人も増えるであろうし，周囲に対する「信頼」や「お互い様」の精神が醸成されることで，声かけ・訪問もやりやすくなるであろう。このように，ソーシャル・キャピタルが醸成されることで，住民組織活動は活発になっていく。

　図1-9に示したように，住民組織活動とソーシャル・キャピタルは相互に高め合う関係にあり，地域における好循環を生むのである。

　逆に，ソーシャル・キャピタルが乏しい地域では，住民組織活動の活性化は容易ではなく，ますますソーシャル・キャピタルは貧弱になるという悪循環も生まれる。

　こうした地域における住民組織活動への支援においては，健康づくりの成果を出すこと以上に，周囲に対する「信頼」や「お互い様」の精神の醸成に力点を置いた関わりを継続することが重要であろう。

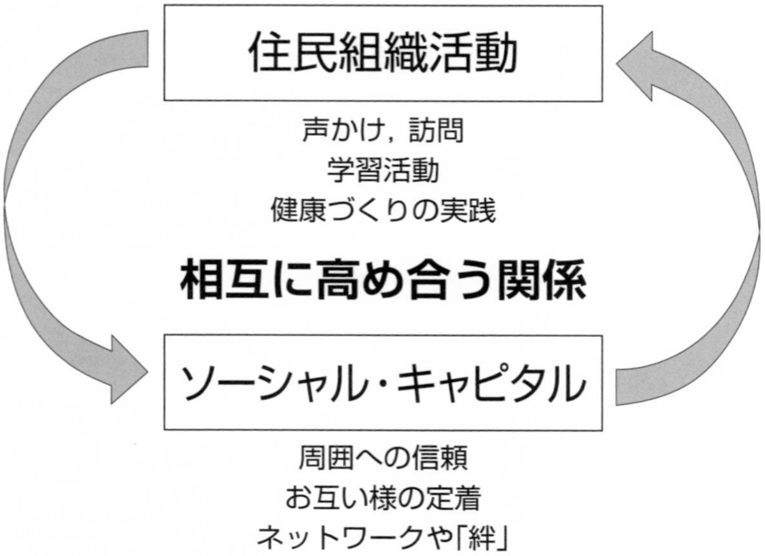

住民組織活動

声かけ，訪問
学習活動
健康づくりの実践

相互に高め合う関係

ソーシャル・キャピタル

周囲への信頼
お互い様の定着
ネットワークや「絆」

図1-9　住民組織活動とソーシャル・キャピタル

資料）厚生労働省「住民組織活動を通じたソーシャル・キャピタル醸成・活用にかかる手引き」

❽ 持続可能性（サステナビリティ）を踏まえた公衆栄養活動

　2001年に策定されたミレニアム開発目標（MDGs）の後継として，2016年から2030年までの新たな開発目標として，「持続可能な開発目標（SDGs）」が2015年9月に国連総会において採択された。地球上の「誰一人取り残さない（leave no one behind）」ことを誓って17のゴールおよび169のターゲットから構成されている。ミレニアム開発目標（MDGs）は発展途上国の開発目標が中心であったが，SDGs は発展途上国のみならず，先進国自身が取り組むユニバーサルなものである（詳細は第3章）。

　国際的な取り組みと同様に，地域住民を対象とした健康増進計画においても行政との協働を中心に持続可能な活動が望まれる。

　公衆栄養活動においては最終的目標としての QOL 向上は短期間での活動では達成できないことから，長期間を見据えた継続的な活動ならびに中間評価を実施し，その結果をフィードバックしながらの活動が重要である。

【参考文献】

・逸見幾代編『知る！　わかる！　身につく‼　公衆栄養学』同文書院，2012
・日本栄養改善学会監修『第8巻　公衆栄養学　地域・国・地球レベルでの栄養マネジメント』医歯薬出版，2014
・Journal of American Dietetic Association, 529-620, 309-310
・芦川修貳監修『エスカベーシック　公衆栄養学概論2019／2020』同文書院，2019

第1章の演習問題

Q1-1 地域における公衆栄養活動の進め方に関する記述である。誤っているのはどれか。1つ選べ。
(1)PDCA サイクルに基づいた活動を推進する。
(2)住民のニーズを把握するため，自治会を活用する。
(3)活動を効果的に推進するため，関係機関と連携する。
(4)住民の参加は，事業評価段階から行う。
(5)行政栄養士は，コーディネータとして活動する。

A1-1 (4)が誤り。公衆栄養活動は，住民参加型の自主的・主体的活動であり，住民は事業計画段階から参加する。

正解 (4)
(管理栄養士国家試験第33回 143)

Q1-2 公衆栄養活動の考え方に関する記述である。正しいのはどれか。2つ選べ。
(1)疾病を有する者に対する治療の支援を第一の使命とする。
(2)集団を構成する個人は対象でない。
(3)地球生態系への影響を考慮する。
(4)ヘルスプロモーションの考え方を重視する。
(5)ハイリスクアプローチでは，社会全体への働きかけを行う。

A1-2 (1)集団の健康維持・増進と疾病の予防が目標であるから誤り。
(2)集団を構成する個人も対象となるので誤り。
(3)，(4)正しい。
(5)ハイリスクアプローチは，高いリスクをもっている集団に対して集中的に働きかけを行う（図1-8参照）。よって誤り。

正解 (3)，(4)
(管理栄養士国家試験第28回 151)

健康・栄養問題の現状と課題

① わが国における人口構造，疾病構造，食事・食生活，食環境について，それぞれの変遷から健康栄養上の課題を整理し，今後の対策を検討するための基礎を学ぶ。

② 人々のおかれている食環境は，自然，社会，経済など，様々な因子によって左右され，刻々と変化するため，各省庁が発表している白書や統計資料にも目を通しておきたい。

③ 視野を広げ，諸外国の健康・栄養問題についても学ぶ。

1 食事の変化

国民の食生活の変遷や現状を知ることは，国民の栄養状態を評価し，食生活上の課題を明らかにするうえで重要なことである。そのためには，国民健康・栄養調査や都道府県別健康・栄養調査の結果が参考になる。

同調査の結果は，①食事摂取基準の目安量や参照体位データ，②「健康日本21」の目標値，③「食育基本計画」の目標値，④自治体では各都道府県における健康増進計画や食育推進基本計画の目標値設定に用いられている。

ここでは食事の平均値の推移を示す。それぞれ横断調査であり，性，年齢，地域などの違いにより食生活の特徴が異なっているため，行政事業の計画やアセスメントの際にはそれらの因子を考慮する必要があるが，ライフステージ毎の食生活上の課題を大まかに把握するために用いられている。

近年は，サプリメントや栄養強化食品の入手が容易であり，利用者も増加している。総合的なアセスメントにより各栄養素を適切に摂取するためのアドバイスが求められている。

年次推移は健康課題の抽出に利用されるが，食品分析技術の進展により成分値に影響が及んでいること，食品分類が変更されていることなどから，それらの背景を理解した上で数値を解釈する必要がある。

❶ エネルギー・栄養素摂取量

（1）エネルギー摂取量

栄養素等摂取量の推移を表2-1に示す。エネルギー摂取量は，戦後から1970（昭和45）年ごろまで緩やかに増加し，その後，緩やかに減少している（図2-1a）。PFCエネルギー比率では，たんぱく質（P：Protein）エネルギー比率に大き

1）PFCエネルギー比率は，3大エネルギー源のたんぱく質（P），脂質（F），炭水化物（C）の摂取量をそれぞれエネルギーに換算して摂取割合を示したもの。

な変化はみられないが，脂質（F：Fat）エネルギー比率が増加し，炭水化物
（C：Carbohydrate）エネルギー比率が低下している（図2-1b）。

（2）脂質摂取量

脂質摂取量は，第二次世界大戦後から1975（昭和50）年ごろにかけて増加し，

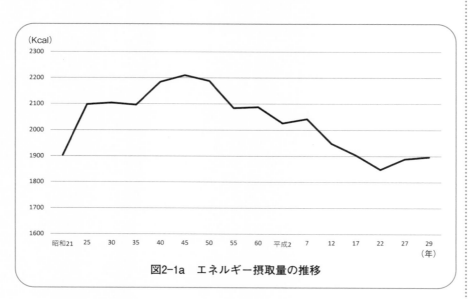

図2-1a　エネルギー摂取量の推移

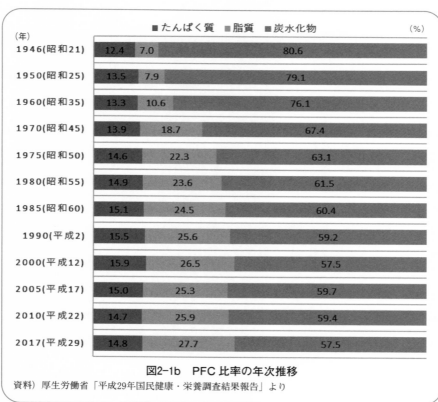

図2-1b　PFC比率の年次推移

資料）厚生労働省「平成29年国民健康・栄養調査結果報告」より

表2-1　栄養素等摂取量の推移（全国，1人1日当たり）

栄養素			昭和21年	25年	30年	35年	40年	45年	50年	55年	60年	平成2年	7年	12年	17年	22年	27年	29年
エネルギー		(kcal)	1,903	2,098	2,104	2,096	2,184	2,210	2,188	2,084	2,088	2,026	2,042	1,948	1,904	1,849	1,889	1,897
たんぱく質	総量	(g)	59.2	68.1	69.7	69.7	71.3	77.6	80.0	77.9	79.0	78.7	81.5	77.7	71.1	67.3	69.1	69.4
	うち動物性	(g)	10.5	17.6	22.3	24.7	28.5	34.2	38.9	39.2	40.1	41.4	44.4	41.7	38.8	36.0	37.3	37.8
脂質	総量	(g)	14.7	18.3	20.3	24.7	36.0	46.5	52.0	52.4	56.9	56.9	59.9	57.4	53.9	53.7	57.0	59.0
	うち動物性	(g)	—	—	6.5	8.6	14.3	20.9	27.4	27.2	27.6	27.5	29.8	28.8	27.3	27.1	28.7	30.0
炭水化物		(g)	386	415	411	399	384	368	337	313	298	287	280	266	267	258	258	255
ミネラル	カルシウム	(mg)	253	276	338	389	465	536	550	535	553	531	585	547	546	503	517	514
	鉄	(mg)	48.0	47.0	14.0	13.0	—	—	13.4	13.1	10.8	11.1	11.8	11.3	8.1	7.4	7.6	7.5
ビタミン	A	(IU)	4640	2348	1084	1180	1324	1536	1602	1576	2188	2567	2840	2654	604 μgRAE	529 μgRAE	534 μgRAE	519 μgRAE
	B₁	(mg)	1.80	1.49	1.16	1.05	0.97	1.13	1.11	1.16	1.34	1.23	1.22	1.17	1.44	0.83	0.86	0.90
	B₂	(mg)	0.74	0.72	0.67	0.72	0.83	1.00	0.96	1.01	1.25	1.33	1.47	1.4	1.42	1.13	1.17	1.20
	C	(mg)	173	101	76	75	78	96	117	107	128	120	135	128	124	90	98	94

資料）厚生労働省「平成29年国民健康・栄養調査結果報告」より

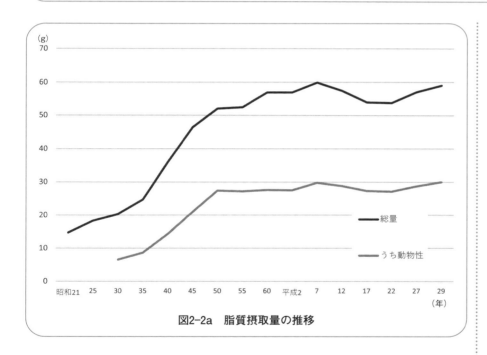

図2-2a　脂質摂取量の推移

　その後はわずかながら増加が続いている（図2-2a）。これは，特に魚介類を除く動物性脂質の摂取量の増加が大きく影響している（図2-2b）。肉などの動物性脂質摂取の増加や魚の摂取量低下が生活習慣病の増加との関連があると考えられており，脂質の摂取は量だけでなく質にも注意が必要である。女性は男性に比べて脂質エネルギー比率が高い傾向にある（図2-2c）。

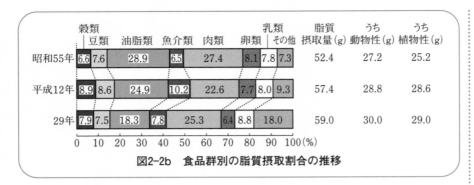

	穀類						乳類		脂質	うち	うち
	豆類	油脂類	魚介類	肉類		卵類	その他		摂取量(g)	動物性(g)	植物性(g)
昭和55年	6.6 7.6	28.9		6.5	27.4		8.1 7.8 7.3		52.4	27.2	25.2
平成12年	8.9 8.6	24.9		10.2	22.6		7.7 8.0 9.3		57.4	28.8	28.6
29年	7.9 7.5	18.3	7.8		25.3	6.4	8.8 18.0		59.0	30.0	29.0

図2-2b　食品群別の脂質摂取割合の推移

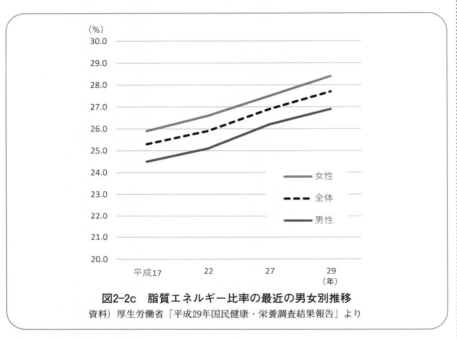

図2-2c　脂質エネルギー比率の最近の男女別推移

資料）厚生労働省「平成29年国民健康・栄養調査結果報告」より

（3）たんぱく質摂取量

　たんぱく質摂取量は，戦後から1975（昭和50）年ごろにかけて増加した。その後，横ばい状態が続き，1995（平成7）年から2010（平成22）年ごろにかけて減少した（図2-3a）。摂取量の内訳は，肉類，小麦類の摂取割合が増え，米類，豆類，魚介類の割合が減少している（図2-3b）。女性は男性に比べてたんぱく質エネルギー比率が高い傾向にある（図2-3c）。

 たんぱく質？　タンパク質？　蛋白質？

「日本人の食事摂取基準（2020年版）」策定検討会議事録より

　I座長　（前略）今回はドイツ語の単語を「たんぱく質」と日本語に訳した。ビールを「麦酒」と訳すのと同じように，どちらが先かどうかわからない。訳した形なので，本当に片仮名の「タンパク」と書くのが言語として正しいのか。これはむしろ言語学者に考えてもらったほうがいいような気がするのですけどね。

　S構成員　私は，歴史的に言って，漢字で書いたときの「蛋白質」は，まだ化学物質としての概念がなくて，……

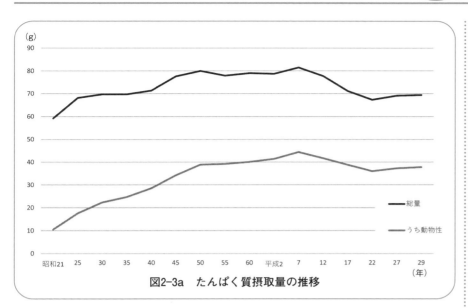

図2-3a たんぱく質摂取量の推移

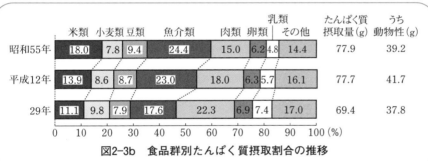

	米類	小麦類	豆類	魚介類	肉類	卵類	乳類 その他	たんぱく質摂取量(g)	うち動物性(g)
昭和55年	18.0	7.8	9.4	24.4	15.0	6.2	4.8 14.4	77.9	39.2
平成12年	13.9	8.6	8.7	23.0	18.0	6.3	5.7 16.1	77.7	41.7
29年	11.1	9.8	7.9	17.6	22.3	6.9	7.4 17.0	69.4	37.8

図2-3b 食品群別たんぱく質摂取割合の推移

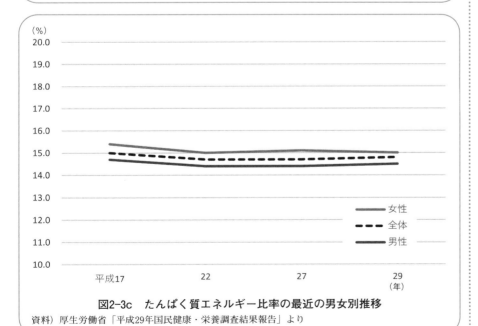

図2-3c たんぱく質エネルギー比率の最近の男女別推移

資料）厚生労働省「平成29年国民健康・栄養調査結果報告」より

（4）炭水化物摂取量

　炭水化物摂取量は，戦後から多少増加したが，1950（昭和25）年ごろから減少傾向が続いている（図2-4a）。これは，穀類（特に米）の摂取量の低下と関連している。穀類消費量の低下は，主食を減らして副食を増やすといった食べ方が原

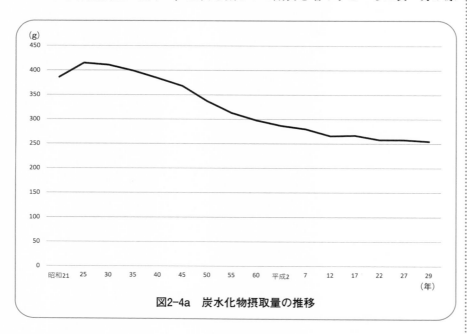

図2-4a　炭水化物摂取量の推移

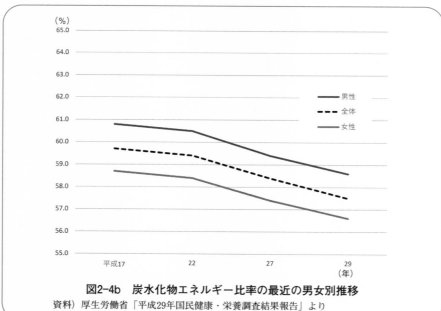

図2-4b　炭水化物エネルギー比率の最近の男女別推移

資料）厚生労働省「平成29年国民健康・栄養調査結果報告」より

因のひとつと考えられている。女性は男性に比べて炭水化物エネルギー比率が低い傾向にある（図2-4b）。

（5）ミネラル摂取量

カルシウム摂取量は，戦後から1970（昭和45）年にかけて大きく増加を続け，その後は横ばい状態である（図2-5a，2-5b）。戦後の支援物資や給食により牛乳・乳製品の普及が進み，摂取量が増加した。近年はチーズや生クリームの需要が伸び，乳製品の摂取量の増加として表れている。

鉄摂取量は，減少傾向が続いている（図2-6）。肉・卵類の割合は増加しているが，穀類，豆類，野菜類，海草類，魚介類の割合が減少している。

食塩相当量の摂取は，1995（平成7）年以降，減少傾向にある（図2-7）。和食文化の特徴として食塩を多く使う傾向があり，摂り過ぎないよう注意が必要である。「健康日本21（第2次）」では8g／日未満，「日本人の食事摂取基準（2020年版）」では成人男性1日7.5g未満，成人女性では6.5g未満が示され，塩分を控える工夫が求められている。

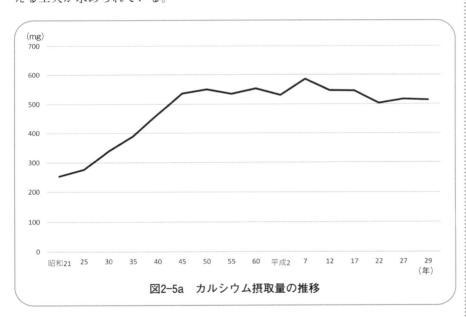

図2-5a　カルシウム摂取量の推移

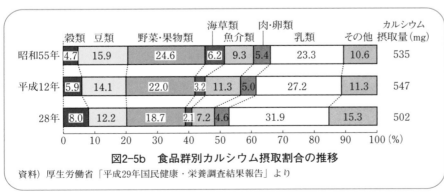

図2-5b　食品群別カルシウム摂取割合の推移

資料）厚生労働省「平成29年国民健康・栄養調査結果報告」より

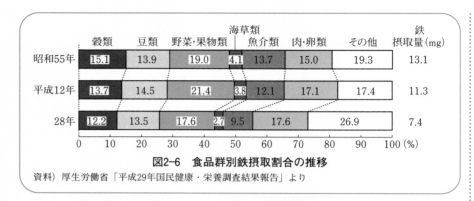

図2-6　食品群別鉄摂取割合の推移

資料）厚生労働省「平成29年国民健康・栄養調査結果報告」より

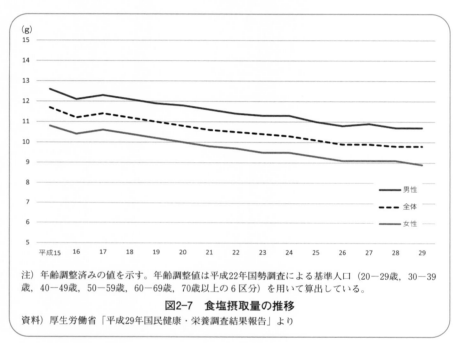

注）年齢調整済みの値を示す。年齢調整値は平成22年国勢調査による基準人口（20－29歳，30－39歳，40－49歳，50－59歳，60－69歳，70歳以上の6区分）を用いて算出している。

図2-7　食塩摂取量の推移

資料）厚生労働省「平成29年国民健康・栄養調査結果報告」より

（6）ビタミン摂取量

　ビタミン摂取量の年次推移は，主にA，B_1，B_2，Cについて示されてきた（表2-1）。数値が大きく変動しているようにみえるが，成分表の改訂や調査方法の違いに伴うことには注意が必要であろう。

❷ 食料群別摂取量

　食品群別摂取量の年次推移を表2-2に示す。食品群の分類方法が年によって変更されているので，注意が必要であろう。特に，2001（平成13）年以降は，分類方法が大きく変更されたため，単純に推移としてとらえることはできない。

　主な変化としては，1946（昭和21）年から1950（昭和25）年にかけて米類，砂糖類，動物性食品が増加し，いも類，野菜類が低下した。その後，米類は横ばい推移であったが，1970（昭和45）年ごろから徐々に減少し，小麦類がやや増加し

表2-2 食品群別摂取量の平均値の年次推移（総数，1人1日当たり）

(g)

食品群		昭和50年	55年	60年	平成2年	7年	12年	17年	22年	27年	29年
穀類	総量	340.0	319.1	308.9	285.2	264.0	256.8	452.0	439.7	430.7	421.8
	米・加工品	248.3	225.8	216.1	197.9	167.9	160.4	343.9	332.0	318.3	308.0
	小麦・加工品	90.2	91.8	91.3	84.8	93.7	94.3	99.3	100.1	102.6	103.6
	その他の穀類・加工品	1.5	1.5	1.5	2.6	2.5	2.1	8.8	7.6	9.8	10.2
いも類	総量	60.9	63.4	63.2	65.3	68.9	64.7	59.1	53.3	50.9	52.7
	さつまいも・加工品	11.0	10.4	10.7	10.3	10.8	9.3	7.2	7.2	6.6	8.0
	じゃがいも・加工品	22.1	23.2	25.6	28.2	30.3	30.5	28.5	25.9	25.1	25.1
	その他のいも・加工品	27.8	29.8	26.9	26.7	27.8	24.9	23.5	20.3	19.3	19.6
砂糖・甘味料類		14.6	12.0	11.2	10.6	9.9	9.3	7.0	6.7	6.6	6.8
豆類	総量	70.0	65.4	66.6	68.5	70.0	70.2	59.3	55.3	60.3	62.8
	大豆・加工品	67.2	63.2	64.3	66.2	68.0	68.4	57.7	53.9	58.6	61.6
	その他の豆・加工品	2.8	2.2	2.3	2.3	2.0	1.9	1.5	1.3	1.7	1.2
種実類		1.5	1.3	1.4	1.4	2.1	1.9	1.9	2.1	2.3	2.6
野菜類	緑黄色野菜	48.2	51.0	73.9	77.2	94.0	95.9	94.4	87.9	94.4	83.9
	その他の野菜	189.9	192.3	178.1	162.8	184.4	180.1	185.3	180.0	187.6	192.2
果実類		193.5	155.2	140.6	124.8	133.0	117.4	125.7	101.7	107.6	105.0
きのこ類		8.6	8.1	9.7	10.3	11.8	14.1	16.2	16.8	15.7	16.1
藻類		4.9	5.1	5.6	6.1	5.3	5.5	14.3	11.0	10.0	9.9
動物性食品	総量	303.3	313.3	320.0	340.0	366.8	338.7	324.7	308.2	329.0	336.1
	魚介類	94.0	92.5	90.0	95.3	96.9	92.0	84.0	72.5	69.0	64.4
	肉類	64.2	67.9	71.7	71.2	82.3	78.2	80.2	82.5	91.0	98.5
	卵類	41.5	37.7	40.3	42.3	42.1	39.7	34.2	34.8	35.5	37.6
	乳類	103.6	115.2	116.7	130.1	144.5	127.6	125.1	117.3	132.2	135.7
油脂類		15.8	16.9	17.7	17.6	17.3	16.4	10.4	10.1	10.8	11.3
菓子類		29.0	25.0	22.8	20.3	26.8	22.2	25.3	25.1	26.7	26.8
調味嗜好飲料類	嗜好飲料類	119.7	109.7	113.4	137.4	190.2	182.3	601.6	598.5	788.7	623.4
	調味料・香辛料類							92.8	87.0	85.7	86.5

注1）平成13年より分類が変更された。特に「ジャム」は「砂糖類」から「果実類」に，「味噌」は「豆類」から「調味料・香辛料類」に「マヨネーズ」は「油脂類」から「調味料・香辛料 類」に分類された。「動物性食品」の「総量」には「バター」「動物性油脂」が含まれるため，内訳合計としては一致しない。また，平成13年より調理を加味した数量となり，「米・加工品」の米は「めし」・「かゆ」など，「その他の穀類・加工品」の「干しそば」は「ゆでそば」など，「藻類」の「乾燥わかめ」は「水戻しわかめ」など，「嗜好飲料類」の「茶葉」は「茶浸出液」などで算出している。「その他のいも・加工品」には，「でんぷん・加工品」が含まれ，「その他の野菜」には「野菜ジュース」「漬けもの」が含まれる。

注2）平成15年から23年までは補助栄養素（顆粒，錠剤，カプセル，ドリンク状の製品〔薬剤も含む〕）及び特定保健用食品からの摂取量の調査を行った。

注3）平成24年，28年は抽出率等を考慮した全国補正値である。

資料）厚生労働省「平成29年度国民健康・栄養調査の概要」より

た。2005（平成17）年から穀類が急増しているようにみえるが，これは「めし，かゆ」など，湿重量で換算することになったためである。穀類総量は1955（昭和30）年以降減少しており，主食の量が減っていることがうかがえる。

砂糖類は1970（昭和45）年ごろまで増加傾向を示し，その後は減少傾向にある。

油脂類は1990（平成2）年ごろまで増加傾向を示し，その後は減少傾向にある。

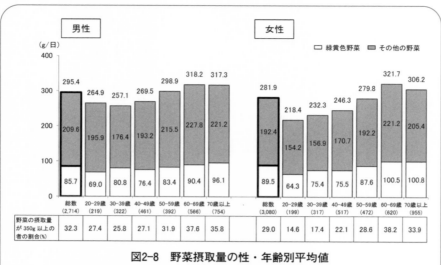

図2-8　野菜摂取量の性・年齢別平均値

資料）厚生労働省「平成29年度国民健康・栄養調査の概要」より

　豆類は1960（昭和35）年ごろまで増加していたが，その後は横ばいか，やや減少傾向にある。

　野菜類は1960（昭和35）年が最も低く，その後，増加して横ばい状態にある（表2-2）。野菜総量と緑黄色野菜の平均値は，男女ともそれぞれ目標である350g，120gには達していない（図2-8）。また，男女とも60歳以上で摂取量が多く，20歳代，30歳代の摂取量が少ない。生活習慣病予防のためにも，野菜量を増やす工夫が必要である。

　魚介類は1975（昭和50）年ごろまで増加していたが，その後，横ばいか減少傾向にある。

　肉類は1995（平成7）年ごろまで増加していたが，その後，横ばい状態である。

　卵類と乳類は1995（平成7）年ごろまで増加傾向にあったが，その後，減少傾向を示し，近年は増加傾向にある。

❸ 料理・食事パターン

　日本の料理・食事パターンには，和食・洋食・中華だけでなく折衷料理として「無国籍料理」や「多国籍料理」といわれるものがある。

　明治維新前の日本では，米と野菜を中心とした和食が各家庭でつくられ，調味料としては味噌や醤油，食塩が主に使われていた。調理法としては，煮る，焼く，ゆでる，蒸す，漬ける，といった方法が中心であった。

　明治以降になって肉料理が導入され，洋食文化が加わった。

　本格的に油料理が普及したのは，終戦後，栄養士を中心としたキッチンカーを使った「フライパン運動」が全国で展開されてからで，これまでの料理に，炒める，揚げる，などの料理が加わった。戦後，様々な支援物資として小麦粉や粉ミルクといった食べ慣れないものが多く届き，キッチンカーによりパンを中心とす

る洋食の料理方法が広められる機会となった。当時，子どもたちへの給食もパンとミルクが中心であった。その後，米離れが進んでいき，米の需要が低下した。2009（平成21）年に文部科学省から，米飯給食の実施回数は週3回以上を目標にすることが通知された。

多様な食文化を取り入れる一方で，和食文化の消失が危惧され，米を中心とした和食文化が見直された。2013（平成25）年，和食は，ユネスコ無形文化遺産に登録された。和食の定義については議論が続いているところであるが，ユネスコに登録申請した際に定めた和食の特徴は①多様で新鮮な食材とその持ち味の尊重，②栄養バランスに優れた健康的な食生活，③自然の美しさや季節の移ろいの表現，④正月などの年中行事との密接な関わりであった。

戦後のテレビの普及により料理番組が浸透し，番組後に特定の食材が急激に売れるといった現象が生じた。簡単につくれる料理や健康に良い食べ方の提案がなされている。さらに，インターネットの普及により料理番組の動画に自由にアクセスできる時代となった。どの情報をいつどのように活用するのかが問われる時代となっている。

2 食生活の変化

近年，日本の食生活は，社会や経済状況などの影響を受け，大きく変化してきている。この節では，国民健康・栄養調査結果を基に，食生活を取り巻く特徴的な動向について述べる。

❶ 食行動
（1）朝食欠食の状況
（a）年次推移
朝食の欠食率の年次推移は，平成19年以降は横ばい状況である。平成29（2017）年の朝食の欠食率は男性15.0％，女性10.2％である。年齢階級別にみると，男女ともにその割合は20歳代で最も高く，それぞれ男性30.6％，女性23.6％である（表2-3）。
（b）子どもの朝食習慣
平成27（2015）年度の乳幼児栄養調査では，毎日，朝食を「必ず食べる」と回答した子ども（2～6歳）の割合は93.3％，保護者（0～6歳の保護者）の割合は81.2％であり，欠食する子どもの割合は6.4％，保護者の割合は18.6％であった。朝食を必ず食べる子どもの割合について，保護者の朝食習慣別にみると，保護者が朝食を「必ず食べる」と回答した場合は，朝食を必ず食べる子どもの割合が最も高く95.4％であった。一方，保護者が朝食を「ほとんど食べない」「全く食べない」と回答した場合は，朝食を必ず食べる子どもの割合がそれぞれ78.9％，79.5％と8割を下回っていた。また，朝食習慣は就寝時刻と関係し，就寝時刻が

表2-3 朝食の欠食率の年次推移（20歳以上，性・年齢階級別）（平成19～29年）

（%）

		平成19年	20年	21年	22年	23年	24年	25年	26年	27年	28年	29年
男性	総数	14.7	15.8	15.5	15.2	16.1	14.2	14.4	14.3	14.3	15.4	15.0
	20-29歳	28.6	30.0	33.0	29.7	34.1	29.5	30.0	37.0	24.0	37.4	30.6
	30-39歳	30.2	27.7	29.2	27.0	31.5	25.8	26.4	29.3	25.6	26.5	23.3
	40-49歳	17.9	25.7	19.3	20.5	23.5	19.6	21.1	21.9	23.8	25.6	25.8
	50-59歳	11.8	15.1	12.4	13.7	15.0	13.1	17.8	13.4	16.4	18.0	19.4
	60-69歳	7.4	8.1	9.1	9.2	6.3	7.9	6.6	8.5	8.0	6.7	7.6
	70歳以上	3.4	4.6	4.9	4.2	3.7	3.9	4.1	3.2	4.2	3.3	3.4
女性	総数	10.5	12.8	10.9	10.9	11.9	9.7	9.8	10.5	10.1	10.7	10.2
	20-29歳	24.9	26.2	23.2	28.6	28.8	22.1	25.4	23.5	25.3	23.1	23.6
	30-39歳	16.3	21.7	18.1	15.1	18.1	14.8	13.6	18.3	14.4	19.5	15.1
	40-49歳	12.8	14.8	12.1	15.2	16.0	12.1	12.2	13.5	13.7	14.9	15.3
	50-59歳	9.7	13.4	10.6	10.4	11.2	9.2	13.8	10.7	11.8	11.8	11.4
	60-69歳	5.1	8.6	7.2	5.4	7.6	6.5	5.2	7.4	6.7	6.3	8.1
	70歳以上	3.8	5.2	4.7	4.6	3.8	3.6	3.8	4.4	3.8	4.1	3.7

資料）厚生労働省：平成29年国民健康・栄養調査結果

遅くなるほど朝食を必ず食べる子どもの割合が低下し，就寝時刻が午後8時前では朝食を必ず食べる子どもの割合は97.8%，9時台で95.9%，10時台で86.1%，11時以降で68.8%，就寝時間が決まっていない子どもでは63.0%であった。子どもの朝食習慣は，保護者の朝食習慣とも関連性がみられた。

（2）外食の状況

（a）家計からみた外食の状況

外食率[2]，食の外部化率[3] の年次推移をみると，昭和50（1975）年から上昇傾向で近年は横ばいを続けており，平成29（2017）年では，それぞれ34.5%，44.1%となっている（図2-9）。

（3）家族との共食状況

平成31（2019）年3月の食育に関する意識調査報告書によると，『朝食』を家族と一緒に食べる頻度について，「ほとんど毎日」と回答した人の割合が57.3%，「週に4～5日」と回答した人の割合が5.4%，「週に2～3日」と回答した人の割合が8.3%，「週に1日程度」と回答した人の割合が5.0%，「ほとんどない」と回答した人の割合が23.4%となっている。

『夕食』を家族と一緒に食べる頻度について，「ほとんど毎日」と回答した人の割合が67.2%，「週に4～5日」と回答した人の割合が10.6%，「週に2～3日」と回答した人の割合が12.8%，「週に1日程度」と回答した人の割合が3.2%，「ほとんどない」と回答した人の割合が5.6%となっている（図2-10）。

2）家計における食事に関する出費に占める外食費の割合。
3）外食率に惣菜，調理食品の支出割合を加えたもの。

38

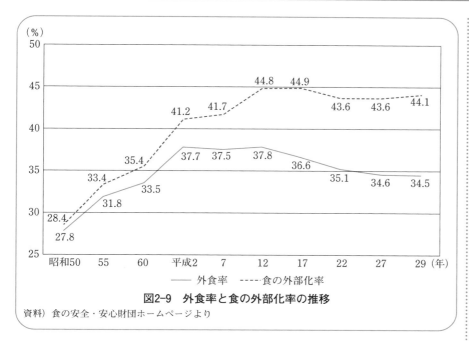

図2-9　外食率と食の外部化率の推移

資料）食の安全・安心財団ホームページより

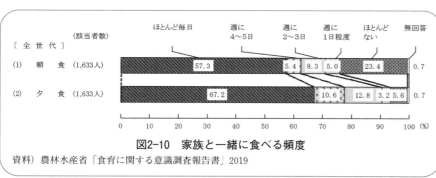

図2-10　家族と一緒に食べる頻度

資料）農林水産省「食育に関する意識調査報告書」2019

（4）バランスの良い食事の頻度状況

　図2-11に栄養バランスに配慮した食生活について示した。主食・主菜・副菜を3つそろえて食べることが1日に2回以上あるのは，週に何日あるかという質問に対し，「ほぼ毎日」と回答した人の割合が58.6％，「週に4〜5日」と回答した人の割合が17.7％，「週に2〜3日」と回答した人の割合が16.6％，「ほとんどない」と回答した人の割合が7.0％となっている。世代間別に見ると，若い世代（20〜39歳）では，「ほぼ毎日」と回答した人の割合は約4割にとどまっており，1割台が「ほとんどない」と回答している。性・年齢別に見ると，「ほぼ毎日」と回答した人の割合は女性で約6割と高いが，女性の20歳代ではその割合が約3割と低い。

❷ 食知識，食態度，食スキル

　食を取り巻く環境が多様化している現代において，適正な食事を選択する能力

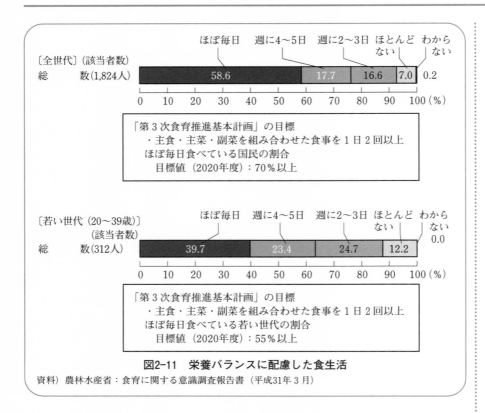

〔全世代〕（該当者数）
総　　　数（1,824人）

ほぼ毎日　週に4〜5日　週に2〜3日　ほとんど　わから
　　　　　　　　　　　　　　　　　　　ない　　ない

| 58.6 | 17.7 | 16.6 | 7.0 | 0.2 |

0　10　20　30　40　50　60　70　80　90　100（%）

「第3次食育推進基本計画」の目標
　・主食・主菜・副菜を組み合わせた食事を1日2回以上
　ほぼ毎日食べている国民の割合
　　目標値（2020年度）：70％以上

〔若い世代（20〜39歳）〕
（該当者数）
総　　　数（312人）

ほぼ毎日　週に4〜5日　週に2〜3日　ほとんど　わから
　　　　　　　　　　　　　　　　　　　ない　　ない
　　　　　　　　　　　　　　　　　　　　　　　0.0

| 39.7 | 23.4 | 24.7 | 12.2 |

0　10　20　30　40　50　60　70　80　90　100（%）

「第3次食育推進基本計画」の目標
　・主食・主菜・副菜を組み合わせた食事を1日2回以上
　ほぼ毎日食べている若い世代の割合
　　目標値（2020年度）：55％以上

図2-11　栄養バランスに配慮した食生活

資料）農林水産省：食育に関する意識調査報告書（平成31年3月）

が必要である。食知識の習得および理解が食行動の変容，食行動の実践に結びつきにくい実態が明らかにされた。知識を望ましい食習慣の形成に結びつけられるよう実践的な食態度の育成を図り，国民が健康的な食行動に行動変容できる食スキル[4]を身につけてもらい，食事を通して自らの健康管理を行う能力を習得していくようにすることが必要である。

（1）食育への関心

　食育に関する意識調査報告書（平成31年3月）より，「食育に関心がある」と回答した人の割合は76.0％，性別では男性67.3％，女性82.8％と女性の割合が高かった。性・年齢別では女性の30〜69歳で8割以上であった。「食育に関心がない」と回答した人の割合は，男性の20〜70歳以上で約3割であった。

　食育に関心があると回答した人の具体的な関心の理由は，「生活習慣病（がん，糖尿病等）の増加が問題になっているから」で，55.5％であり，次いで「食生活の乱れ（栄養バランスの崩れ，不規則な食事等）が問題になっているから」が52.4％，「子どもの心身の健全な発育のために必要だから」が50.0％であった。

（2）生活習慣病の予防や改善に関する具体的な実践

　生活習慣病の予防や改善について，どの程度気をつけているか，どの程度実践しているかに対しては，「気をつけている」人および「実践している」人ともに，「野菜をたくさん食べるようにすること」が84.2％，78.8％と最も高かった。以下，「塩分を摂り過ぎないようにする（減塩する）こと」70.0％，65.1％，「脂肪

4）食行動をとる段階で必要となるスキル（技能）。例：健康的な食品や料理を選択する，選んだ食品を組み合わせて料理をつくる，栄養・食品情報を得るために社会資源を活用するなど。

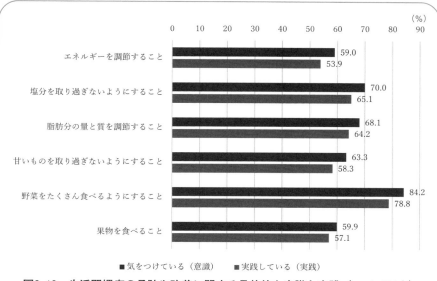

図2-12　生活習慣病の予防や改善に関する具体的な意識と実践（n＝1,824人）
資料）農林水産省「食育に関する意識調査報告書」2019より

（あぶら）分の量と質を調整すること」68.1％，64.2％であった。全体に気をつけている人は実践する人よりも高くなっていた（図2-12）。

3 食環境の変化

わが国の食環境は，社会・経済情勢，農業技術，加工技術や流通機構の発展に伴い変化してきたが，国内外の食料の生産から消費の過程に関わる様々な課題を抱えている。健康づくりの面からは，食物へのアクセス[5]と情報へのアクセス[6]の2つの観点から食環境を整え，人々の食品選択の幅をひろげ，選択のよりどころとなる情報を提供することで望ましい食行動の変容へ導き，ひいては健康寿命の延伸と生活の質の向上を目指している。

● 食品生産・流通
（1）食品の生産

農林漁業従事者の高齢化や担い手不足，荒廃農地[7]の拡大，水産資源の乱獲など，食料生産を取り巻く環境は多くの課題に直面している。食生活の多様化に伴い，国産農産物の需要は減少し，農業総産出額は，昭和59（1984）年をピークに減少傾向が続いた。平成27（2015）年以降は3年連続で増加し，平成29（2017）年の総産出額は9兆2,742億円と，平成12（2000）年以降で最も高い水準となった。離農による作付け面積や家畜の飼養戸数が減少する一方，消費者や実需者[8]の需要に応じた生産・供給体制の整備や大規模化が進展している。地域ぐるみの六次産業化[9]や農産物直売所等を通じて行われる地産地消などによる新たな需要

5）人々が食す食べ物の生産から加工，流通，食卓に至るまでの一連の過程。
6）食や健康に関する情報や交流。
7）耕作の放棄により荒廃し，通常の農作業では作物の栽培が客観的に不可能となっている農地。
8）小売，外食，中食，食品加工，仲卸等のバイヤー（仕入れ担当者）。
9）1次産業としての農林漁業と，2次産業としての製造業，3次産業としての小売業等の事業との総合的かつ一体的な推進を図り，地域資源を活用した新たな付加価値を生み出す取り組み。

の開拓，ロボット技術やICTを活用して超省力・高品質生産を実現する新たな農業（スマート農業[10]）の実装が進められている。

　平成23（2011）年は，食用農林水産物10.5兆円（国内生産9.2兆円，輸入食用農林水産物1.3兆円）及び輸入加工食品5.9兆円が食材として国内に供給され，これらの食材が最終消費者に至るまでに，食品製造業，食品関連流通業，外食産業を経由することにより，加工経費，マージン及び運賃，調理サービス代等が付加され，飲食料の最終消費額は76.3兆円となった。最終消費額に占める加工品・外食の割合は8割を超えている（図2-13）。

（2）食品の流通

　一般世帯の食物入手は，川上の農林水産業・畜産業から始まり，川中の食品の製造・卸売業，川下の小売業・飲食・外食産業などを経て，最終的に消費者へ到達する一連のフードシステム[11]で表され，日本人の生活が豊かになるのに伴い変化してきた。

　かつては，商店街の八百屋や魚屋，肉屋などの専門小売店での対面購入が殆ど

10）スマート（賢い）農業は，ロボット，AI，IoT，ドローン等の先端技術と，我が国で培われてきた農業技術を組み合わせた新たな農業。

11）最終的に消費者に提供される食料の流れを消費者から逆に生産者の方向にたどっていったとき，関係するすべての経済主体の働きを総合的にとらえたもの。

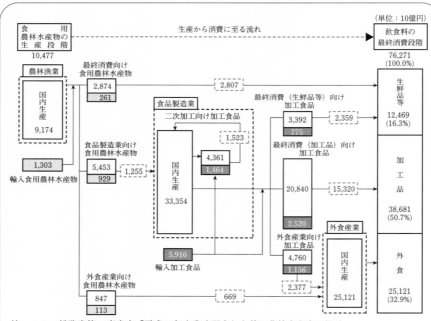

注　：1　総務省等10府省庁「平成23年産業連関表」を基に農林水産省で推計。
　　　2　旅館・ホテル，病院等での食事は「外食」に計上するのではなく，使用された食材費を最終消費額として，それぞれ「生鮮品等」及び「加工品」に計上している。
　　　3　加工食品のうち，精穀（精米・精麦等），食肉（各種肉類）及び冷凍魚介類は加工度が低いため，最終消費においては「生鮮品等」として取り扱っている。
　　　4　 [ ] 内は，各々の流通段階で発生する流通経費（商業マージン及び運賃）である。
　　　5　 [ ] は食用農林水産物の輸入，　 [ ] は加工食品の輸入を表している。

図2-13　食用農林水産物の生産から飲食料の最終消費に至る流れ

資料）農林水産省「平成23年（2011年）農林漁業及び関連産業を中心とした産業連関表（飲食費のフローを含む。）」2016

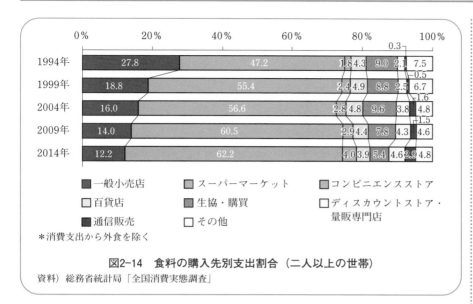

図2-14　食料の購入先別支出割合（二人以上の世帯）
資料）総務省統計局「全国消費実態調査」

であったが，今では，生鮮食料品から加工品まですべてのものがひとつの店でそろうスーパーマーケットでの購入が主流となっている（図2-14）。近年では，コンビニエンスストアのほか，生鮮食料品を扱うドラッグストアも増えており，食料品の入手先は多様である。宅配システムの利便性や生活時間の拘束を軽減するインターネットによる通信販売などは，店に行かなくても食品を購入できる新たな流通経路として増加が著しい。また，ライフスタイルの変化などから調理の簡便化による食生活の外部化が進行し，外食や中食などへの依存度が増している。最近では，高齢者や単身世帯，共働き世帯の増加により，惣菜や持ち帰り弁当・寿司などの調理済み食品を提供する中食の発展が目覚ましい。消費者は，コンビニエンスストアで24時間いつでも，おにぎりや惣菜類を入手できる。持ち帰り弁当店や惣菜屋，テイクアウト主体のファストフード店ばかりでなく，スーパーマーケットでも，惣菜や弁当の売り場が広がっている。一方，多様な食志向に対応した食品の流通や販売，飲食業の人手不足は切実であり，IoT や AI によるビッグデータの解析による店舗オペレーションの無人化や効率化の取り組みの必要性に迫られている。

（3）輸入食品の現状

　食料自給率の視点から，カロリーベースで約6割を海外の食品に依存しているわが国において，輸入食品なくしては我々の食生活は成り立たない状況に陥っている。2018年の農産物輸入額は約6兆6,220億円であり，金額ベースの輸入実績は，1位たばこ，2位豚肉，3位牛肉，4位とうもろこし，5位生鮮・乾燥果実，6位アルコール飲料であった。輸入国は，アメリカ，中国，オーストラリア，タイ，カナダの順に多く，この5ヵ国で農産物輸入額の5割以上を占めている。同種の国産農産物が利用可能にもかかわらず，低価格の農産品輸入は増大する傾向にあり，自給率低下の原因となっている。

（4）食品の安全性

　牛海綿状脳症（BSE）の発生，食中毒や異物混入，食品の偽装表示，輸入野菜の残留農薬問題など，食に対する信頼性が損なわれる事件がしばしば起こってきた。食品の安全性を確保するための『食品安全基本法』が2003年に制定され，食品の健康影響評価を行う機関として食品安全委員会が設置されている。食品の安全性の確保には，生産から消費の各段階で汚染の防止や低減を図ることが必要である。農業生産工程管理（GAP）[12]やトレーサビリティシステム[13]の導入，HACCP[14]やコーデックスに沿った衛生管理・食品表示の制度化などが進められている。

（5）食品ロス

　食品ロスとは，廃棄された食品のうち，売れ残りや規格外品，返品，食べ残し，直接廃棄[15]等の，本来食べられるにも拘らず廃棄されている食品のことをいう。食品関連事業者（食品製造業，食品卸売業，食品小売業，外食産業）から出される食品廃棄物と，家庭からの食品の直接廃棄，過剰除去[16]，食べ残しの合計は約643万tにも上る（図2-15）。これは，国民1人1日当たりに換算すると約139gとなり，毎日茶わん約1杯分のご飯に相当する食べ物を捨てていることとなる。発生場所の内訳は，一般家庭が291万tと最も多く，次いで食品製造業137万t，外食産業133万t，食品小売業66万tであった。平成26年度食品ロス統計調査では，世帯食[17]における食品ロス率[18]は3.7％（過剰除去2.0％，食べ残し1.0％，直接廃棄0.7％）であり，世帯員構成別には，単身世帯（4.1％）の食品ロス率が最も高い。主な食品別には，野菜類（8.8％）が最も高く，次いで果実類（8.6％），魚介類（5.8％）となっており，過剰除去によるロス率の高い生鮮食料品で高くなっている。一方，外食における食品の食べ残し量の割合は，食堂・レストラン

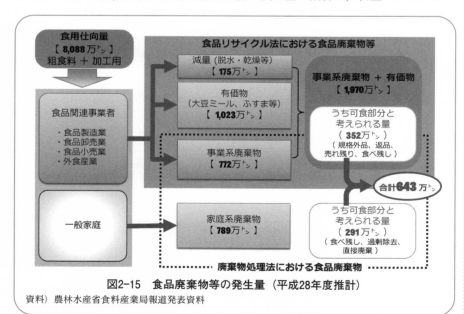

図2-15　食品廃棄物等の発生量（平成28年度推計）
資料）農林水産省食料産業局報道発表資料

12) Good Agricultural Practice の略。農業において，食品安全，環境保全，労働安全等の持続可能性を確保するための生産工程管理の取り組み。

13) 各事業者が食品を取り扱った際の記録を作成し保存しておくことで，食中毒など健康に影響を与える事故等が発生した際に，問題のある食品がどこから来たのかを調べたり（遡及），どこに行ったかを調べたり（追跡）することができるシステム。

14) 平成30（2018）年に食品衛生法の一部が改正され，一般衛生管理に加え，HACCP に沿った衛生管理の実施を原則として全ての食品等事業者が取り組むことが盛り込まれた。

15) 賞味期限切れ等により料理の食材又はそのまま食べられる食品として使用・提供されずにそのまま廃棄したもの。

16) 調理時におけるだいこんの皮の厚むきなど，不可食部分を除去する際に過剰に除去した可食部分。

17) 家庭において朝食，昼食，夕食及び間食のため，調理，飲食したものをいい，惣菜，弁当などを購入して家で食べた場合を含む。外食，学校給食等により飲食したものは除く。

は3.6％であるが，結婚披露宴12.2％，宴会では14.2％と非常に多い（平成27年度食品ロス統計調査・外食調査）。世界には栄養不足の状態にある人々が多数存在する中で，2015年の国連サミットで採択されたSDGs[19]では，食料の損失・廃棄の削減が目標に設定されている。我が国では，食品ロス削減を総合的に推進することを目的として，「食品ロス削減推進法[20]」が令和元（2019）年5月に公布された。2030年度を目標年次として，家庭系，事業系の食品ロスをいずれも2000年度の半減とする目標が設定されている。食品ロス，食品の容器や包装の廃棄物は，食料資源の無駄使いのみならず，廃棄物の処理段階での環境負荷にもつながる問題でもある。国民がそれぞれの立場でこの課題に取り組み，様々な主体が連携して国民運動を展開し，食品ロスの削減を推進する必要がある。

（6）食料品アクセス問題

高齢化や単身世帯の増加，地元小売業の廃業，大型商業施設の郊外化等により，過疎地域のみならず都市部においても，高齢者等を中心に食料品の購入や飲食に不便や苦労を感じる消費者（いわゆる「買い物難民」）が増加して，「食料品アクセス問題」として社会的な課題になっている。生鮮食料品店までの距離が500m以上かつ65歳以上で自動車利用が困難な人口を「アクセス困難人口」と定義した農林水産政策研究所の2015年の推計では，後期高齢者の1/3がアクセス困難人口に相当するとされる。社会・経済環境の急速な変化の中で生じた生鮮食料品供給体制の崩壊と，それに伴う社会的弱者層の健康被害の現象はフードデザートと呼ばれる。高齢者が買物環境の悪化やコミュニティの希薄化により低栄養状態に陥ったり，商店街の衰退により地域の治安が悪化したりするなど，個人の健康のみならず地域社会にも影響を及ぼす。必要な対策は地域によって異なるため，地域の実態や課題，既存の資源，ニーズ等をしっかりと把握・分析し，地域の実情に応じた効果的・効率的な対策が必要である。

❷ 食情報の提供・フードバランスシート（食糧需給表）

（1）食情報の提供

マスコミやインターネットを通じて様々な情報が氾濫する中で，人々が適切な情報を取捨選択し，より健康的で適切な食品選択を行うためには，正確で詳しい食情報の提供が必要である。十分な科学的データに基づいた情報を一般の人々が理解，活用しうる情報提供システムの確立が求められている。

食品の表示は，消費者の権利として位置づけられた消費者の安全の確保や自主的かつ合理的な選択の機会の確保などを図るうえで重要な役割を果たす。平成27（2015）年に「食品衛生法」「JAS法」「健康増進法」の3つの法律を一元化し，より分かりやすい食品表示制度として，「食品表示法」が施行された。エネルギー，たんぱく質，脂質，炭水化物，食塩相当量などの栄養成分表示の義務化（2020年3月31日まで猶予期間），全ての加工食品への原材料原産地の表示（2022年3月31日まで猶予期間）により，消費者は，これまでよりも充実した情報を得

18）食品使用量のうち食品の食べ残し及び廃棄されたもの。
食品ロス率（％）＝（直接廃棄重量＋食べ残し重量＋過剰除去重量）／食品の使用量×100＝食品ロス重量（廃棄量）／食品の使用量×100

19）持続可能な開発のための2030アジェンダに掲げられた国際目標。17のゴール，169のターゲットから構成されている。

20）食品ロスの削減の推進に関する法律。多様な主体が連携して，国民運動として食品ロスの削減を推進することが明記されている。

ることが可能になりつつある。また，保健を目的とした食品（栄養機能食品，特定保健用食品，特別用途食品，機能性表示食品）の提供や，外食・中食・事業所給食を対象とした「健康な食事・食環境」認証制度（スマートミール）なども，消費者の健康的で適切な食品選択のための情報を提供している。

公的機関による情報提供（厚生労働省，消費者庁，農林水産省，国立研究開発法人医療基盤・健康・栄養研究所，食品安全委員会など），関連学会などのホームページからも科学的根拠に基づいた食情報が発信されている。

（2）フードバランスシート（食糧需給表）

食料需給表は，わが国で供給される食料の生産から最終消費に至るまでの総量を明らかにしたもので，食料需給の全般的動向，国民1人当たりの供給純食料及び栄養量，食料消費構造の変化などを把握することが出来る。農林水産省がFAO（国連食糧農業機関）の手引きに準拠して，年度ごとに作成している。

国内消費仕向量は，国内生産量＋輸入量－輸出量－在庫の増加量（または＋在庫の減少量）によって算出される（図2-16）。純食料は，粗食料に歩留りを乗じたものであり，人間の消費に直接利用可能な食料の形態の数量を表している。1人・1日当たり供給栄養量は，1人・1日当たり供給数量に日本食品標準成分表に記載の当該品目の単位当たり栄養成分量（熱量，たんぱく質，脂質）を乗じて算出する。実際に摂取された食料の数量及び栄養素ではない。

（3）食料自給率

食料自給率は，国内の食料消費が，国産でどの程度賄えているかを示す指標であり，①品目別自給率（重量ベース），②穀物自給率（重量ベース），③総合食料自給率（カロリーベース，生産額ベース）がある。

（a）食料自給率（重量ベース）＝国内生産量／国内消費仕向量×100

（b）食料自給率（カロリーベース）＝国産供給熱量／供給熱量×100

（c）総合食料自給率（生産額ベース）＝国内生産額／国内消費仕向額×100

総合食料自給率は，自給率の高い米の消費が減少し，飼料や原料を海外に依存している畜産物や油脂類の消費量が増えてきたことから，長期的に低下傾向で推

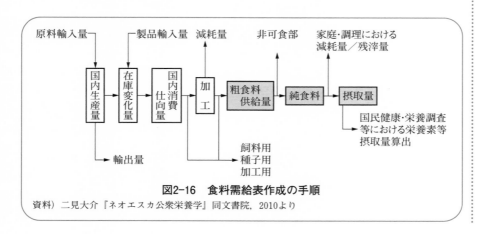

図2-16　食料需給表作成の手順

資料）二見大介『ネオエスカ公衆栄養学』同文書院，2010より

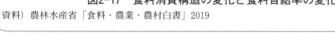

図2-17　食料消費構造の変化と食料自給率の変化

資料）農林水産省「食料・農業・農村白書」2019

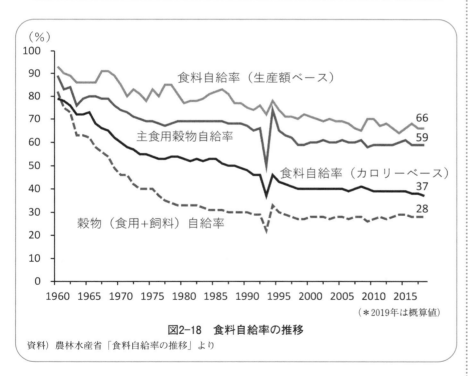

図2-18　食料自給率の推移

資料）農林水産省「食料自給率の推移」より

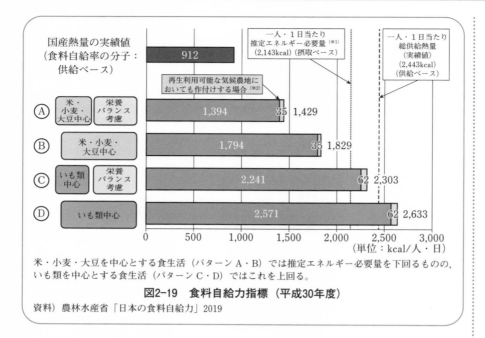

国産熱量の実績値
（食料自給率の分子：
供給ベース）

| | | | 再生利用可能な気候農地に
おいても作付けする場合 [※2] | | 一人・1日当たり
推定エネルギー必要量 [※1]
(2,143kcal) (摂取ベース) | | 一人・1日当たり
総供給熱量
（実績値）
(2,443kcal)
（供給ベース） |

米・小麦・大豆を中心とする食生活（パターンA・B）では推定エネルギー必要量を下回るものの，
いも類を中心とする食生活（パターンC・D）ではこれを上回る。

図2-19　食料自給力指標（平成30年度）

資料）農林水産省「日本の食料自給力」2019

移してきた（図2-17）。供給熱量ベースは平成8 （1996）年度以降40％前後とほ
ぼ横ばいで，生産額ベースは平成7 （1995）年度以降ほぼ60％台後半から70％台
前半の範囲で，それぞれ推移している（図2-18）。先進国と比べると，アメリカ
130％，フランス127％，ドイツ95％，イギリス63％となっており，我が国の食料
自給率（カロリーベース）は先進国の中で最低の水準となっている。食料・農
業・農村基本法に基づく食料・農業・農村基本計画では，実現可能性を考慮して，
令和12 （2030）年度に食料自給率を供給熱量ベースで45％，生産額ベースで75％
とすることを目標としている。また，食料の潜在生産能力を試算した指標の食料
自給力[21]は，1人・1日当たり推定エネルギー必要量を2,143kcal とした場合，
米・小麦・大豆を中心とする食生活では推定エネルギー必要量を下回るものの，
いも類を中心とする食生活ではこれを上回った（平成30 （2018）年度，図2-19）。
しかし，食料自給力指標は，農地面積の減少，面積当たり収穫量の伸び悩み等で，
低下傾向で推移している。

21) 国内の農地等をフル活用した場合，「国内生産のみでどれだけの食料（カロリー）を最大限生産することが可能か」（食料の潜在生産能力）を試算した指標。平成27 （2015）年から公表されている。

4 諸外国の健康・栄養問題の現状と課題

日本の人口は2010年以降減少しつつあるが，世界の人口は1950年の約25億人か
ら2008年に約69億人，2019年に約77億人となり，2030年には約85億人，2050年に
は約97億人になると予測されている。最も大幅な人口増加が予測されているのは
インド，ナイジェリア，パキスタン，コンゴ民主共和国，エチオピア，タンザニ
ア連合共和国，インドネシア，エジプト，米国であり，インドが中国を抜いて世
界で最も人口が多い国になると予測されている。世界の食料事情は，現在のとこ

ろ世界人口を養うために十分な量が存在していると言われているが，地域格差が大きく，栄養不足や過剰栄養を生じている地域が存在する。FAO，IFAD，UNICEF，WFP，WHO が示した「世界の食料安全保障と栄養の現状」（2019年版）によると，2018年では約8億2,000万人が十分な食料を得られなかったとしており，その人数は3年連続で増加している。これは2030年までの持続可能な開発目標（SDGs）のひとつである「飢餓をゼロに」の大きな課題となっている。また近年，気候変動により食料が十分に得られない年もあり，食料の安定供給には注意を要する。

　一般的に，開発途上国は栄養不足による感染性疾患が問題になりやすく，先進諸国は栄養過剰・肥満による非感染性疾患が問題と思われがちである。しかし，交通や流通網の発達により，人や物の移動が活発となり，情報が急速に拡大し，開発途上国でも一部の地域に肥満や生活習慣病が発生し，先進諸国でも感染症への罹患の可能性が報告されている。

　少子高齢化が進む日本では労働力を海外に求める傾向にあり，外国から実質上の移民が増加しつつある。言葉，文化，宗教の違いから健康情報を取り入れることが容易ではなく，「健康格差」を生じる要因にもなる。

　健康・栄養問題を考えるうえで，日本国内にとどまらず，世界の地域の現状や課題にも目を向け，国際的な視野で起こりうる栄養問題を予測し，個人レベル，地域レベル，国レベル，地球レベルで栄養分野の専門家が果たすべき役割について考えていく必要がある。

❶ 先進諸国

　先進諸国への分類基準の一つとして，経済協力開発機構（OECD）への加盟が用いられ，日本は1964年に加盟している。多くの先進諸国では，農林水産業の合理的な生産技術の進歩と流通の発展により，食物供給量を増加させ，食生活を豊かにして，栄養欠乏や不足の状態を克服している。この「栄養不足」から「栄養過多」への移行現象は「栄養転換（nutrition transition）」と呼ばれている。先進諸国の「栄養過多」は①エネルギー（糖類，脂肪など）の過剰摂取，②野菜，食物繊維などの摂取不足，③日常生活のなかでの身体活動量・運動量の低下などが関わっている。

　国際的基準値として，BMI 25以上を「過体重」，30以上を「肥満」と定めている。世界保健機関（WHO）の統計（2016年）によると，成人で過体重者が約39％，肥満者は約13％で年々増加しており，1975年統計の約3倍と報告されている。WHO では，2025年までに全世界レベルで肥満の増加を2010年のレベルにまで抑制する目標を掲げている。また，WHO によると5歳未満の過体重の子どもは4,000万人いると見込まれている。小児期の過体重は成人期の肥満や生活習慣病の発症につながるため，今後の健康・栄養問題の一つとなっている。

　肥満は，生活習慣病である「非感染性疾患（non-communicable diseases：NCD）」

の発症と密接に関わる。NCD には虚血性心疾患・脳血管疾患などの循環器系疾患，悪性新生物，糖尿病，ある種の悪性新生物（がん）などが含まれている。世界レベルでみると死因の約 5 割は NCD であり，なかでも悪性新生物は先進諸国における最も多い死亡原因とされている。先進諸国における食生活上の課題として，「野菜・果物の摂取不足」「塩分の過剰摂取」，「糖類，脂肪の過剰摂取」などがあげられ，いずれも NCD 発症と密接に関わる可能性が指摘されている。

　「塩分の過剰摂取」も，高血圧や循環器系疾患などの発症に関わるとの報告がある。WHO は食塩相当量の摂取量を 1 日当たり 5 g 未満と推奨し，健康日本21（第 2 次）では 8 g，「日本人の食事摂取基準2020年版」では男性7.5g 未満，女性6.5g 未満を目標量としている。「脂質（特に飽和脂肪酸・トランス脂肪酸など）の過剰摂取」は，心疾患の発症に関連するとの報告がある。

　また，サプリメントの乱用などによるビタミンやミネラルなどの微量栄養素の過剰症も心配されている。一方，日本を含めた先進諸国内では，低所得層や高齢者などに栄養欠乏や不足状態を呈する低栄養問題も混在しているため注意を要する。

❷ 開発途上国

　開発途上国の定義として明確な判断基準は確立されていないが，①世界銀行により国民総所得（Gross National Income：GNI）が「高所得国」以外に分類される国々，②国連により GNI，人的資源指数（HAI），経済脆弱性指数（EVI）により「後発開発途上国」に分類される国々が目安とされる。これらを合わせると，2018-2020年時点では GNI　12,235米ドル（約1,345,000円）以下の国々が該当する。開発途上国では下気道感染症や下痢性疾患，エイズ，結核，マラリアなどの感染症が先進諸国と比べて上位を占めている。

　開発途上国ではこの20〜30年間，食・栄養課題の解決への取り組みが進みつつある。しかし，早産や低出生体重による高い乳児死亡率，子どもの発育阻害（stunting），消耗症（wasting）といった栄養不良による課題がまだ残されている。

　一方，手の届く値段で質の高い保健サービスへのアクセスが向上したことで，妊産婦の死亡率が 3 分の 1 以下に減少し，5 歳未満死亡率は1990年の93人／1,000人から2018年には39人／1,000人へと大幅に減少した。このうち，サハラ以南のアフリカと南アジアでの死亡率が高い。5 歳未満児の死亡のうち，子どもの生存には生後 1 か月がきわめて重要な時期とされている。子どもの死亡数を減少させるためには，貧困の削減，妊産婦死亡率の減少，教育の普及促進，男女間の平等，環境持続可能性の促進など，多方面にわたる取り組みから食料不足による栄養欠乏症の克服が重要である。開発途上国では，特に以下のような栄養障害や課題があり，注意する必要がある。

（1）たんぱく質・エネルギー栄養障害（protein energy malnutrition：PEM）

（a）マラスムス（marasmus）

　マラスムスは，たんぱく質とエネルギーの両方の欠乏により発症する。体たんぱく質の分解が起こり，体重が極度に減少する。低たんぱく血症を伴う。骨格筋量の萎縮，体脂肪量の減少，発達障害が特徴である。

（b）クワシオルコル（kwashiorkor）

　クワシオルコルは，たんぱく質不足により発症する栄養失調。特に幼児に多くみられる。浮腫，皮膚疾患，毛髪の変色，成長遅延，知能障害などが主な特徴である。改善のためには，母乳栄養の推進および適切な離乳食・幼児食の提供が必要である。

（2）微量栄養素欠乏症

　1日の必要量は微量であるが，妊娠期，授乳期，幼児期，成長期に不足すると深刻な症状となる場合がある。対策にはサプリメントの補給，食物への栄養成分の添加，食事提供や食事内容の改善などがある。鉄，ビタミンA，ヨードの欠乏症は，世界の三大微量栄養素欠乏症と言われている。

（a）鉄欠乏性貧血（iron deficiency anemia：IDA）

　鉄欠乏性貧血（以下，IDA）は，開発途上国のみならず先進国でも問題となっており，世界で最も多くみられる栄養欠乏症である。鉄のサプリメントを利用するケースもあるが，過剰に体内に蓄積されることもあり，臓器障害を起こすことがあり注意が必要である。開発途上国では，不足しないように固形調味料（ブイヨン），しょうゆ，小麦粉，米などに鉄を添加しているところもみられる。IDAは鉄不足だけでなくエネルギー摂取量の不足も同時にみられることがあり，持続可能な支援のためには血球合成に関わる他の栄養素を含めて食事を総合的に見直すことが必要である。

（b）ビタミンA欠乏症（Vitamin A deficiency：VAD）

　ビタミンA欠乏症（以下，VAD）は世界的に深刻な栄養欠乏症で，特にアフリカや東南アジアの国々では申告な問題となっている。ビタミンAが極度に不足すると，夜盲症，眼球乾燥症を引き起こし，失明の原因となる。免疫力の低下により麻疹やマラリアなどの感染症に罹患しやすくなり，死亡率も高くなる。

　栄養改善の取り組みとして，ビタミンAカプセルの投与や母乳保育の推奨，食品へのビタミンA添加やビタミンAを多く含む食事をとるよう啓発活動が行われている。この欠乏症への対策には，ビタミンAだけでなくたんぱく質をはじめ他の栄養素も補うことが重要である。

（c）ヨード（ヨウ素）欠乏症（iodine deficiency disorders：IDD）

　ヨード欠乏症（以下，IDD）は，土壌中のヨード含量が少ないアルプス，ヒマラヤ，アンデスなどの山岳地帯やバングラディッシュのような大雨・洪水が多い地域，海産物を食べる習慣がない地域で多くみられる。したがって，開発途上国

に限らず先進国でも欠乏症はみられる。

　ヨードの慢性的な欠乏は，妊産婦では死産の高リスクとなり，胎児の発育にも影響を及ぼす。幼児期では，発育障害，運動神経障害，知的障害などを引き起こし，成人では甲状腺腫の原因となる。

　IDD 対策として，ヨード添加塩が普及され，最近では約86％の世帯で使用されるようになったと言われている。2008～2015年にビル＆メリンダ・ゲイツ財団の基金により援助を受け，UNICEF と栄養向上のためのグローバル同盟（Global Alliance for Improved Nutrition：GAIN）は優先すべき13の国の政府と協力し，ヨード添加塩による栄養改善を 4 億6,600万人に実施し，IDD を減少させた。その後もヨード添加塩の普及が進み，1990年代に113か国がヨード不足であったのが，現在では20か国までに減少した。

（d）そのほかの栄養障害

　鉄，ビタミン A，ヨードのほかにも，亜鉛，ビタミン B_1，ナイアシン，葉酸などの不足が課題となっている。小麦粉やとうもろこし粉を加工して主食にする国も多く，それぞれ鉄だけでなくビタミン B_1，B_2，ナイアシン，葉酸を添加している所も多い。

（3）栄養の二重負担（double burden of malnutrition）

　開発途上国では，農山村部や都市部のスラムなどで「低栄養や微量栄養素欠乏についての課題」が発生している。一方，近年では糖質や脂質の過剰摂取による「肥満や栄養過剰」についての課題もみられる。「栄養不足」と「栄養過剰」な状態が混在する状況は「栄養不良の二重負担（二重苦：double burden of malnutrition）」と呼ばれ，大きな課題となっている。WHO では，貧困層への対策では特に個人への教育だけでなく健康的な食糧へのアクセスを容易にし，不健康な食品（甘味飲料など）には税をかけるなどしてアクセスしにくい食環境を整えることも推奨している。また，肥満対策には食生活改善だけでなく運動も推奨している。

❸ 地域間格差

　健康や経済的不平等などの格差は現実に存在する。日本だけでなく世界でも，都市と地方といった，生活する社会環境の違いが幸福感や健康度，所得などの格差を生む。健康指標として「障害調整生命年（障害調整生存年数，disability-adjusted life years：DALYs）」（理想的な平均寿命からの質的乖離年数を示す指標で，早死による生命損失年数と障害による相当損失年数の和）を国別にみると，明らかに地域間格差が存在している。

　地域ごとに，医療，衛生，農業，食料，政治，文化，宗教，経済，社会システムなど，生活を取り巻く背景要因は様々である。その一つひとつが人々の栄養・健康状況に影響をもたらすことから，地域の実情に応じた課題解決方法の選択が求められる。

（1）政府開発援助（official development assistance：ODA）

　ODA は，開発途上地域の開発を主たる目的とする政府及び政府関係機関による国際協力活動のための公的資金である。日本政府は，この ODA を通して地域間格差がみられる開発途上国に資金面や技術面から援助を行い，国際社会の平和と安全及び繁栄の確保に貢献することを目的に開発協力を推進している。望ましい国際社会に貢献し信頼関係を築くことは日本社会の繁栄にもつながっている。

（2）独立行政法人国際協力機構（Japan International Cooperation Agency：JICA）

　JICA は，日本の政府開発援助（ODA）を一元的に行う実施機関として開発途上国への国際協力を続けている。世界最大規模の「二国間援助」の機関である。世界150以上の国や地域で国際交流・国際協力事業を展開している。技術や経験をもった栄養士，看護師や薬剤師などの専門職ボランティアを青年海外協力隊隊員として，世界中に派遣する活動を行っている。この活動を通して専門的な技術や経験，資金面から支援し，地域格差の是正を図っている。

【参考文献】
・全国栄養士養成施設協会・日本栄養士会監修，井上浩一・草間かおる・村山伸子『サクセス管理栄養士講座　公衆栄養学』第一出版，2019
・前大道教子・松原知子『ウエルネス　公衆栄養学』医歯薬出版株式会社，2017
・農林水産省「食育に関する意識調査報告書」2019
　http：//www.maff.go.jp/j/syokuiku/ishiki/h31/3-2.html
・農業総産出額　生産農業所得統計　全国累年統計表　年次別農業総産出額及び生産農業所得―全国（昭和30年～平成29年）
・農林水産省「平成29年　農業産出額及び生産農業所得（全国)」
・農林水産省「平成26年度　食品ロス統計調査報告（世帯調査)」
・農林水産省「平成27年度　食品ロス統計調査報告（外食調査)」
・農林水産政策研究所：食料品アクセス困難人口の推計値
　http：//www.maff.go.jp/primaff/seika/fsc/faccess/a_map.html
・農林水産省「平成30年度食料・農業・農村白書」
・総務省統計局「平成26年全国消費実態調査　二人以上世帯の家計収支及び貯蓄・負債に関する結果」
・農林水産省食料産業局：食品廃棄物の発生量（平成28年度推計）
・農林水産物輸出入概況2018年
　http：//www.maff.go.jp/j/tokei/kouhyou/kokusai/houkoku_gaikyou.html
・農林水産省「平成23年（2011年）農林漁業及び関連産業を中心とした産業連関表（飲食費のフローを含む。)」2016

第2章の演習問題

Q2-1 最近の国民健康・栄養調査結果における朝食の欠食率に関する記述である。正しいのはどれか。1つ選べ。
(1) 1〜6歳では，男女とも1％未満である。
(2) 20歳以上では，女性が男性より高い。
(3) 男性では，20〜29歳が60歳以上より高い。
(4) 女性では，15〜19歳が20〜29歳より高い。
(5) 女性では，30〜39歳が20〜29歳より高い。

A2-1 (1)平成29年国民健康・栄養調査結果によると，1〜6歳の朝食欠食率は男性7.7％，女性9.4％となっている。誤り。
(2)〜(5)男女とも朝食欠食率は，20〜29歳で最も高い（表2-3参照）。

正解 (3)
（管理栄養士国家試験第32回 145）

Q2-1 食料需給表および食料自給率に関する記述である。正しいのはどれか。1つ選べ。
(1) 食料需給表の作成目的の1つは，食料需給の全般的動向を把握することである。
(2) 食料需給表には，国民が実際に摂取した食料の総量が示されている。
(3) 国内生産量には，輸入した原材料で国内生産した製品が含まれる。
(4) わが国の総合食料自給率（供給熱量ベース）は，50％前後で推移している。
(5) 食料自給力とは，輸入される食料も含めた潜在的供給能力をいう。

Q2-1 (2)食料需給表には，わが国で供給される食料の生産から最終消費に至るまでの総量が示されている。誤り。
(3)畜産物については，国産であっても輸入した飼料を使って生産された分は，国産には算入していない。誤り。
(4)わが国の総合食料自給率（供給熱量ベース）は，40％前後で推移している。誤り。
(5)食料自給力とは，国内生産のみでどれだけの食料を最大限生産することが可能かを試算した潜在的供給能力である。誤り。

正解 (1)

第3章　栄養政策

第3章の学習のPoint

❶ わが国の栄養行政組織と公衆栄養活動との関連について理解する。特に，地域において，保健所と市町村保健センターの役割がどのように異なるのか，また，これに関連づけて，それぞれの機関で働く行政栄養士の業務内容と役割を理解する。

❷ 公衆栄養関連法規とわが国の健康づくり対策や栄養政策指針，およびツールの内容を理解する。また，管理栄養士・栄養士の制度について知る。

❸ 国民健康・栄養調査の内容とわが国の健康づくり対策への活用について理解する。

❹ 「健康日本21」の内容と地方計画策定の現状，および第3次食育推進基本計画の内容について学ぶ。

❺ 世界の健康・栄養問題の現状と課題について学習し，健康課題を解決するための健康栄養政策に関する計画と食事ガイドラインなどの指針やフードガイドなどのツールについて学ぶ。

1　わが国の公衆栄養活動

❶　健康づくり施策と公衆栄養活動の役割

公衆栄養活動は，公衆栄養学の理論と方法を基礎として，主に地域や職域等の社会集団の栄養状態を改善することによって生活の質（QOL：quality of life）の向上を最終目的に，健康の保持・増進，疾病予防を図る組織的活動・実践科学である（第1章参照）。あらゆる活動は，次のような PDCA サイクルに沿ったものでなければならない。

①地域の健康・栄養に関する実態や特性を把握し，地域住民のニーズや取り組むべき課題を分析し，明確にする（assessment）。
②住民参加のもと，抽出された課題を共有し，その改善やニーズの達成を目的とした具体的な目標を設定し，公衆栄養計画を策定する（plan）。
③計画を実行する（do）。
④その効果を定期的に評価する（check）。
⑤評価をもとに改善点を見出し，次の計画や実行に生かしていく（act）。

活動の対象は，地域や職域等を構成している人（集団）であるが，食料を確保するために地球生態系などの環境保全も対象とされる（第1章参照）。

わが国の公衆栄養活動は，戦前・終戦直後は食料不足による栄養不足・栄養失調を改善するための活動が中心であった。高度経済成長期以降は，ライフスタイルの多様化による生活環境，食生活の変化や身体活動量の減少などによって引き起こされる成人病（現　生活習慣病）に対する活動に変化した。これらを背景に1978（昭和53）年から第1次国民健康づくり対策が始まり，「栄養・運動・休養」の健康づくりの3要素を取り入れた。その後の1988（昭和63）年第2次国民健康づくり対策（アクティブ80ヘルスプラン）においては，健康づくりの3要素のうち遅れていた運動習慣の普及に重点を置いた健康増進事業を行政主導で推進した。

　かつての公衆栄養活動は行政主導型で推進，発展してきたが，2000（平成12）年から始まった第3次国民健康づくり対策である21世紀における国民健康づくり運動「健康日本21」では，ヘルスプロモーションの概念に基づき，地域住民やコミュニティ等が主体となって活動ができるよう，行政は，健康づくりに関する環境整備と健康や食に関する正しい情報を提供するなどの支援（サポート）をすることが必要とされている。2013（平成25）年から始まった第4次国民健康づくり対策「健康日本21（第2次）」でも引き続き行政は，住民や地域の主体的な組織活動に対して，活動の場，財政・技術面，制度面での整備や援助を行い，公衆栄養の専門的な立場から，助言・支援を行っていくことが求められている。

❷ 公衆栄養活動と組織・人材育成

（1）公衆栄養行政の組織

　わが国において，国レベルの公衆栄養活動行政を主に担っているのは，厚生労働省であるが，内閣府食品安全委員会（食品安全対策），内閣府消費者庁（食品表示対策），農林水産省（食育推進，食料需給問題），文部科学省（学校給食運営，栄養教諭制度，食に関する指導，日本食品標準成分表作成）なども公衆栄養活動に関連が深い機関である。

　わが国の公衆栄養活動は図3-1のような流れで，国が公衆栄養活動を円滑に進

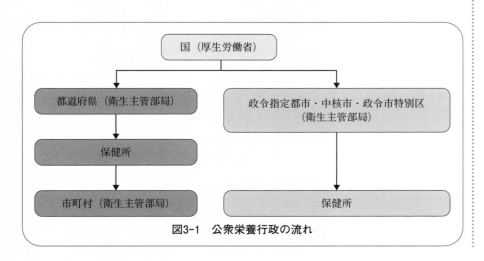

図3-1　公衆栄養行政の流れ

めるための法的な整備や，健康・栄養・食生活に関する施策の基本的な方向性を定める等指導的役割を担い，都道府県，市区町村の衛生主管部局と連絡調整を図りつつ展開されている。

（2）行政栄養士の業務

「行政栄養士」とは，地方公共団体において，地域保健法，健康増進法，高齢者の医療の確保に関する法律，食育基本法や母子保健法などの関係法規や国からの基本指針等に基づき，地域の実態に合った健康づくりや栄養・食生活改善業務に従事する栄養士・管理栄養士[1]をいう。

> 1）栄養士・管理栄養士は業務独占資格ではないが，設置義務や業務指定が増えてきている。

厚生労働省は，2008（平成20）年に，地域における行政栄養士による健康づくり，栄養・食生活の改善施策を推進するため，「地域における行政栄養士による健康づくり及び栄養・食生活の改善の基本指針」を通知したが，2013（平成25）年に「健康日本21（第2次）」と連動し改正された。

今回の改正では，次の4つのことがポイントとしてあげられている。

①行政栄養士の配置数が限られているため，成果のみえる施策の実施に取り組めるよう，組織体制の整備，健康・栄養課題の明確化とマネジメントサイクル（PDCA サイクル）に基づく施策の推進を重点とした。

②「健康日本21（第2次）」の推進が着実に図られるよう，生活習慣病の発症予防と重症化予防の徹底のための施策の推進など，「健康日本21（第2次）」の基本的方向性に応じた構成とした。

③行政栄養士の体制を都道府県，保健所設置市及び特別区，市町村の3つに区分して業務を整理した。

④医療費の削減や，地域で優先される健康課題の解決など，成果のみえる施策に取り組むためには，財源や人的資源の限界とともに，地域社会，食，身体（健康）の構造を理解する必要があることから，基本指針の理解を深めるために参考資料を作成した。

この基本指針では，表3-1に示した(1)組織体制の整備，(2)健康・栄養課題の明確化と PDCA サイクルに基づく施策の推進，(3)生活習慣病の発症予防と重症化予防の徹底のための施策の推進，(4)社会生活を自立的に営むために必要な機能の維持及び向上のための施策の推進，(5)食を通じた社会環境の整備の促進，の5つの項目に対し，都道府県，保健所設置市及び特別区，市町村の3つの行政機関に区分して業務が示されている。

行政栄養士の業務区分について図3-2に示した。(1)～(3)は3つの行政機関の共通業務であるが，詳細な業務内容等でそれぞれの機関の役割を求められている。例えば(2)(3)において，市町村・保健所設置市及び特別区は地域住民の健診結果等の分析より，健康・栄養課題を明確化し，生活習慣病の発症予防と重症化予防のための効果的な栄養指導を対象住民に直接実施するが，都道府県の本庁・保健所は，管内の市町村と協働し，健診結果等から市町村ごとの健康状態や生活習慣の状況の差を総合分析・把握した上で課題・結果を明確化・共有し，計画的支援を

表3-1　行政栄養士業務指針の構造

都道府県	保健所設置市及び特別区	市町村
(1)組織体制の整備		
(2)健康・栄養課題の明確化とPDCAサイクルに基づく施策の推進		
(3)生活習慣病の発症予防と重症化予防の徹底のための施策の推進		
(4)社会生活を自立的に営むために必要な機能の維持及び向上のための施策の推進		
市町村の状況の差に関する情報の収集・整理，還元する仕組みづくり	①次世代の健康 ②高齢者の健康	①次世代の健康 ②高齢者の健康
(5)食を通じた社会環境の整備の促進		
①特定給食施設における栄養管理状況の把握及び評価に基づく指導・支援 ②飲食店によるヘルシーメニューの提供等の促進 ③地域の栄養ケア等の拠点の整備	①特定給食施設における栄養管理状況の把握及び評価に基づく指導・支援 ②飲食店によるヘルシーメニューの提供等の促進	
④保健，医療，福祉及び介護領域における管理栄養士・栄養士の育成 ⑤健康増進に資する食に関する多領域の施策の推進 ⑥健康危機管理への対応	③保健，医療，福祉及び介護領域における管理栄養士・栄養士の育成 ④食育推進のネットワーク構築 ⑤健康危機管理への対応	①保健，医療，福祉及び介護領域における管理栄養士・栄養士の育成 ②食育推進のネットワーク構築 ③健康危機管理への対応

資料）厚生労働省「平成25年度都道府県等栄養施策担当者会議資料」

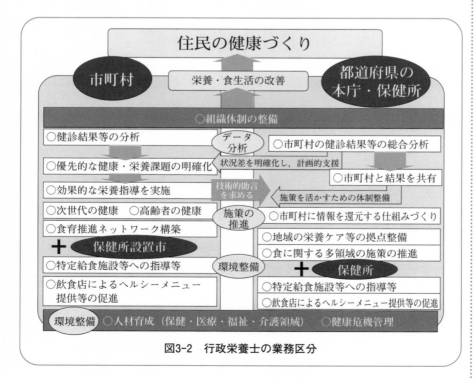

図3-2　行政栄養士の業務区分

行う。また，市町村は都道府県に対して技術的助言や情報提供を求めることができる。(4)のうち①次世代の健康，②高齢者の健康，といったライフステージに応じた生活習慣に関する取り組みなどの直接的な対人サービスは，住民に身近な市町村，保健所設置市・特別区が実施担当となる。(5)は，食育推進ネットワーク構築，人材育成，健康危機管理等の食環境整備業務である。都道府県，保健所設置市・特別区のみの業務として，①特定給食施設における栄養管理状況の把握及び評価に基づく指導・支援，②飲食店によるヘルシーメニューの提供等の促進，がある。共通業務である食育推進ネットワーク構築では，子育て支援，保育，教育，福祉，農政，産業振興，環境保全など，関係部局との調整，関係機関等との幅広いネットワークの構築を図る必要性が明記されている。

（3）人材育成

　公衆栄養活動を実施するための基盤整備として，管理栄養士・栄養士等の専門職の人材育成だけでなく，地域のコミュニティ・オーガニゼーション（地域組織化活動）を考える上でエンパワーメント（自律性促進，能力開花）につながる健康づくり支援者としてのボランティア等の人材育成，組織化は大変重要である。

　行政栄養士の育成に当たって，施策の成果が最大に得られ，求められる能力が発揮できるよう，自身の所属及び管内の行政栄養士の配置等の整備を行う。

　また，地域の医療や福祉，介護の質の向上を図る観点から，管内の医療機関や子ども又は高齢者が入所・利用する施設等の管理栄養士・栄養士の活動状況を通して，それぞれの領域において専門職種の技能の向上が必要とされる場合は，職能団体（公益社団法人日本栄養士会等）と調整し，その資質の向上を図ることが求められている。

　さらに，管理栄養士養成施設等の学生の実習の受け入れに当たっては，当該養成施設等と調整し，求められる知識や技能の修得に必要な実習内容を計画的に提供する体制を確保することとなっている。

　ボランティアの育成では，住民主体の活動やソーシャル・キャピタル[2]を活用した健康づくり活動を推進するため，食生活改善推進員等に係るボランティア組織の育成や活動の活性化が図られるよう，関係機関等との幅広いネットワークの構築を図ることとなっている。

> 2）社会関係資本：社会における相互の信頼や協力を保つことをいう。

2　公衆栄養関連法規

❶ 地域保健法

　昭和22（1947）年に制定された保健所法が平成6（1994）年に改正され，地域保健法（昭和二十二年法律第百一号）として公布された。この法律は，住民に身近で頻度の高い保健サービスは，市町村での一元的な実施ができるよう，3歳児健診等の母子保健事業や栄養相談・指導等につき，都道府県から市町村へサービスの実施主体を変更し，市町村保健センターの位置づけを明確化した。都道府県

は，市町村に対して，専門的・技術的な援助・協力を行うとともに，広域的・統一的処理が必要な業務を担い，都道府県設置の保健所については，地域保健の専門的・技術的な拠点として位置づけた。

（1）地域保健対策の推進に関する基本指針の策定（第4条）

第四条において，「厚生労働大臣は，地域保健対策の円滑な実施及び総合的な推進を図るため，地域保健対策の推進に関する基本的な指針（以下「基本指針」という。）を定めなければならない。」とされている。

基本指針は，少子高齢化の更なる進展や人口の減少といった人口構造の変化に加え，がん，循環器疾患，糖尿病，慢性閉塞性肺疾患等の非感染性疾患（NCD）の増加，健康危機に関する事案の変容などに対応するものである。

一方，地方公共団体間において地域保健に係る役割の見直しが行われる中，行政を主体とした取組だけでは，今後，更に高度化，多様化していく国民のニーズに応えていくことが困難な状況となっている。また，保健事業の効果的な実施や高齢化社会に対応した地域包括ケアシステムの構築，社会保障を維持・充実するため支え合う社会の回復に対応する。地域保健対策を推進するための中核としての保健所，市町村保健センター等及び地方衛生研究所を相互に機能させ，地域の特性を考慮しながら，医療，介護，福祉等の関連施策と有機的に連携した上で，科学的な根拠に基づき効果的・効率的に地域保健対策を推進するとともに，地域に根ざした信頼や社会規範，ネットワークといったソーシャル・キャピタルを活用した住民との協働により，地域保健基盤を構築し，地域住民の健康の保持及び増進並びに地域住民が安心して暮らせる地域社会の実現を目指した地域保健対策を総合的に推進する。

この指針は，地域保健体系の下で，市町村（特別区を含む。第二の一の2を除き，以下同じ。），都道府県，国等が取り組むべき方向を示すことにより，地域保健対策の円滑な実施及び総合的な推進を図ることを目的とする。次に掲げる事項について定めるものとされている。

一　地域保健対策の推進の基本的な方向
二　保健所及び市町村保健センターの整備及び運営に関する基本的事項
三　地域保健対策に係る人材の確保及び資質の向上並びに人材確保支援計画
　　の策定に関する基本的事項
四　地域保健に関する調査及び研究に関する基本的事項
五　社会福祉等の関連施策との連携に関する基本的事項
六　その他地域保健対策の推進に関する重要事項

（2）保健所の設置と事業内容（第5条〜17条）

第五条において，都道府県，指定都市，中核市その他の政令で定める市または特別区に設置することとされている。

　第六・七条において，保健所の事業の内容を，以下に掲げる企画，調整，指導及びこれらに必要な事業を行う。

　一　地域保健に関する思想の普及及び向上に関する事項

　二　人口動態統計その他地域保健に係る統計に関する事項

　三　栄養の改善及び食品衛生に関する事項

　四　住宅，水道，下水道，廃棄物の処理，清掃その他の環境の衛生に関する事項

　五　医事及び薬事に関する事項

　六　保健師に関する事項

　七　公共医療事業の向上及び増進に関する事項

　八　母性及び乳幼児並びに老人の保健に関する事項

　九　歯科保健に関する事項

　十　精神保健に関する事項

　十一　治療方法が確立していない疾病その他の特殊の疾病により長期に療養を必要とする者の保健に関する事項

　十二　エイズ，結核，性病，伝染病その他の疾病の予防に関する事項

　十三　衛生上の試験及び検査に関する事項

　十四　その他地域住民の健康の保持及び増進に関する事項

　第七条において，地域住民の健康の保持及び増進を図るため必要があるときは，次に掲げる事業を行う。

　一　所管区域に係る地域保健に関する情報を収集し，整理し，及び活用すること。

　二　所管区域に係る地域保健に関する調査及び研究を行うこと。

　三　歯科疾患その他厚生労働大臣の指定する疾病の治療を行うこと。

　四　試験及び検査を行い，並びに医師，歯科医師，薬剤師その他の者に試験及び検査に関する施設を利用させること。

（3）職員設置規定

　地域保健法施行令第5条において，「保健所には，医師，歯科医師，薬剤師，獣医師，保健師，助産師，看護師，診療放射線技師，臨床検査技師，管理栄養士，栄養士，歯科衛生士，統計技術者その他保健所の業務を行うために必要な者のうち，当該保健所を設置する法第5条第1項に規定する地方公共団体の長が必要と認める職員を置く」ものとされている。

（4）市町村保健センターの設置と事業内容（第18〜20条）

　第18条において，「市町村は，市町村保健センターを設置することができる。」

こととされ，目的は，「住民に対し，健康相談，保健指導及び健康診査その他地域保健に関し必要な事業を行うこと」している。設置については，「身近で利用頻度の高い保健サービスが市町村において一元的に提供されることを踏まえ，適切に市町村保健センター等の保健活動の拠点を整備すること。」とされる努力規定となっている。

（ａ）事業内容

　事業内容は，健康相談，保健指導及び健康診査等の地域保健に関する計画を策定すること等により，市町村保健センター等において住民のニーズに応じた計画的な事業の実施を図る。

（ｂ）運営

　運営に当たっては，保健，医療，福祉の連携を図るため，老人介護支援センターを始めとする社会福祉施設等との連携及び協力体制の確立，市町村保健センター等における総合相談窓口の設置し，在宅福祉サービスを担う施設との複合的整備，保健師とホームヘルパーに共通の活動拠点としての運営等により，保健と福祉の総合的な機能を備えることとしている。なお，職員設置規定はなく，地域の実情に見合った職種として保健師や管理栄養士・栄養士の配置（交付税措置）がされている。

❷ 健康増進法

　国民栄養改善を目的として昭和27（1952）年に制定された栄養改善法が，平成14（2002）年に改定され，これを引き継ぐものとして健康増進法（平成十四年法律第百三号）が公布された（最終改正：平成二十三年八月三〇日法律第一〇五号）。

　政府・与党社会保障改革協議会において平成13（2001）年に策定された「医療制度改革大綱」の中で，「健康寿命の延伸，生活の質の向上を実現するための健康づくりや疾病予防を積極的に推進するため，早急に法的基盤を含め環境整備を進める」との指摘がなされた。これを受けて，「健康日本21」を中核とする国民健康づくり・疾病予防をさらに積極的に推進する法的整備を進め「健康増進法」を「医療制度改革」の一環として制定（2002年）したため，栄養改善法が廃止された。

　国民の健康の増進の総合的な推進に関し基本的な事項を定めるとともに，国民の健康の増進を図るための措置を講じ，国民保健の向上を図ることとして，国民，国と地方公共団体，健康増進事業実施者（保険者，事業者，市町村，学校等）の責務としている。

（1）基本指針（第7条〜8条）

①国民の健康の増進の総合的な推進を図るための基本方針を厚生労働大臣が策定すること（健康日本21）。

②都道府県健康増進計画及び市町村健康増進計画の策定。

③健康診査の実施等に関する指針の策定。

（２）国民健康・栄養調査等（第10条～15条）

①国民栄養調査に生活習慣の状況に関する調査を加え，国民健康・栄養調査を実施。

②生活習慣の状況に関する調査を行うこととすることから，国民健康・栄養調査に関する事務に従事した公務員等が秘密を漏示した場合の罰則。（法第36条）

③生活習慣病の発生の状況の把握等（第16条）

　生活習慣病の発生の状況の把握と食事摂取基準（施行規則第11条）の策定。

④保健指導等（第17条～19条）

　１）市町村による，栄養の改善その他の生活習慣の改善に関する事項及び必要な栄養指導その他の保健指導の業務の実施。

　２）都道府県，保健所を設置する市及び特別区による，必要な栄養指導その他の保健指導のうち，特に専門的な知識及び技術を必要とするもの及び特定給食施設等に対し，栄養管理の指導及び助言を行う。

⑤特定給食施設（第20条～第24条）

　１）特定給食施設の届出（施行規則第５・６条），管理栄養士必置義務（施行規則第７・８条）栄養管理（施行規則第９条）。

　２）指導及び助言や勧告及び命令，栄養指導員（施行規則第10条）の立ち入り検査。

⑥受動喫煙防止（第25条）

　１）国及び地方公共団体は，望まない受動喫煙が生じないよう総合的かつ効果的に推進するよう努める。

　２）施設の類型・場所ごとに，主たる利用者の違いや，受動喫煙が他人に与える健康影響の程度に応じ，禁煙措置や喫煙場所の特定を行うとともに，掲示の義務付けなどの対策を講ずる。

　３）受動喫煙の防止に関する施策の策定に必要な調査研究を推進するよう努める。

⑦特別用途表示等（第26条）

　販売に供する食品につき，乳児用，幼児用，妊産婦用，病者用その他内閣府令（健康増進法に規定する特別用途表示の許可等に関する内閣府令）で定める特別の用途に適する旨の表示の規定。

❸ 食育基本法

　食育基本法（平成十七年法律第六十三号）は，食育について，「生きる上での基本であって，知育，徳育及び体育の基礎となるべきものと位置付けるとともに，様々な経験を通じて『食』に関する知識と『食』を選択する力を習得し，健全な食生活を実践することができる人間を育てる食育を推進すること」（前文）と定義している。また，食育の推進に当たっては，食に関して根拠のない情報に惑わ

されたり，過剰反応したりしない賢い判断力を養うといった，国民の食に関する考え方を育て，健全な食生活を実現するとともに，食への感謝の念，都市と農村漁村の共生対流，豊かな食文化の継承，環境と調和のとれた食料の生産及び消費の推進，我が国の食料自給率の向上をも視野に入れた基本理念を定めている。

さらに，国，地方公共団体は食育の推進を図るために，家庭，学校，地域等を中心とした国民的広がりをもつ運動として食育の推進に取り組む施策の基本事項を定めている。

なお，食育推進会議の設置も定められており，平成28年度から32年度までの5年間を期間とする新たな「第3次食育推進基本計画」が策定されている。

（1）目的，基本理念（第1条～第3条）

国民が健全な心身を培い，豊かな人間性をはぐくむ食育を推進するため，施策を総合的かつ計画的に推進すること等を目的としている。

（2）展開，役割及び関係者の責務及び報告（第4条～第15条）

①食育の推進について，国民，民間団体等の自発的意思を尊重し，地域の特性に配慮し，地域住民その他の社会を構成する多様な主体の参加と協力を得るものとするとともに，国，地方公共団体，教育関係者，農林漁業関係者，食品関連事業者，国民等の責務を定めている。

②政府は，毎年，食育の推進に関して講じた施策に関し，国会に報告書を提出することとしている。

（3）食育推進基本計画の作成（第16条～第18条）

食育推進会議により，食育の推進に関する施策についての基本的な方針，食育の推進の目標に関する事項，国民等の行う自発的な食育推進活動等の総合的な促進に関する事項，その他必要な事項の食育推進基本計画を作成する。また，都道府県は都道府県食育推進計画，市町村は市町村食育推進計画を作成するよう努めることとしている。

（4）基本的施策（第19条～第25条）

家庭における食育の推進，学校，保育所等における食育の推進，地域における食生活の改善のための取組の推進，食育推進運動の展開，生産者と消費者との交流の促進，環境と調和のとれた農林漁業の活性化等，食文化の継承のための活動への支援等，食品の安全性，栄養その他の食生活に関する調査，研究，情報の提供及び国際交流の推進の7つの項目を定めている。

3 管理栄養士・栄養士制度

❶ 栄養士法

栄養士の身分や免許，管理栄養士国家試験，養成施設の指定などについては，栄養士法により規定されている。

（1）栄養士・管理栄養士の定義（第1条関係）

（a）栄養士の定義

　栄養士とは，都道府県知事の免許を受けて，栄養士の名称を用いて栄養の指導に従事することを業とする者をいう。

（b）管理栄養士の定義

　管理栄養士とは，厚生労働大臣の免許を受けて，管理栄養士の名称を用いて，傷病者に対する療養のため必要な栄養の指導，個人の身体の状況，栄養状態等に応じた高度の専門的知識及び技術を要する健康の保持増進のための栄養の指導並びに特定多数人に対して継続的に食事を供給する施設における利用者の身体の状況，栄養状態，利用の状況等に応じた特別の配慮を必要とする給食管理及びこれらの施設に対する栄養改善上必要な指導等を行うことを業とする者をいう。

（2）栄養士・管理栄養士の免許（第2条，第3条，第4条関係）

（a）栄養士の免許・交付

　栄養士の免許は，厚生労働大臣の指定した栄養士の養成施設（以下「養成施設」という。）において2年以上栄養士として必要な知識及び技能を修得した者に対して，都道府県知事が与える。栄養士の免許は，都道府県知事が栄養士名簿に登録することによって行う。

　都道府県知事は，栄養士の免許を与えたときは，栄養士免許証を交付する。

（b）管理栄養士の免許・交付

　管理栄養士の免許は，管理栄養士国家試験に合格した者に対して，厚生労働大臣が与える。厚生労働省に管理栄養士名簿を備え，管理栄養士の免許に関する事項を登録する。管理栄養士の免許は，厚生労働大臣が管理栄養士名簿に登録することによって行う。

　厚生労働大臣は，管理栄養士の免許を与えたときは，管理栄養士免許証を交付する。

（3）管理栄養士・栄養士の名称（第6条関係）

　栄養士でなければ，栄養士又はこれに類似する名称を用いて第一条第一項に規定する業務を行ってはならない。

　管理栄養士でなければ，管理栄養士又はこれに類似する名称を用いて　第一条第二項に規定する業務を行ってはならない。

（4）主治医の指導（第5条関係）

　管理栄養士は，傷病者に対する療養のため必要な栄養の指導を行うに当たっては，主治の医師の指導を受けなければならない。

❷ 管理栄養士・栄養士の役割

　我が国においては，ライフスタイルの多様化とともに個人ごとに様々な食生活上の課題が生じており，がん，心臓病，脳卒中，糖尿病等の生活習慣病が健康問題の大きな課題となっている。これら疾患の発症と進行を防ぐには，生活習慣の

表3-2　管理栄養士・栄養士制度の沿革と21世紀以降の健康増進にかかる施策等

管理栄養士・栄養士制度の沿革	
昭和20(1945)年	栄養士規則において栄養士資格を初めて制定
	私立栄養士養成所指定規則制定：修業年限1年
	栄養士の身分・業務が初めて法的に規定される
昭和22(1947)年	栄養士法公布（法律第245号）
	栄養士の定義，業務などの法制化
	〔栄養士資格取得は養成期間1年以上または栄養士試験合格（実務経験1年以上）〕
	保健所法の制定（公衆栄養活動を行う栄養士を配置）
昭和23(1948)年	保健所施行令により保健所に栄養士配置
	医療法の制定（100床以上の病院で栄養士1人配置規定）
	乳児院，虚弱児施設，事業所附属寄宿舎等関係法による栄養士配置規定
昭和24(1949)年	第1回栄養士国家試験実施
昭和25(1950)年	栄養士法の一部改正。修業年限を2年以上とし，栄養士試験受験資格として見習経験2年以上に
昭和27(1952)年	栄養改善法の制定
	栄養改善活動が法的に規定される（栄養相談，集団給食施設への指導等
	集団給食施設の栄養士配置の努力規定化
昭和37(1962)年	栄養士法の一部改正により，管理栄養士制度の創設と定義の法文化
	管理栄養士養成施設より第一期卒業生を輩出（無試験による資格取得）
	栄養改善法の一部改正による集団給食施設の管理栄養士配置の努力規定化
昭和38(1963)年	第1回管理栄養士国家試験実施
昭和60(1985)年	栄養士法の一部改正による管理栄養士国家試験制度の創設
	管理栄養士養成施設卒業生も受験が必要となる（ただし，試験科目免除あり）
	栄養改善法の一部改正により，都道府県知事が指定する集団給食施設の管理栄養士配置が必置義務化
平成12(2000)年	栄養士法の一部改正により管理栄養士制度の見直し
	①管理栄養士の定義の見直し（明文化）
	②管理栄養士資格の変更（登録制→免許制）
	③管理栄養士養成施設卒業生の受験方法改正（試験科目免除廃止）
	④栄養士養成施設卒業生の受験方法改正（実務経験の延長）
	⑤医師の指導による管理栄養士の栄養指導の実施（医師の指導規定創設）
令和元(2019)年	栄養士，管理栄養士免許各種申請に係る免許証ついて，旧姓併記を可能とするなどの改正を行う。（令和3年施行）
21世紀以降の健康増進にかかる施策等	
平成12(2000)年	健康日本21の実施
	食生活指針普及
平成14(2002)年	健康増進法公布
平成16(2004)年	日本人の食事摂取基準（2005年版）報告
平成17(2005)年	食育基本法公布
	食事バランスガイド報告
平成18(2006)年	食育推進基本計画策定
	高齢者の医療の確保に関する法律公布
平成20(2008)年	同上法施行「特定健診・特定保健指導」開始
平成21(2009)年	日本人の食事摂取基準（2010年版）実施
平成23(2011)年	第2次食育推進基本計画策定
平成25(2013)年	健康日本21（第2次）の実施
	健康づくりのための身体活動指針策定
	食品表示法公布
平成27(2015)年	日本人の長寿を支える「健康な食事」の普及
平成28(2016)年	第3次食育推進基本計画策定
	食生活指針の改定
平成30(2019)年	健康な食事・食環境（スマートミール）認証制度
令和2(2020)年	日本人の食事摂取基準（2020年版）実施
令和3(2021)年	第4次食育推進基本計画策定
	東京栄養サミットの開催

改善，なかでも食生活改善が重要であり，管理栄養士・栄養士は，これらについて栄養指導を通じて貢献する。

　健康危機管理では，防災対策推進検討会議（平成24年7月31日中央防災会議）において，被災地物資の備蓄，確保・輸送に際しては，高齢者，障がい者，妊産婦，乳幼児や子育て家庭，食事制限のある方等のニーズ，男女のニーズの違いに配慮すべきである。また，食料の備蓄，輸送，配食等に当たっては，管理栄養士の活用を図るべきとされている。

❸ 管理栄養士・栄養士制度の沿革

　管理栄養士・栄養士制度の沿革と，管理栄養士・栄養士制度の沿革と21世紀以降の健康増進にかかる施策等を，表3-2に示す。

❹ 管理栄養士・栄養士養成制度

　管理栄養士の業務について，かつては「複雑困難な栄養の指導等」とされていたが，生活習慣病の増加などの国民の健康課題に対応した管理栄養士を養成するため，平成12年3月，栄養士法の改正が行われ，以下3点に明文化された。
・傷病者に対する療養のため必要な栄養の指導
・個人の身体状況，栄養状態等に応じた高度の専門的知識及び技術を要する健康

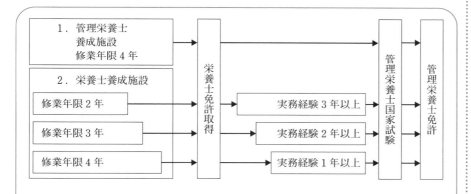

○免許
栄養士法第2条
栄養士の免許は，厚生労働大臣の指定した栄養士の養成施設（以下「養成施設」という。）において二年以上栄養士として必要な知識及び技能を修得した者に対して，都道府県知事が与える。
②養成施設に入所することができる者は，学校教育法（昭和二十二年法律第二十六号）第五十六条に規定する者とする。
③管理栄養士の免許は，管理栄養士国家試験に合格した者に対して，厚生労働大臣が与える。

図3-3　栄養士免許取得及び管理栄養士国家試験制度の概要

資料）厚生労働省「管理栄養士国家試験出題基準（ガイドラン）改定検討会」資料，2018

の保持増進のための栄養の指導

・特定多数人に対して継続的に食事を供給する施設における利用者の身体の状況，栄養状態，利用の状況等に応じた特別の配慮を必要とする給食管理及びこれらの施設に対する栄養改善上必要な指導等

　管理栄養士が保健医療サービスの担い手として，その役割を十分に発揮するためには，高度な専門的知識及び技術を持った資質の高い管理栄養士の養成を行う必要がある。このため平成14年 4 月の法施行[3]に向け，管理栄養士・栄養士養成施設カリキュラム及び施設基準の改正が行われた。

　その後，最新では平成30年 3 月に「管理栄養士・栄養士養成のための栄養学教育モデル・コア・カリキュラム」（平成30年度，厚生労働省より日本栄養改善学会が委託）が報告されている。また，管理栄養士国家試験ガイドラインは，平成14（2002）年度の改定を経て，最新では平成31年 3 月に，管理栄養士国家試験出題基準（ガイドライン）報告書が公表されている（図3-3）。

4　国民健康・栄養調査

　国民健康・栄養調査は，健康増進法に基づいて厚生労働省が行う全国調査である。

❶ 調査の目的

　国民健康・栄養調査の目的は，健康増進法第10条において，「厚生労働大臣は，国民の健康の増進の総合的な推進を図るための基礎資料として，国民の身体状況，栄養摂取量及び生活習慣の状況を明らかにするため」に調査を実施するとしている。同調査は，国が企画し，都道府県，保健所を設置する市または特別区が調査を実施する。

❷ 調査の沿革

　国民栄養調査は，1945（昭和20）年12月にGHQ（連合国軍最高司令部）の指令によって，東京都民を対象に栄養摂取状況と身体状況調査を実施したことに始まる。その当時は，第二次世界大戦直後に諸外国からの食料援助を受けるための基礎資料として調査が実施された。1948（昭和23）年からは全国調査となった。

　1952（昭和27）年より栄養改善法に基づいて行われてきた国民栄養調査は，2003（平成15）年から健康増進法によって規定されることとなり，国民健康・栄養調査と名称が変更された。

　調査方法は，現在までに何度か見直されてきたが，1995（平成 7 ）年からは，それまで世帯単位で調査が行われていた 3 日間秤量記録法が改められ， 1 日調査になるとともに個人単位での摂取量を推定するための比例案分法（案分比率）[4]が導入された（図3-4）。

3 ）公布は，成立した法律を一般に周知させる目的で，国民が知ることのできる状態に置くことをいう。通常は公布の日より起算して20日を経て施行される。ただし，法律でこれと異なる施行期日を定めたときは，施行までに年数を要する場合もあり，注意が必要である。

4 ）世帯ごとに被調査者が摂取した食品を秤量記録し，世帯（家族）内での分け方を記入する方法。

68

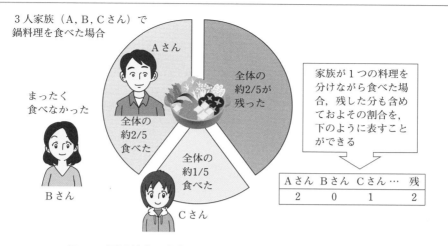

図3-4　国民健康・栄養調査方式における案分比率の考え方

資料）厚生労働省『平成21年国民健康・栄養調査必携』

表3-3　国民健康・栄養調査の内容（平成29年調査の概要）

身体状況調査	・身体計測：身長・体重（1歳以上）腹囲（20歳以上） ・血圧測定（20歳以上）：収縮期血圧，拡張期血圧（2回測定） ・血液検査（20歳以上）：血色素，ヘマトクリット，総コレステロール，HDLコレステロールなど ・問診（20歳以上）：服薬状況，運動習慣など ・1日の身体活動量（20歳以上）：1日の歩行数を歩数計で測定 ・四肢の筋肉量（60歳以上）
栄養摂取状況調査 （1歳以上）	・世帯状況：氏名，性別，生年月日，妊婦（週数）・授乳婦別，世帯主との続柄，仕事の種類 ・食事状況：家庭食・調理済み食・外食・給食・その他の区分 ・食物摂取状況：料理名，食品名，使用量，廃棄量，世帯ごとの案分比率
生活習慣調査 （20歳以上※） 自記式調査	※世帯の状況及び生活の様子については60歳以上 ・食生活，身体活動，休養（睡眠），飲酒，喫煙，歯の健康などに関する生活習慣全般を把握。 ・平成29年は重点項目として，高齢者の健康・生活習慣の状況を把握した。

❸ 調査の内容・方法

（1）調査の内容（調査項目）

　調査内容は，身体状況調査，栄養摂取状況調査，生活習慣状況調査の3種類の調査で構成されている（表3-3）。

　生活習慣調査の項目は多岐にわたるため，毎年把握する基本的項目(a)と周期的に把握する重点項目(b)に分かれている。

（a）毎年把握する基本的な項目

〈考え方〉

・短期間で変動しやすいもの

・毎年実施される個別の政策の評価に利用できるもの

・国際比較などにおいて必要なもの

・政策的に毎年重点的に普及啓発すべきもの

〈具体的な項目〉

・身体計測（身長，体重，腹囲）

・血液検査（赤血球，ヘマトクリット，ヘモグロビン，総たんぱく質）

・血圧測定

・栄養素摂取状況

・飲酒，喫煙状況など

（ｂ）周期的に重点を置いて把握する項目

〈考え方〉

・一定の期間において施策・対策の効果として現れるもの

・中長期的な施策・評価のために詳細に把握すべきもの

・基準値・標準曲線の作成に必要なもの

・その他，緊急に対応すべき事項

〈具体的な項目〉

・健康日本21評価関係項目（中間・最終評価）

・生活習慣にかかわる詳細な項目（生活習慣に関連する知識・態度・行動・健康
　に対する意識や健康づくり施策への参加状況，健康情報の入手源など）など

（２）調査方法

（ａ）調査時期

㋐身体状況調査　　　11月の１日

㋑栄養摂取状況調査　11月の日曜日・祝日を除く１日

㋒生活習慣調査　　　㋑と同じ日

（ｂ）調査対象

　通常，国民生活基礎調査において設定された単位区から，無作為に抽出された
全国300単位区の世帯（約5,700世帯）とその世帯員（約15,000人）が調査対象と
なっている。「調査対象の選定は，厚生労働省令で定めるところにより，毎年，
厚生労働大臣が調査地区を定め，その地区内において都道府県知事が調査世帯を
指定することによって行う。指定された調査世帯に属する者は，調査の実施に協
力しなければならない。」（健康増進法第11条）

（ｃ）調査員

　「医師，管理栄養士，保健師，その他の者［臨床（衛生）検査技師，事務担当
など］で構成され，毎年，都道府県知事が任命する。」（健康増進法施行規則第３
条）

　栄養摂取状況調査は主として管理栄養士・栄養士が，身体状況調査は医師，保
健師，臨床（衛生）検査技師などが担当する。

（ｄ）調査方法

・**身体状況調査**：調査会場を設け，表3-3に示した身体計測，血圧測定などが調
　査される。腹囲は，立位でへその高さ（普通の呼吸での呼気が終わったとき）

で測定する。歩行数は，栄養摂取状況調査と同じ日に歩数計を装着してもらい，起床から就寝までを測定する。

・**栄養摂取状況調査**：調査員が栄養摂取状況調査票を各世帯に配布し，記入要領を十分説明した後，被調査者が秤を用いて秤量記入する（秤量記録法）。秤量困難なものなどについては，目安量で記入する。（目安量記録法…重量測定を行わず，食品を数えるときに用いる単位，例えば一つ，二つといった目安量で記録する。）個人別栄養素摂取量の推定には案分比率（図3-4）を用いて算出される。

調査日は，祝祭日，冠婚葬祭など食物摂取に変化のある日を避け，普通の摂取状態にある日に実施する。

・**生活習慣調査**：栄養摂取状況調査と同時に実施する。留め置き法[5]による自記式質問紙調査（アンケート調査）である。

（e）結果の公表

厚生労働省は調査結果を最終的に解析し，その結果を公表するとともに報告書を作成して刊行する。

（f）費用

「国は，国民健康・栄養調査に要する費用を負担する。」（健康増進法第13条）

（g）調査系統

厚生労働省－都道府県・保健所設置市・特別区－保健所－国民健康・栄養調査員の流れで，調査を実施。調査の企画・立案などを厚生労働省が行い，自治体の手続きを経て，実際の調査を保健所が行っている。国民健康・栄養調査報告は，厚生労働省の検討会などが解析を行い，毎年公表されている。

> 5）調査員が調査対象者を訪問して調査票を配布して留め置き，記入後再度訪問して回収する。

5 実施に関連する指針，ツール

❶ 食生活指針

（1）「健康づくりのための食生活指針」

1985（昭和60）年，厚生省（現 厚生労働省）は，第一次国民健康づくり運動における栄養の指針として策定した。

（2）「健康づくりのための食生活指針（対象特性別）」

1990（平成2）年に，第二次国民健康づくり運動における栄養の指針として策定された。この指針は，対象を成人病（現 生活習慣病）予防，成長期，女性（母性を含む），高齢者の4区分に設定し，対象の特性，栄養上の特徴，食生活上の問題点を踏まえた具体的な望ましい食事のあり方を示した。

（3）「食生活指針」

第三次国民健康づくり運動である「健康日本21」の「栄養・食生活」分野を推進するための指針として，2000（平成12）年に，厚生省・農林水産省・文部省（現 文部科学省）が合同策定し，2016年に一部改訂された（表3-4）。

表3-4　食生活指針（2016年6月一部改正）

1. 食事を楽しみましょう。
- 毎日の食事で，健康寿命をのばしましょう。
- おいしい食事を，味わいながらゆっくりよく噛んで食べましょう。
- 家族の団らんや人との交流を大切に，また，食事づくりに参加しましょう。

2. 1日の食事のリズムから，健やかな生活リズムを
- 朝食で，いきいきした1日を始めましょう。
- 夜食や間食はとりすぎないようにしましょう。
- 飲酒はほどほどにしましょう。

3. 適度な運動とバランスのよい食事で，適正体重の維持を。
- 普段から体重を量り，食事量に気をつけましょう。
- 普段から意識して身体を動かすようにしましょう。
- 無理な減量はやめましょう。
- 特に若年女性のやせ，高齢者の低栄養にも気をつけましょう。

4. 主食，主菜，副菜を基本に，食事のバランスを。
- 多様な食品を組み合わせましょう。
- 調理方法が偏らないようにしましょう。
- 手作りと外食や加工食品・調理食品を上手に組み合わせましょう。

5. ごはんなどの穀類をしっかりと。
- 穀類を毎食とって，糖質からのエネルギー摂取を適正に保ちましょう。
- 日本の気候・風土に適している米などの穀類を利用しましょう。

6. 野菜・果物，牛乳・乳製品，豆類，魚なども組み合わせて。
- たっぷり野菜と毎日の果物で，ビタミン，ミネラル，食物繊維をとりましょう。
- 牛乳・乳製品，緑黄色野菜，豆類，小魚などで，カルシウムを十分にとりましょう。

7. 食塩は控えめに，脂肪は質と量を考えて。
- 食塩の多い食品や料理を控えめにしましょう。食塩摂取量の目標値は，男性で1日8g未満，女性で7g未満とされています。
- 動物，植物，魚由来の脂肪をバランスよくとりましょう。
- 栄養成分表示を見て，食品や外食を選ぶ習慣を身につけましょう。

8. 日本の食文化や地域の産物を活かし，郷土の味の継承を。
- 「和食」をはじめとした日本の食文化を大切にして，日々の食生活に活かしましょう。
- 地域の産物や旬の素材を使うとともに，行事食を取り入れながら，自然の恵みや四季の変化を楽しみましょう。
- 食材に関する知識や調理技術を身につけましょう。
- 地域や家庭で受け継がれてきた料理や作法を伝えていきましょう。

9. 食料資源を大切に，無駄や廃棄の少ない食生活を。
- まだ食べられるのに廃棄されている食品ロスを減らしましょう。
- 調理や保存を上手にして，食べ残しのない適量を心がけましょう。
- 賞味期限や消費期限を考えて利用しましょう。

10. 「食」に関する理解を深め，食生活を見直してみましょう。
- 子供のころから，食生活を大切にしましょう。
- 家庭や学校，地域で，食品の安全性を含めた「食」に関する知識や理解を深め，望ましい習慣を身につけましょう。
- 家族や仲間と，食生活を考えたり，話し合ったりしてみましょう。
- 自分たちの健康目標をつくり，よりよい食生活を目指しましょう。

文部省・厚生省・農林水産省2000年3月策定　2016年6月一部改正

　策定の背景としては，食生活・食習慣の乱れ，過度の加工食品などへの依存，食料の海外依存，食品の食べ残し・廃棄の増加などが見られるようになり，これらを原因とした生活習慣病の増加，食料自給率の低下，食料資源のロスなどの問題が生じていることがあげられる。

　2016年6月には，食料・農業・農村基本法の規定に基づき，食育基本計画や健康日本21において栄養・食生活分野の設定されている目標の達成に向け，具体的な実践指針として改正された。

　新しい食生活指針は，食料生産から食卓，健康へと食生活全体を視野に入れたものである。目的は，国民の健康の保持増進，生活の質（QOL）の向上，食料の安定供給の確保などを図ることである。内容は，QOLの向上を重視し，バランスのとれた食事内容を中心に，食料の安定供給や食文化，環境にまで配慮したものになっている（図3-5）。

（4）「妊産婦のための食生活指針」

　「妊産婦のための食生活指針」は妊娠期及び授乳期における望ましい食生活の実現に向けて，2006（平成18）年に厚生労働省「『健やか親子21』推進検討会」によって策定された。策定から約15年が経過し，健康や栄養・食生活に関する課題を含む妊産婦を取り巻く社会状況等の変化を受けて，2021（令和3）年に指針が改定され，妊娠，出産，授乳等に当たっては妊娠前からの健康なからだづくりや適切な食習慣の形成が重要であることから，指針の対象に妊娠前の女性も含め，名称を「妊娠前からはじめる妊産婦のための食生活指針」とした。妊娠前からの

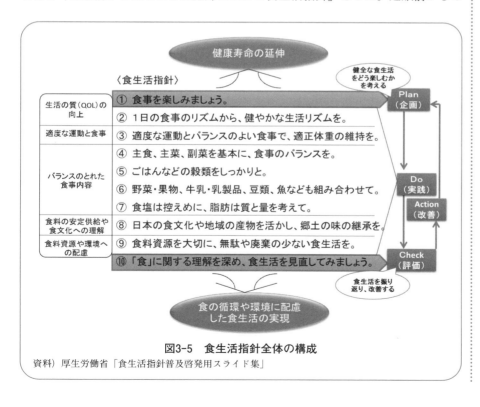

図3-5　食生活指針全体の構成

資料）厚生労働省「食生活指針普及啓発用スライド集」

表3-5　妊娠前からはじめる妊産婦のための食生活指針

●**妊娠前から，バランスのよい食事をしっかりとりましょう**
　1日2回以上，主食・主菜・副菜の3つをそろえてしっかり食べられるよう，妊娠前から自分の食生活を見直し，健康なからだづくりを意識してみましょう。

●**「主食」を中心に，エネルギーをしっかりと**
　妊娠中，授乳中には必要なエネルギーも増加するため，炭水化物の豊富な主食をしっかり摂りましょう。

●**不足しがちなビタミン・ミネラルを，「副菜」でたっぷりと**
　妊娠前から，各種ビタミン，ミネラルおよび食物繊維の供給源となる野菜をたっぷり使った副菜でビタミン・ミネラルを摂る習慣を身につけましょう。

●**「主菜」を組み合わせてたんぱく質を十分に**
　多様な主菜を組み合わせて，たんぱく質を十分に摂取するようにしましょう。

●**乳製品，緑黄色野菜，豆類，小魚などでカルシウムを十分に**
　妊娠前から乳製品，緑黄色野菜，豆類，小魚などでカルシウムを摂るよう心がけましょう。

●**妊娠中の体重増加は，お母さんと赤ちゃんにとって望ましい量に**
　妊娠中の適切な体重増加は，健康な赤ちゃんの出産のために必要です。

●**母乳育児も，バランスのよい食生活のなかで**
　必要な栄養素を摂取できるように，バランスよく，しっかり食事をとりましょう。

●**無理なくからだを動かしましょう**
　妊娠中に，ウォーキング，妊娠水泳，マタニティビクスなどの軽い運動をおこなっても赤ちゃんの発育に問題はありません。

●**たばことお酒の害から赤ちゃんを守りましょう**
　妊娠・授乳中は，禁煙，禁酒に努めるだけでなく，周囲の人にも協力を求めましょう。

●**お母さんと赤ちゃんのからだと心のゆとりは，周囲のあたたかいサポートから**
　不安や負担感を感じたときは一人で悩まず，家族や友人，地域の保健師など専門職に相談しましょう。

資料）厚生労働省「妊娠前からはじめる妊産婦のための食生活指針」2021

健康づくりや妊産婦に必要とされる食事内容とともに，妊産婦の生活全般，からだや心の健康にも配慮した10項目から構成されている（表3-5）。

❷ 食事バランスガイド

　「食事バランスガイド」（図3-6）は，2005（平成17）年に厚生労働省と農林水産省の2省合同で策定された。

　食生活指針を具体的な行動に結びつけるものとして，1日に「何を」「どれだけ」食べたらよいかの目安を料理の例でわかりやすく示したものである。普及啓発によって期待される効果として，バランスのよい食生活により農林水産省は食糧自給率の向上を，厚生労働省は国民の健康づくり，生活習慣病予防をあげている。

　食事バランスガイドは「コマ」をイメージしており，食事のバランスが悪くなると倒れてしまうことを表している。コマが回転することは，運動することを連想させることで，回転（運動）することによってはじめて安定するということも表している。コマの軸は「水分」を表し，食事のなかで欠かせない存在であることを強調している。

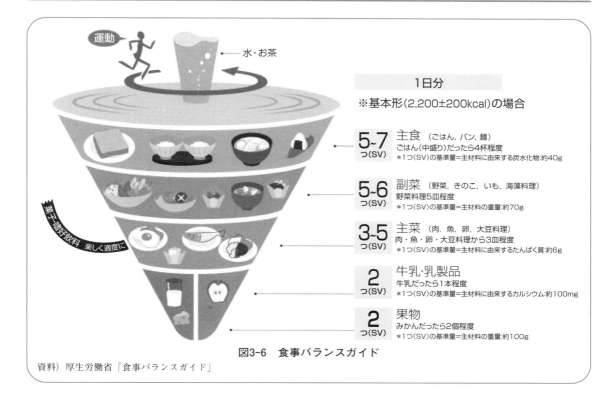

図3-6 食事バランスガイド

資料）厚生労働省「食事バランスガイド」

　食事バランスガイドの特徴として、毎日の食事を「**主食**」「**副菜**」「**主菜**」「**牛乳・乳製品**」「**果物**」の5つの料理グループに区分し、区分ごとに「つ（SV[5]）」という単位を用いて1日の目安が示されている。「1つ（SV）」にあたる重量は次のとおりである。

　「**主食**」には、炭水化物等の供給源であるごはん、パン、麺・パスタなどを主材料とする料理が含まれる。：主材料に由来する炭水化物、おおよそ40g

　「**副菜**」には、ビタミン、ミネラル、食物繊維等の供給源である野菜、いも、豆類（大豆を除く）、きのこ、海藻などを主材料とする料理が含まれる。：主材料となる野菜など、おおよそ70g

　「**主菜**」には、たんぱく質等の供給源である肉、魚、卵、大豆及び大豆製品などを主材料とする料理が含まれる。：主材料に由来するたんぱく質、おおよそ6g

　「**牛乳・乳製品**」には、カルシウム等の供給源である牛乳、ヨーグルト、チーズなどが含まれる。：主材料に由来するカルシウム、おおよそ100mg

　「**果物**」には、ビタミンC、カリウム等の供給源であるりんご、みかんなどの果実及びすいか、いちごなどの果実的な野菜が含まれる。：主材料の重量、おおよそ100g

　対象については、基本形としては、「成人」を対象とする。基本形において想定しているエネルギー量は、おおよそ2,200±200kcalである。

5）サービング（Serving）の略。

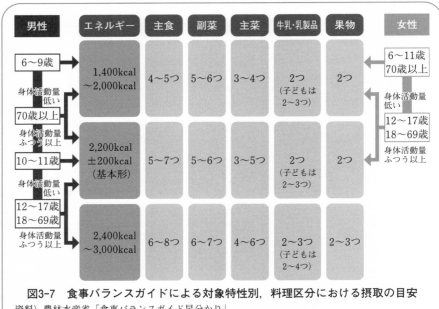

男性	エネルギー	主食	副菜	主菜	牛乳・乳製品	果物	女性
6～9歳 / 身体活動量 低い / 70歳以上 / 身体活動量 ふつう以上	1,400kcal ～2,000kcal	4～5つ	5～6つ	3～4つ	2つ (子どもは 2～3つ)	2つ	6～11歳 70歳以上 / 身体活動量 低い / 12～17歳 18～69歳 / 身体活動量 ふつう以上
10～11歳 / 身体活動量 低い / 12～17歳 18～69歳	2,200kcal ±200kcal (基本形)	5～7つ	5～6つ	3～5つ	2つ (子どもは 2～3つ)	2つ	
身体活動量 ふつう以上	2,400kcal ～3,000kcal	6～8つ	6～7つ	4～6つ	2～3つ (子どもは 2～4つ)	2～3つ	

図3-7　食事バランスガイドによる対象特性別，料理区分における摂取の目安

資料）農林水産省「食事バランスガイド早分かり」

　さらに，「食事バランスガイド」をより効果的に活用するために，生活習慣病予防の観点から，特に，30～60歳代の男性の肥満者，単身者，子育てを担う世代に焦点を絞ってその活用方法を示している。(図3-7)

6 国の健康増進基本方針と地方計画

❶ 基本方針の策定の目的と内容

　人口の急速な少子高齢化や生活習慣の変化による疾病構造の変化に伴い，疾病全体に占めるがん，虚血性心疾患，脳血管疾患，糖尿病等の生活習慣病の割合が増加し，要介護者の増大などの深刻な社会問題となっている。そこで，21世紀の我が国を，すべての国民が健やかで心豊かに生活できる活力ある社会とするために，健康を増進し，発病を予防する「一次予防」に重点を置いた対策を強力に推進することにより，壮年期死亡の減少，認知症や寝たきりにならない状態で生活できる期間（健康寿命）の延伸等を図っていくことを目的とした基本方針が策定されている。

　平成12年度に開始した健康日本21は，その計画期間2000（平成12）年度～2012（平成24）年度の終了時に最終評価を行い，それにおいて問題提起された課題等を踏まえ，その後に続く健康づくり対策の推進に反映させることとした。その検討過程で，近年の社会経済変化とともに，急激な少子高齢化が進む中で，10年後の日本の目指す姿を「すべての国民が共に支え合い，健康で幸せに暮らせる社会」とし，「目指す姿」の実現に向けて2013（平成25）年4月より「21世紀にお

ける第二次国民健康づくり運動」（以下「健康日本21（第二次）」という。）を開始した。

（1）運動期間

2013（平成25）年度から2022（令和4）年度までとし，10年間を目途として設定した。

（2）内容

個人の生活習慣の改善及び個人を取り巻く社会環境の改善を通じて，生活習慣病の発症予防・重症化予防を図るとともに，社会生活機能低下の低減による生活の質の向上を図り，また，健康のための資源へのアクセスの改善と公平性の確保を図るとともに，社会参加の機会の増加による社会環境の質の向上を図り，結果として健康寿命の延伸・健康格差の縮小を実現するという考えのもと，以下の5つの基本的な方向を定めた。

一　健康寿命の延伸と健康格差の縮小
二　生活習慣病の発症予防と重症化予防の徹底（NCDの予防）
三　社会生活を営むために必要な機能の維持及び向上
四　健康を支え，守るための社会環境の整備
五　栄養・食生活，身体活動・運動，休養，飲酒，喫煙及び歯・口腔の健康

（3）目標

健康寿命の延伸及び健康格差の縮小の実現に向けて，生活習慣病の発症予防や重症化予防を図るとともに，社会生活を営むために必要な機能の維持及び向上を目指し，これらの目標達成のために，生活習慣の改善及び社会環境の整備に取り組むことを目標とする上記の基本的な5つの方向性に基づいた具体的な目標53項目を設定している。

（4）栄養・食生活の目標の考え方と目標値

栄養・食生活に関する生活習慣及び社会環境の整備に関する目標の考え方と目標値は以下のとおりである（図3-8，目標値は表3-6参照）。

①生活の質の向上のために，主要な生活習慣病（がん，循環器疾患，糖尿病）予防の科学的根拠があるものを中心に，栄養状態，食物摂取，食行動，食環境の目標を設定している。また，ライフステージを通した社会生活機能の維持・向上のために，子どもについては，健康な生活習慣の獲得として3食食べること，高齢者については低栄養の予防・改善を設定している。

②社会環境の質の向上のために，食生活の面からも「社会参加の機会の増加」と「健康のための資源へのアクセスの改善と公平性の確保」をすることで寄与できる。これについて食環境の目標としてあげた2項目は，個人の行動変容を支援するための「環境づくり」として個人の生活の質の向上に寄与すると同時に，健康のための資源へのアクセスの改善と公平性の確保に寄与することで，社会

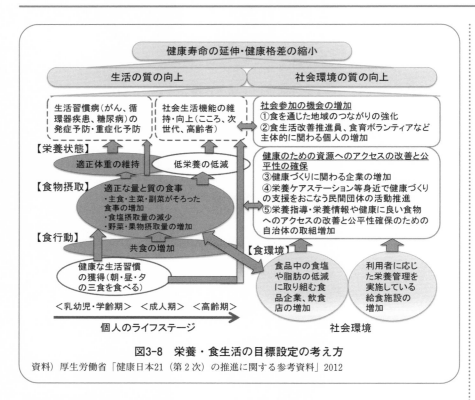

図3-8 栄養・食生活の目標設定の考え方

資料）厚生労働省「健康日本21（第2次）の推進に関する参考資料」2012

環境の質の向上にも寄与するという考えを示している。

（5）中間評価

開始5年目にあたる2017（平成29）年度より中間評価を行った。前記5つの基本的方向に基づいた具体的な目標53項目における，計画策定時の値と直近の値を比較し，分析上の課題や関連する調査・研究のデータの動向も踏まえ，目標に対する数値の動きについて，分析・評価や，進捗のために行われている取組・課題等について整理している。

（6）中間評価結果

全53項目について，その達成状況を評価・分析した結果は次のとおりである。「a　改善している」は32項目（60.4％）で，そのうち既に目標に到達しているのは5項目（9.4％）であった。

策定時のベースライン値と直近の実績値を比較	全体
a　改善している	32（60.4％）
b　変わらない	19（35.8％）
c　悪化している	1（ 1.9％）
d　評価困難	1（ 1.9％）
合計	53（100％）

資料）厚生労働省「『健康日本21（第二次）』中間評価報告書」2018

（7）「栄養・食生活」の指標の状況

①「適正体重を維持している者の増加（肥満（BMI25以上），やせ（BMI18.5未

78

表3-6　栄養・食生活の目標の考え方と目標値

項目	指標の目安		現状	目標 （平成34年度）
①適正体重を維持している者の増加 （肥満（BMI25以上），やせ（BMI18.5未満）の減少）	20歳〜60歳代男性の肥満者の割合		31.2%　（平成22年度）	28%
	40歳〜60歳代女性の肥満者の割合		22.2%　（平成22年度）	19%
	20歳代女性のやせの者の割合		29.0%　（平成22年度）	20%
	○現状のデータソース：厚生労働省「国民健康・栄養調査」 【用語の解説】 BMI（Body Mass Index）：体重(kg)／[身長(m)]^2			
②適切な量と質の食事をとる者の増加				
ア　主食・主菜・副菜を組み合わせた食事が1日2回以上の日がほぼ毎日の者の割合の増加	ほぼ毎日の者の割合（成人）		68.1%　（平成23年）	80%
	○現状のデータソース：内閣府「食育の現状と意識に関する調査」			
イ　食塩摂取量の減少	成人1人1日当たりの平均摂取量		10.6g　（平成22年）	8g
	○現状のデータソース：厚生労働省「国民健康・栄養調査」			
ウ　野菜と果物の摂取量の増加	成人1人1日当たり	野菜摂取量の平均値	282g　（平成22年）	350g
	成人1人1日当たり	果物摂取量100g未満の者の割合	61.4%　（平成22年）	30%
	○現状のデータソース：厚生労働省「国民健康・栄養調査」			
③共食の増加（食事を1人で食べる子どもの割合の減少）	食事を1人で食べる子どもの割合	朝食　小学生	15.3%　（平成22年度）	減少傾向へ
		中学生	33.7%　（平成22年度）	
		夕食　小学生	2.2%　（平成22年度）	
		中学生	6.0%　（平成22年度）	
	○現状のデータソース：(独)日本スポーツ振興センター「児童生徒の食生活等実態調査」			
④食品中に食塩や脂肪の低減に取り組む食品企業及び飲食店の登録数の増加	食品中の食塩や脂肪の低減に取り組む食品企業登録数		14社　（平成24年）	100社
	食品中の食塩や脂肪の低減に取り組む飲食店登録数		17,284店舗　（平成24年）	30,000店舗
	○現状のデータソース ・食品企業：食品中の食塩や脂肪の低減に取り組み，Smart Life Project に登録のあった企業数 ・飲食店：自治体からの報告（エネルギーや塩分控えめ，野菜たっぷり・食物繊維たっぷりといったヘルシーメニューの提供に取り組む店舗数）			
⑤利用者に応じた食事の計画，調理及び栄養の評価，改善を実施している特定給食施設の割合の増加	評価，改善を実施している特定給食施設の割合		（参考値）管理栄養士・栄養士を配置している施設の割合 70.5%　（平成22年）	80%
	○現状のデータソース：厚生労働省「衛生行政報告例」 【用語の解説】 特定給食施設：継続的に1回100食以上又は1日250食以上の食事を供給する施設			

資料）厚生労働省告示第430号「国民の健康の増進の総合的な推進を図るための基本的な方針」2012

満）の減少）」について，20〜60歳代男性，40〜60歳代女性の肥満者の割合は統計学的に有意な変化はなく，20歳代女性のやせの者の割合は統計学的に有意な減少を認めた。

②「適正な量と質の食事をとる者の増加」について，主食・主菜・副菜を組み合わせた食事が1日2回以上の日がほぼ毎日の者の割合は有意に減少，食塩摂取量の平均値は有意に減少，野菜と果物の摂取量の平均値は有意な変化なしであった。

③「共食の増加（食事を1人で食べる子どもの割合の減少）」について，朝食：小学生で有意に減少，中学生で有意な変化なし，夕食：小学生，中学生ともに有意な変化なしであった。（ただし，ベースライン値と直近の実績値でデータソースが異なり，サンプリング方法と人数が異なるため，検定結果は参考に留める。）

④「食品中の食塩や脂肪の低減に取り組む食品企業及び飲食店の登録数の増加」について，食品企業登録数は目標数に到達，飲食店登録数も増加しており，現在の増加率を維持できれば目標に到達する見込みである。

⑤「利用者に応じた食事の計画，調理及び栄養の評価，改善を実施している特定給食施設の割合」は有意な増加を認めた。

（8）今後の課題と対策

①肥満者の割合については，40〜50歳代男性に対し，事業者，地域，国が連携して，様々な機会を通じた肥満改善に向けた栄養・運動等に関するアプローチ，増加傾向のみられる20歳代男性に関しては子どもも含めた若年世代への肥満予防のアプローチの強化が必要。

②主食・主菜・副菜を組み合わせた食事については，20〜30歳代への，全国に約300校ある管理栄養士・栄養士養成施設の学生による同世代の人たちへの啓発活動や，学生食堂やコンビニエンスストアなど食事や食品を選択する機会をとらえた情報提供など，自立した食生活につながるような若い世代へのアプローチの強化が必要。

③共食の増加については，家庭とともに，学校・保育所，地域・NPO等が協働して，子どもの健やかな食習慣の定着にも資する多様な支援を生み出す環境づくりの推進に取り組みが必要。

④食品中の食塩や脂肪の低減に取り組む食品企業や飲食店の登録数については，主食・主菜・副菜の揃う食事の実践に向けて，スーパーマーケットやコンビニエンスストア，飲食店，社員食堂や学生食堂など様々な場面で栄養バランスのとれた食事の提供が促進されることが望まれる。

⑤野菜摂取量，果物摂取量については，社会経済的な格差を考慮した取組や野菜摂取量，食塩摂取量のいずれも都道府県別摂取量の地域格差があり，その縮小に向けた取り組みが必要とされる。

❷ 食育推進基本計画策定の目的と内容

　食育推進基本法の前文で示されている事を目的として，同法第16条に食育推進会議が食育の推進に関する施策の総合的かつ計画的な推進を図るため，食育の推進の目標に関する事項やそのための７つの基本的施策（第19条　家庭における食育の推進，第20条　学校，保育所等における食育の推進，第21条　地域における食生活の改善のための取組の推進，第22条　食育推進運動の展開，第23条　生産者と消費者の交流の促進，環境と調和のとれた農林漁業の活性化等，第24条　食文化の継承のための活動への支援等，第25条　食品の安全性，栄養その他の食生活に関する調査，第33条　研究，情報の提供及び国際交流の推進）等について，食育推進基本計画を作成するとされている。

　平成18年３月に最初の計画（2006（平成18）年度～2010（平成22）年度まで）を内閣府で作成し，次に第２次計画（2011（平成23）年度～2015（平成27）年度まで）を経て，第３次（2016（平成28）年度～2020（平成32）年度まで）では，所管を農林水産省に移して５年間実施された。

　現在進行中の第４次食育推進基本計画は，2021（令和３）年度から2025（令和７）年度までのおおむね５年間を期間とし，基本的な方針となる３つの重点事項と，７項目の推進内容が揚げられている（表３－７）。SDGsの考え方を踏まえながら，多様な関係者が連携・協働して，国民運動として食育を推進することとしている。

【基本的な方針（重点事項)】

・生涯を通じた心身の健康を支える食育の推進

・持続可能な食を支える食育の推進

・「新たな日常」やデジタル化に対応した食育の推進

【推進する内容】

１．家庭における食育の推進

２．学校、保育所等における食育の推進

３．地域における食育の推進

４．食育推進運動の展開

５．生産者と消費者との交流促進、環境と調和のとれた農林漁業の活性化等

６．食文化の継承のための活動への支援等

７．食品の安全性、栄養その他の食生活に関する調査、研究、情報の提供及び国際交流の推進

❸ 食育の推進と地方食育推進計画

　食育基本法第17条①都道府県食育推進計画，第18条①市町村食育推進計画において，食育推進基本計画を基に策定することが努力規定とされている。

　都道府県は100％策定されており，市町村における食育推進の状況及び食育推進計画の作成状況は，p.83の表のとおりである。

表3-7　第4次食育推進基本計画（令和3〜7年度）の概要

【基本的な方針（重点事項）】

・生涯を通じた心身の健康を支える食育の推進　　　　・持続可能な食を支える食育の推進
・「新たな日常」やデジタル化に対応した食育の推進

【食育推進の目標】

・栄養バランスに配慮した食生活の実践　　　　　　・学校給食での地場産物を活用した取組等の増加
・産地や生産者への意識　　　　　　　　　　　　　・環境に配慮した農林水産物・食品の選択　等

【推進する内容】

1．家庭における食育の推進：
・乳幼児期からの基本的な生活習慣の形成　　　　　・在宅時間を活用した食育の推進
2．学校，保育所等における食育の推進：
・栄養教諭の一層の配置促進　　　　　　　　　　　・学校給食の地場産物利用促進へ連携・協働
3．地域における食育の推進：
・健康寿命の延伸につながる食育の推進　　　　　　・地域における共食の推進
・日本型食生活の実践の推進　　　　　　　　　　　・貧困等の状況にある子供に対する食育の推進
4．食育推進運動の展開：食育活動表彰，全国食育推進ネットワークの活用，デジタル化への対応
5．生産者と消費者との交流促進，環境と調和のとれた農林漁業の活性化等：
・農林漁業体験や地産地消の推進　　　　　　　　　・持続可能な食につながる環境に配慮した消費の推進
・食品ロス削減を目指した国民運動の展開
6．食文化の継承のための活動への支援等：
・中核的な人材の育成や郷土料理のデータベース化や国内外への情報発信など，地域の多様な食文化の継承につながる食育の推進
・学校給食等においても，郷土料理の歴史やゆかり，食材などを学ぶ取組を推進
7．食品の安全性，栄養その他の食生活に関する調査，研究，情報の提供及び国際交流の推進：
・食品の安全性や栄養等に関する情報提供・食品表示の理解促進

【施策の推進に必要な事項】

①多様な関係者の連携・協働の強化，②地方公共団体による推進計画の作成等とこれに基づく施策の促進　等

【食育の推進に当たっての目標と具体的な目標値】

目標	現状値（R2年度）	目標値（R7年度）
①食育に関心を持っている国民の割合	83.2％	90％以上
②朝食又は夕食を家族と一緒に食べる「共食」の回数	週9.6回	週11回以上
③地域等で共食したいと思う人が共食する割合	70.7％	75％以上
④朝食を欠食する子供の割合	4.6％※	0％
⑤朝食を欠食する若い世代の割合	21.5％	15％以下
⑥栄養教諭による地場産物に係る食に関する指導の平均取組回数	月9.1回※	月12回以上
⑦学校給食における地場産物を使用する割合（金額ベース）を現状値（令和元年度）から維持・向上した都道府県の割合	―	90％以上
⑧学校給食における国産食材を使用する割合（金額ベース）を現状値（令和元年度）から維持・向上した都道府県の割合	―	90％以上
⑨主食・主菜・副菜を組み合わせた食事を1日2回以上ほぼ毎日食べている国民の割合	36.4％	50％以上
⑩主食・主菜・副菜を組み合わせた食事を1日2回以上ほぼ毎日食べている若い世代の割合	27.4％	40％以上
⑪1日当たりの食塩摂取量の平均値	10.1g※	8g以下
⑫1日当たりの野菜摂取量の平均値	280.5g※	350g以上
⑬1日当たりの果物摂取量100g未満の者の割合	61.6％※	30％以下
⑭生活習慣病の予防や改善のために，ふだんから適正体重の維持や減塩等に気をつけた食生活を実践する国民の割合	64.3％	75％以上
⑮ゆっくりよく噛んで食べる国民の割合	47.3％	55％以上
⑯食育の推進に関わるボランティア団体等において活動している国民の数	36.2万人※	37万人以上
⑰農林漁業体験を経験した国民（世帯）の割合	65.7％	70％以上
⑱産地や生産者を意識して農林水産物・食品を選ぶ国民の割合	73.5％	80％以上
⑲環境に配慮した農林水産物・食品を選ぶ国民の割合	67.1％	75％以上
⑳食品ロス削減のために何らかの行動をしている国民の割合	76.5％※	80％以上
㉑地域や家庭で受け継がれてきた伝統的な料理や作法等を継承し，伝えている国民の割合	50.4％	55％以上
㉒郷土料理や伝統料理を月1回以上食べている国民の割合	44.6％	50％以上
㉓食品の安全性について基礎的な知識を持ち，自ら判断する国民の割合	75.2％	80％以上
㉔推進計画を作成・実施している市町村の割合	87.5％※	100％

資料）農林水産省「第4次食育推進基本計画の概要」2021　　　　　　　　　　　　　※は令和元年度の数値

	平成30年度	令和3年度
全市町村数	1,741	1,741
計画作成市町村数	1,476	1,560
計画未作成市町村数	265	143
作成割合	84.8%	89.6 %

資料）農林水産省「都道府県・市町村における食育推進計画について」

　食育推進基本計画の目標達成に向けて，地域の関係者が連携して取り組む地域食文化の継承，和食給食の普及，共食機会の提供，食品ロスの削減，農林漁業体験機会の提供，地域で食育を推進するリーダーの育成等に向けた取り組みの支援を基に，地域の良さを生かし，様々な食の体験活動や具体的な食育の取り組みを展開することとしている。この様に食に関する理解を一層深めることで，関係者の連携・協働により“食育の環”を広げ循環させることで，食育の発展を目指している。

 # 諸外国の健康栄養政策

❶ 公衆栄養活動に関係する国際的な栄養行政組織

（1）国際的な栄養行政組織

　国際連合（United Nations：UN，国連）機関は，国際的な栄養行政を行っている。国連は1945年に発足し，加盟国は193カ国（2019年3月現在）である。国連活動の財源は，加盟国が負担する分担金である。分担率の第1位は米国の22.000％，第2位はこれまでは日本であったが，2019年より中国となり12.005％，日本は第3位の8.564％である。国連の活動目的は，貧しい人々の生活向上，飢えと病気の克服である。国連は，総会，安全保障理事会，経済社会理事会，信託統治理事会，国際司法裁判所，事務局の6つの主要機関からなる。総会には，国連開発計画（UNDP），国連環境計画（UNEP），国連大学（UNU），国連児童基金（UNICEF），世界食糧計画（WFP）などの基金・計画を担う組織がある。経済社会理事会には，経済・社会・文化・教育・保健，農業，通信，気象の分野で国際協力を推進するため世界保健機関（WHO），国連食糧農業機関（FAO），世界気象機関（WMO），国際農業開発基金（IFAD）など15の専門機関がある。

（a）国連開発計画（United Nations Development Programme：UNDP）

　UNDPは1966年に設立した開発支援機関である。「国家にとっての真の宝は人々である」という信念に基づき，①貧困の根絶や不平等の是正，②持続可能な開発を促進する国家の仕組みの整備，③災害や紛争などへの危機対応力強化，④環境保全，⑤クリーンエネルギーの普及，⑥ジェンダー平等実現の6分野で活動している。UNDPは，国連の開発ネットワークを先導する機関でもある。

（b）国連児童基金（United Nations Children's Fund：UNICEF＝ユニセフ）

　1946年に設立されたUNICEFの活動は，「子どもの権利に関する条約」を指

針にし，すべての子どもが持つ生存，保護，発展への権利を保護することである。主な活動は，予防接種，栄養補給，安全な飲料水と適切な衛生設備，HIV／エイズからの保護など，開発途上国の子どもや母親に長期の人道援助や開発援助である。緊急事態には子どもを保護する環境を作り，かつ暴力や搾取，虐待から子どもを守る活動も行っている。「世界の子供白書」を毎年発行している。

（c）世界食糧計画（World Food Programme：WFP）

WFP は1963年に設立され，飢餓の撲滅活動を目標とする食料支援機関である。世界の９人に１人が未だに十分な食料を得られない状況にある。こうした人々への食糧提供，紛争や自然災害などの緊急時の食料支援対応，経済社会開発を支援である。また，船舶，航空機，トラックを独自に備え，援助物資の速やかな輸送や人道的な旅客航空輸送の実施とともに，情報通信サービスの役割もある。

（d）世界保健機関（World Health Organization：WHO）

WHO は，1946年に設立され，2019年現在の全加盟国は194か国・地域と２準加盟地域で構成されている。「すべての人々が可能な最高の健康水準に到達すること」（憲章第１条）を目的としている。WHO は健康や医療に関する科学的，技術的情報を最も蓄積している国際機関である。主な活動は，医学情報の総合調整や国際保健事業の指導的かつ調整機関としての役割である。保健事業の強化として，世界各国への技術協力，感染症およびその他の疾病の撲滅事業の促進保健分野の研究促進・指導，生物学的製剤・類似の医薬品・食品に関する国際的基準の発展・向上に努めている。日本は1965年に WHO 協会を設立した。

（e）国際連合食糧農業機関（Food and Agriculture Organization of the United Nations：FAO）

FAO は，1945年に設立し，日本は1951年に加盟した。加盟国は194か国，１加盟組織（欧州連合（EU）），２準加盟国である（2019年現在）。FAO は，世界中の人々の食料安全保障に寄与することが目標である。すべての人々の栄養水準および生活水準の向上，食料および農産物の生産および流通の改善，農村住民の生活条件の改善に対する施策を通じ，飢餓や食料不安および栄養失調の撲滅，貧困の削減，経済・社会発展，食料需給表の手引書策定を主な活動としている。また，国際植物防疫条約（IPPC），FAO と WHO 合同で設立したコーデックス（Codex）委員会による国際的食品規格を策定，食料および農業のための植物遺伝資源に関する国際条約（ITPGR）等のルールの策定，天然資源の管理や利用に関する活動である。

（2）持続可能な開発目標（Sustainable Development Goals；SDGs）

国際援助は，持続可能な開発目標が根拠となり，国連や日本を含めた各国が活動している。以下，開発目標の沿革と内容を述べる。

（a）ミレニアム開発目標（Millennium Development Goals：MDGs）

2001年から2015年まで，ミレニアム開発目標（Millennium Development Goals：MDGs）が実施された。MDGs は2015年までに達成する８つの国際目標である。

目標は，①貧困と飢餓の撲滅，②初等教育の完全普及の達成，③ジェンダー平等推進と情勢の地位向上，④乳幼児死亡率の削減，⑤妊産婦の健康の改善，⑥HIV／エイズ，マラリア，その他の疾病の蔓延の防止，⑦環境の持続可能，⑧開発のためのグローバルなパートナーシップの推進である。極度の貧困は半減，HIV・マラリア対策の達成，女子の小学校就学率の増加についての目標を達成した。一方，乳幼児や妊産婦の死亡率削減は未達成，サハラ以南アフリカの目標達成が遅れ，都市部と農村部の格差や貧富の格差が拡大するなどの課題を残した。

（b）ポスト2015年開発アジェンダ

MDGsから10年を経て，経済危機，自然災害，パンデミックなどの世界情勢の不安定化や地球環境問題，深刻な貧困問題などに対処できるSDGsの重要性が高まった。2013年，MDGsの継続性を確保しながら新たな課題にも対応できるSDGsとして報告されたのが「ポスト2015年開発目標アジェンダ」である。

（c）持続可能な開発のための2030アジェンダ

「持続可能な開発のための2030アジェンダ」（以下2030アジェンダ）とは，MDGsの後継として，2015年9月の国連サミットにて全会一致で採択された2016年から2030年までの国際目標である。2030アジェンダでは「地球上の誰一人として取り残さない」ことを誓う貧困や飢餓，エネルギー，気候変動，平和的社会など，持続可能な17の目標が示された。アジェンダ2030は発展途上国のみならず，先進国も取り組むユニバーサル（普遍的）な開発目標SDGsである（図3-9，表3-8）。

（3）国連の保健・栄養プログラム

（a）母子の栄養支援と学校給食プログラム

WFP開発支援の栄養支援では，母親と子どもに重点を置き，生命が母体に宿ってから2歳までの1,000日間の栄養不良に取り組み，その後は学校給食プログラムが実施されている。学校給食プログラムは，開発途上国の子どもたちに学校給食を無料で提供する「学校給食支援」である。60カ国（2018年時点）の学童に毎日の食事を提供している。子どもたちの栄養状態改善に大きな貢献をしている。WFPが給食を入れる容器に使用している赤いカップを，子どもたちの未来への希望のシンボルとしている。

（b）予防接種の普及

子どもの保健事業としてWHO，UNICEF，その他の機関および各国政府は，三種混合ワクチン（ジフテリア・百日咳・破傷風混合ワクチン）とはしかワクチンの予防接種を実施している。1980年20％しかなかった接種率は，現在82％に上昇した。しかし，世界の子どもの10％（約2,000万人）は未だ予防接種が受けられていない。こうした子どもの大半は，所得水準の低い地域や紛争の影響を受ける地域に偏っている。今後，接種率95％以上の普及率を目指す取り組みである。

（c）栄養に配慮した農業・フードシステム

第2回国際栄養会議にて「栄養に関するローマ宣言」，国連栄養に関する行動

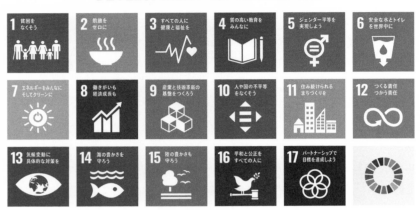

図3-9　アジェンダ2030の持続可能な17の開発目標

資料）国連広報センター（2019年8月ロゴ改正）

表3-8　「持続可能な開発のための2030アジェンダ」17の持続可能な開発目標

目標1	貧困をなくそう：あらゆる場所のあらゆる形態の貧困を終わらせる。
目標2	飢餓をゼロに：飢餓を終わらせ，食料安全保障及び栄養改善を実現し，持続可能な農業を促進する。
目標3	すべての人に健康と福祉を：あらゆる年齢のすべての人々の健康的な生活を確保し，福祉を促進する。
目標4	質の高い教育をみんなに：すべての人に包摂的かつ公正な質の高い教育を確保し，生涯学習の機会を促進する。
目標5	ジェンダー平等を実現しよう：ジェンダー平等を達成し，すべての女性及び女児の能力強化を行う。
目標6	安全な水とトイレを世界中に：すべての人々の水と衛生の利用可能性と持続可能な管理を確保する。
目標7	エネルギーをみんなにそしてクリーンに：すべての人々の，安価かつ信頼できる持続可能な近代的エネルギーへのアクセスを確保する。
目標8	働きがいも経済成長も：包摂的かつ持続可能な経済成長及びすべての人々の完全かつ生産的な雇用と働きがいのある人間らしい雇用（ディーセント・ワーク）を促進する。
目標9	産業と技術革新の基盤をつくろう：強靱（レジリエント）なインフラ構築，包摂的かつ持続可能な産業化の促進及びイノベーションの推進を図る。
目標10	人や国の不平等をなくそう：各国内及び各国間の不平等を是正する。
目標11	住み続けられるまちづくりを：包摂的で安全かつ強靱（レジリエント）で持続可能な都市及び人間居住を実現する。
目標12	つくる責任　つかう責任：持続可能な生産消費形態を確保する。
目標13	気候変動に具体的な対策を：気候変動及びその影響を軽減するための緊急対策を講じる。
目標14	海の豊かさを守ろう：気候変動及びその影響を軽減するための緊急対策を講じる。
目標15	陸の豊かさも守ろう：陸域生態系の保護，回復，持続可能な利用の推進，持続可能な森林の経営，砂漠化への対処，ならびに土地の劣化の阻止・回復及び生物多様性の損失を阻止する。
目標16	平和と公正をすべての人に：持続可能な開発のための平和で包摂的な社会を促進し，すべての人々に司法へのアクセスを提供し，あらゆるレベルにおいて効果的で説明責任のある包摂的な制度を構築する。
目標17	パートナーシップで目標を達成しよう：持続可能な開発のための実施手段を強化し，グローバル・パートナーシップを活性化する。

の10年において，農業およびフードシステムは，栄養に配慮することが重要とされた。栄養に配慮した農業とは，持続可能な形で人が必要とする安定した食料供給（質と量），手ごろな価格，高い栄養価，文化への配慮，安全性などの確保にある。したがって，食料生産，加工，流通，調理，消費に至るまで栄養に取り組む必要があり，フードシステム全体を包括しなければならない。FAO は，これまで培った専門知識を活用し，栄養改善推進プログラム策定のためのチェックリスト，ガイダンス，栄養に配慮した農業のための指標などを盛り込んで「栄養に配慮した農業・フードシステムとは―実践のためのオプション―」を作成した（2017年）。品種改良から農業生産，食品加工・パッケージングから輸送・取引，マーケティング・バリューチェーンから食品安全，食品表示から消費者啓発までに関わるツールを提供している。

❷ 諸外国の食事摂取基準

　米国・カナダイギリス，ドイツ・オーストリア，オランダ，フランス，北欧諸国，EU・EFSA，中国，韓国，台湾，ベトナム，オーストラリア，ニュージーランドにおいて食事摂取基準が発表されている。食事摂取基準が策定さえていない諸国では WHO が策定した摂取基準が活用される。米国，カナダ，韓国では，日本の国民健康・栄養調査同様の食事調査と血液検査が毎年実施されている。

❸ 諸外国のヘルスプロモーション

（1）諸外国のヘルスプロモーション

　ヘルスプロモーションとは，WHO が1986年にオタワ憲章（カナダ）にて提唱した新しい健康観に基づく21世紀の健康戦略である。その定義は「人々が自らの健康をコントロールし，改善することができるようにするプロセス」とあるが，時代の社会変化を反映し，2005年のバンコク憲章（タイ）にて「人々が自らの健康とその決定要因をコントロールし，改善することができるようにする過程」と変更された。1986年，WHO は「健康都市プロジェクト」として，「2000年までにすべての人に健康」の戦略のもと，ヨーロッパを中心に約30都市が参画した。同年，カナダは「フィットネス・カナダ」，米国は「Healty People（ヘルシーピープル）」を掲げた。

（2）ヘルシーピープル（米国）

　米国では，1990年より数値目標を掲げた10年計画の国民健康運動が実施されている。1990年からは「ヘルシーピープル2000」において国民健康促進，疾病予防目標が実施された。続いて，「ヘルシーピープル2010」国民増進のための計画，1,000の目標を掲げた「ヘルシーピープル2020」すべての人々が健康で長寿な社会が実施された。現在推進されているヘルシーピープル2030は，健康感・社会的・精神的側面を含めた能力としての健康や，健康格差をなくし，健康的な生活を送るための公平な機会を創出することに重点を置いている。ヘルスリテラシー

や健康の社会的決定要因など，健康の公平性に密接に関連する 8 つの主要課題，23の指標と358の目標を導入した。

❹ 諸外国のフードガイドと食生活指針

（1）諸外国のフードガイド

　1995年に FAO／WHO の合同専門会議で，「食物ベースの食生活指針の基本方針」が提案された。その基本方針を受け，各国の食文化，食習慣，社会的背景を反映させたフードガイドを策定した。フードガイドとは，健康的な食事法や生活スタイルを科学的に，簡潔に，明確に示したものである。その目的は，低栄養状態の予防，十分な栄養補給と健康維持としている。フードガイドは，国民への栄養学的な推奨と食品ベースの栄養教育の基本を示すものとし，食品群，配分など視覚的に理解を促すデザインが多く，国別に特徴がみられる（図3-10）。近年，水分の補給，飽和脂肪酸，特にトランス飽和脂肪酸摂取量や塩分，アルコールを減らす注意喚起，豆類や種実類，全粒粉を積極的な摂取，母乳栄養の推進，身体活動の必要性などをメッセージとして掲げている（表3-9）。

（2）米国のフードガイド

　米国の現在の米国のフードガイドの図柄は，プレート型である。このプレート

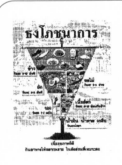
タイ王国

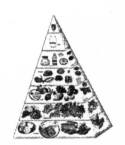
ベトナム社会主義共和国

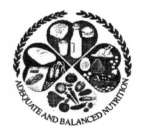
トルコ共和国

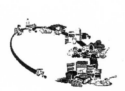
アルゼンチン共和国

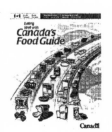
カナダ

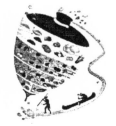
ベネズエラ・ボリバル共和国

図3-10　各国のフードガイド図案

資料）FAO「Food-based dietary guidelines」

表3-9 各国のフードガイドに表記されている内容（2019年現在）

期待される栄養素	食品群	日本	タイ	ベトナム	トルコ	オランダ	アルゼンチン	カナダ	米国	ベネゼエラ
		コマ	旗	ピラミッド	サークル・四葉のクローバー	サークル	サークル	サークル	マイプレート	コマ
炭水化物	穀類	○			○			○	○	
	穀類＋いも		○	○						○
	豆類					○	○			
ビタミン・ミネラル・食物繊維	野菜		○	○	○	○			○	
	果物	○	○	○					○	
	野菜＋果物				○	○	○	○		○
	野菜＋いも	○								
たんぱく質	魚＋魚介＋卵			○						
	ミルク・乳製品	○	○		○	○	○		○	
	肉＋魚介＋卵＋ミルク・乳製品			○						○
	肉＋魚介＋卵＋豆＋種子				○					
	肉＋魚介＋卵＋大豆・大豆製品	○			○（豆類＋種実類）			○（たんぱく質食品）	○（たんぱく質食品）	
脂質	油脂		○	○		○	○			○
その他	砂糖			○			○			○
	塩		○	○			○			
	菓子									
	菓子・嗜好品	○	○（アルコール）			○（アルコール）	○（アルコール）			
水分		○		○（沸騰水）	○	○（茶含む）	○	○		○
食品，料理，献立，摂取量によるガイド										
食品によるガイド		○		○	○	○	○		○	○
料理によるガイド		○						○	○	
献立によるガイド		○								
食品または料理の量的配分ガイド		○	○	○		○	○	○	○	○
運動に対するガイド										
運動		○		○			○			○

型に至るまでの経緯として，1992年にピラミッド型のフードガイド（フードガイド・ピラミッド）が作られた。しかし，肥満率が増加し，エネルギー摂取量と消費量との収支バランが問題となった。2005年，ピラミッドに階段をつけ，そこを登る人の姿を加え，食べ過ぎの防止と運動の大切さを強調したピラミッド型（マイ・ピラミッド）に改訂した。しかし，「何を，どれだけ食べたらよいのか分からない」と批判を受け，2011年に，食事時に健康について個人で考えることを目的としたプレート型の My Plate（マイプレート）が考案された（図3-11）。マイプレートとは，4分画にしたプレートに果物，野菜，穀物，たんぱく質食品を盛り付け，乳製品を付け加える方法である。4区分されたプレートは，日常的に食事の量が異なっても，1食当たりの食品や料理が盛り付けられるように色分けしたカラフルな記号（アイコン）で視覚的に理解できるように考案された。マイプレート活用による栄養バランスの改善となる10項目を掲げている（表3-10）。

（3）米国の食生活指針

　米国農務省と米国保健福祉省は，1980年以降「アメリカ人のための食生活指針」を5年ごとに発行している。2歳以上の国民が健康的で十分な栄養が摂取できる食事を支援し，政府の健康・栄養政策に活用される。食事ガイドライン第8

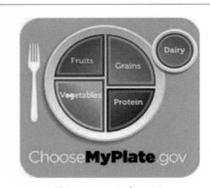

図3-11　マイプレート

表3-10　栄養バランスを改善するための10項目

(1) エネルギー・バランス
(2) 食事を楽しく，でも食べすぎないように注意
(3) お皿に料理を盛り付けすぎない
(4) 十分にとりたい食品
(5) お皿の半分に野菜や果物をのせましょう
(6) 低脂肪・無脂肪の牛乳や乳製品に変えてみる
(7) 半分は全粒粉をとりましょう
(8) 減らしたい食品
(9) 食品の塩分量をチェック
(10) 糖分の多い清涼飲料の代わりに水を飲みましょう

資料）米国農務省 Web サイトより

版の後継となる「2020-2025アメリカ人のための食生活指針」では，乳幼児の推奨摂取量が初めて設定された。成人には１日当たりの総摂取カロリーの85％を，いわゆる「栄養素密度の高い（nutrient-dense）」とされる食品群（野菜，果物，穀類，牛乳乳製品，タンパク質食品）から摂取することを推奨している。残り15％は添加された糖類や飽和脂肪酸を含む食品から摂取できるとし，「85-15　ガイド」として推奨している。また「指針」に沿った健康的な食事パターン実践のためのフードガイドとして「マイプレート」が活用されている。

❺ 国際的な栄養士連盟

（１）国際栄養士連盟（International Confederation of Dietetic Associations：ICDA）

ICDA の設立は，1952年にアムステルダムで開催された最初の国際栄養士会議とされる。各国栄養士会による世界の栄養に関する最新情報，世界中の人びとの健康に貢献する国際的な組織である。ICDA の加盟国は，2019年現在，日本を含めて44カ国である。ICDA は，４年に１回，国際栄養士会議（International Congress of Dietetics：ICD）を開催し，栄養問題，栄養政策，栄養教育，栄養士活動などについて検討している。

（２）アジア栄養士連盟（Asian Federation of Dietetic Associations：AFDA）

AFDA は1991年に設立された。2018年現在の加盟国は，台湾，香港，日本，マレーシア，パキスタン，インド，フィリピン，インドネシア，タイ，韓国，シンガポール，オーストラリアの12カ国である。４年に１回，アジア人のための栄養のあり方と実践活動の検討を目的としたアジア栄養士会議（Asian Congress of Dietetics：ACD）を開催している。

❻ 諸外国の栄養士養成制度

ICDA は，栄養士は「栄養士とは，栄養と食事療法の分野で，国が承認した資格を有するものをいう」と定義している。栄養士養成教育は，学士号（大学卒業）と監督下での専門的な実習を500時間実施することを最低条件としているが，フランス，ドイツ，スペイン，スイス，日本は学士号を必須としていない。ノルウェーは臨床に携わる栄養士は学士５年間教育，給食業務に携わる栄養士は２年間教育の栄養士制度である。

米国の栄養士養成制度では，登録栄養士（Registered Dietitian：RD）と栄養士の補助的な仕事を行うテクニシャン（Dietetic Technician Registered：DTR）が存在する。栄養士として認知されているのは RD である。RD の養成課程は，大学（４年間）であるが，大学院でも RD の資格は取得できる。臨地・校外実習は24〜96週間，最低1,200時間の実習を必修とする。卒業後，RD の多くが臨床栄養に従事している。

【参考文献】

・厚生労働省「平成21年国民健康・栄養調査必携」
・農林水産省 Web サイト「実践食育ナビ」
　http：//www.maff.go.jp/j/syokuiku/zissen_navi/balance/required.html
・井上浩一・草間かおる・村山伸子編，全国栄養士養成施設協会・日本栄養士会監修
　『サクセス管理栄養士講座　公衆栄養学』第一出版，2019
・国際連合広報センター，https：//www.unic.or.jp/activities/
・国立健康・栄養研究所「健康日本21（第二次）分析評価事業，諸外国の栄養政策」
　https：//www.nibiohn.go.jp/eiken/kenkounippon21/foreign/kijun.html
・岡崎真理，他「ヘルスプロモーションに向けた新しい社会システムの構築に関する研
　究」日本未病システム学会誌，6，2000
・Office of Disease Prevention and Health Promotion「Healthy People 2020」
　https：//www.healthypeople.gov/
・Office of Disease Prevention and Health Promotion「DIETARY GUIDELINES FOR
　AMERICANS 2015-2020 EIGHTH EDITION」
　https：//health.gov/our-work/food-nutrition/2015-2020-dietary-guidelines/guidelines/
・Food and Agriculture Organization of the United Nations（FAO），「Food-based dietary
　guidelines」，http：//www.fao.org/nutrition/education/food-dietary-guidelines/en/
・U.S. Department of Agriculture「Choose MyPlate」
　https：//www.choosemyplate.gov/eathealthy/WhatIsMyPlat
・笹岡（坪山）宣代，他「諸外国における栄養士養成のための臨地・校外実習の現状に
　関する調査研究」日本栄養士会誌，54，2011
・鈴木道子，片山一男「諸外国の栄養専門職養成システムと日本の位置づけ」栄養学雑
　誌，70，2012
・前大道教子・森脇弘子・加島浩子編『ウエルネス公衆栄養学 2019年版』医歯薬出版，
　2019

第3章の演習問題

Q3-1 わが国の管理栄養士・栄養士制度に関する記述である。正しいのはどれか。1つ選べ。
(1)戦後の栄養士制度は，栄養改善法によって規定されていた。
(2)管理栄養士制度は，栄養士制度と同時に設けられた。
(3)管理栄養士制度の見直しは，5年に1度行われている。
(4)栄養士は，給食管理に従事する者と定義されている。
(5)栄養士の免許は，都道府県知事が与える。

A3-1 (1)〜(3)栄養士制度は昭和22年に制定された栄養士法とともに始まり，栄養士法は平成12年に改正されている。管理栄養士制度は昭和37年の制定であり，見直しのスパンは決まっていない（表3-2参照）。
(4)栄養士とは，「栄養士の名称を用いて栄養の指導に従事することを業とする者」と定義されている。

正解 (5)
（管理栄養士国家試験第31回 149）

Q3-2 国民健康・栄養調査に関する記述である。正しいのはどれか。1つ選べ。
(1)調査は，3年ごとに実施される。
(2)国民健康・栄養調査員は，厚生労働大臣が任命する。
(3)栄養摂取状況調査は，非連続の2日間実施する。
(4)調査結果は，健康日本21（第二次）の評価に用いられる。
(5)海外に居住する日本人も対象となる。

A3-2 (1)(2)調査は毎年実施され，調査員は都道府県知事が任命する。
(3)栄養摂取状況調査は，祝祭日，冠婚葬祭などを避け，普通の摂取状態にある日1日間に実施する。
(5)調査対象地区は厚生労働大臣が定め，調査世帯はその地区内から都道府県知事が指定する。海外に居住する日本人は対象とならない。

正解 (4)
（管理栄養士国家試験第33回 151）

Q3-3 食事バランスガイドに関する記述である。正しいのはどれか。1つ選べ。
(1)食生活指針（2000年）を受けて策定された。
(2)人間と食物と環境の関係を示した。
(3)食品の無駄な廃棄を削減するために策定された。
(4)生活習慣病予防のために必要な身体活動量を示した。
(5)食品についての栄養表示の基準を示した。

A3-3 (2)(3)(5)食事バランスガイドは，食生活指針の内容を具体的な行動に結びつけるため，1日に何をどれだけ食べたらよいのかの目安を，わかりやすくイラストで示したものである。
(4)運動によって回転が安定する「コマ」がイメージされているが，身体活動量は示されていない。

正解 (1)
（管理栄養士国家試験第29回 157）

第**4**章

栄養疫学

第4章の学習のPoint

❶ 栄養疫学の概念と，疫学的手法を用いた公衆栄養活動を理解する。
❷ 食事摂取量の測定と評価について理解する。

1 栄養疫学の概要

❶ 栄養疫学の役割

　疫学とは，ある集団において疾病の発生頻度や分布を調べ，その要因や原因を明らかにし，問題解決を行う科学である。栄養疫学（nutritional epidemiology）とは，疫学の一部として，ある集団の栄養状態や食生活の要因（原因，曝露）が，疾病や健康障害，健康状態（結果，効果）に対し，どのような人にどのような影響を与えているのかを確認し，それらの要因を明らかにし，健康障害の予防，健康状態とQOLの向上に貢献する分野である。

　以下で，疫学の歴史について述べておく。

（1） 世界の疫学の歴史

　疫学研究のはじまりは，1854年イギリス，ロンドンで流行したコレラがきっかけとされる。コレラは悪臭による空気感染とも考えられていたが，明らかな感染経路は不明であった。イギリスの麻酔科医，ジョン・スノウはコレラで死亡した患者の居住地を地図上にプロットし「感染地図」を作成した。観察を続けると，患者がある特定の井戸水を利用しているという共通点を突き止め，該当する井戸水の利用を禁止したところ，患者は減った。ロベルト・コッホがコレラ菌培養に成功する30年ほど前の研究である。

（2） 日本の疫学の歴史

　脚気が脚気菌と考えられていた明治時代，日本軍は兵士の脚気で悩まされていた。海軍医務局副長の高木兼寛は，脚気の原因は食物にあると考え，食事のみ異なる大規模な疫学実験を実施し，脚気と食事との関連性を検討した。検討した食事は，白米を中心とする「水兵食」と，麦飯（あるいはパン）を中心に，肉や大豆，コンデンスミルク，野菜など副食を充実させるパークスの健康食（窒素；炭素＝1：15～23）に近づけた「新しい食事」である。1883（明治16）年2月，練習船"龍驤"は「水兵食」を，"筑波"は「新しい食事」を採用し，遠洋航海に

95

出航した。10月に入り，筑波から「ビャウシャ，イチニンモナシ。」の電信文が届き，栄養説の正当性が証明された。以後，海軍は兵食を米麦飯に切り替え，脚気患者の駆逐に成功した。一方，陸軍は軍医総監森林太郎（鷗外）らが麦飯を否定し続け，白米支給が続き，日清・日露戦争では，脚気による犠牲者数が戦死者総数を上回る悲惨な結果であった。後年，陸軍も麦飯を認め，脚気の原因解明への道を切り開いた。

❷ 公衆栄養学活動への応用

公衆栄養学活動では，栄養疫学の調査法や既存資料によるデータの収集，統計学的解析，結果を客観的に読み取る力や評価が不可欠である。データは健康障害の原因となる情報（食事調査など）と結果となる情報（体重や血圧など）を併せ収集することが必要である。

（1）曝露とアウトカム

健康障害などに問題を生ずる要因にさらされることを曝露という。曝露となる要因が曝露情報である。曝露情報には，対象者がもともと持っている宿主要因（性別，年齢，遺伝など）と環境要因（食事，食習慣，喫煙，運動，飲酒などの生活習慣，病原体，職種，気象など）に大別される。こうした曝露要因のうち，疾患の発症の原因とみなされる曝露を危険因子（risk factor）と呼ぶ。曝露によって発症した疾病や健康障害が生じた結果または帰結がアウトカムである。

（2）栄養指標の尺度

調査データは，平均値，標準偏差，差の検定，頻度，相関関係など統計学的手法で解析をする。栄養指標としては，頻度がよく用いられる。頻度は比，割合，率で示されるが，これらを区別なく使用していることがみられる。比とは，2つの量にAとBがあるとき，A/Bのことである。ただし，Bは0でないこと，AとBは互いを含まないことが条件となる。比は，ある集団の男女の性比やBMIに用いられる。割合とは，分子となるものが分母の一部をなしている尺度である。有病率や発症率は割合である。算出方法は，ある一時点においてある病気を有している，または発症した新患者数（分子）を人口（分母）で割った値である。率とは，単位時間当たりの物事の発生頻度を延べ観察時間で除したものである。罹患率は率を示しており，ある期間中にある疾患を発生した新患者数（分子）を対象者の延べ観察期間（人年，人日などの時間単位）で割った値である。なお，罹患率は，通常1年単位で算出され，人口10万人当たりで表現される。

❸ 疫学研究の分類

疫学研究には，観察研究と介入研究に大別される。

（1）観察研究

自然に起こった現象をそのまま調べる研究方法である。観察研究には，記述疫学研究と分析疫学研究がある。

（a）記述疫学研究

　記述疫学研究とは，疫学的研究の第一段階として，観察集団の健康事象の発生頻度や分布をありのまま記述し，発生要因の仮説を立てることである。研究結果に基づき，発生要因の仮説設定が行われる。1854年のコレラの流行に際し，ジョン・スノウが行った調査研究は記述疫学研究の一つである。人口規模別乳がん年齢調整死亡率，季節変動結腸がん死亡率の年次推移などがある。

（b）分析疫学研究

　分析疫学研究は，仮説の検証を主な目的とし，記述疫学研究などから得た要因（仮説要因）と疾病との関連を確かめ，要因との因果性を推定する方法である。生態学的研究，横断研究，縦断研究がある。

- **生態学的研究**：疾病と関連する曝露要因を異なる地域の集団単位で観察する研究手法である。既存の資料を用いることができる。例：食塩の摂取量が多い地域は高血圧の者が多い。
- **横断研究**：ある一時点で，個人を1回だけ疾病と要因の保有状況を同時に調べ観察し，曝露群と非曝露群を比較検討し，要因を推定する。しかし時間の経過が考慮されていないので，因果関係の特定はできない。例：高血圧の者に食塩摂取量が多い者が多い。
- **縦断研究**：同一対象者または集団をある一定期間継続的（2回以上）に追跡する研究方法である。症例研究とコホート研究がある（図4-1）。症例対照研究は現在罹患している被験者群（症例）と罹患していない対照群（非症例群）を設定し，疾病の原因を過去にさかのぼって調べ，仮説の要因を曝露状況と比較検

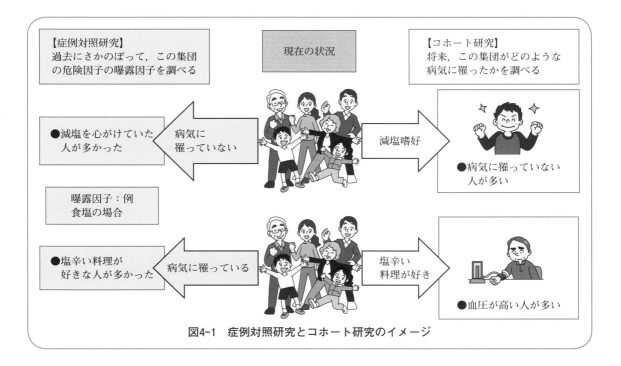

図4-1　症例対照研究とコホート研究のイメージ

討する方法である。リスクの評価方法はオッズ比を用いる。コホート研究は，将来に向かって問題とする疾病の発生を観察する方法である[1]。仮説の検証を行うため，曝露要因と疾病の関係を明らかにする。リスクの評価方法は，相対危険，寄与危険を用いる。

1）過去の病歴などを調べる症例対照研究が「後ろ向き研究」なのに対し，追跡調査を行うコホート研究は，「前向き研究」ともいわれる。

（2）介入研究

　脚気と食事との関連性を検討した高木の大規模な実験は，介入研究の一つである。介入研究とは，疾病と因果関係があるかもしれない要因について，介入群（ある要因を除く，または適用）と対照群（何もしない）を一定期間観察し，疾病に対し実験的に確かめる研究方法である。介入研究により，介入した要因が，疾病の予防や予後改善に有効であるか否かを確認することができる。群の割付け方は3種ある。無作為割付比較試験では，介入群と対照群の属性（年齢，性別，居住地，家族構成，職業など）に偏りがでないようにする。また，対照群に不公平感が生じた場合は，対照群も介入する場合がある。無作為でない比較試験の群の割付けは，施設ごとや対象者の希望によって行われる。前後比較デザインとは，同一集団の介入前後の状態を比較する試験である。よって対照群は設定されない。

❹ 系統レビューとメタ・アナリシスレビュー

（1）レビュー（総説）

　掲載済みの論文をもとに，トピックの先行研究をまとめたものをレビュー（review，総説）という。レビューは，叙述的総説（narrative review），系統レビュー（systematic review），メタ・アナリシス（meta-analysis）の3種類ある（図4-2）。栄養疫学では系統レビューとメタ・アナリシスによるレビューが活用される。なお，叙述的総説とは，主観的な理論が先にあってまとめた研究報告である。

（2）系統レビュー（システマティック・レビュー）

　系統レビューとは，あるテーマに関して，客観的，網羅的にすべての関連文献を収集し，系統的に，批判的評価も加え論じることである。系統的レビューでは，数量的な結果は導かない。「日本人の食事摂取基準」の基準値は，国内外の栄養

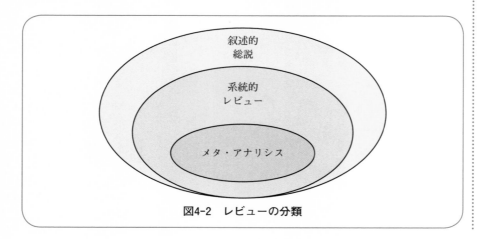

図4-2　レビューの分類

（図中：叙述的総説／系統的レビュー／メタ・アナリシス）

学および医学の学術誌等から系統的にレビューを実施し，根拠に基づいて策定されている。「日本人の食事摂取基準（2005年版）」より，この系統的レビューが取り入れられている。

（3）メタ・アナリシス

メタ・アナリシスとは，系統的レビューのうち，統計的手法を用いて，データを質的・量的に評価を導きだし，結果を統合してまとめたものである。「日本人の食事摂取基準」策定に当たり，2002年以降に発表された文献のメタ・アナリシス，系統的レビューに限定して必要量（requirement）に資する論文かどうか，必要な文献が抽出され，検討されている。

2　曝露情報として食事摂取量

❶ 食物と栄養

人は，従属栄養の生物であるため，生命の維持，発育，成長において，外部から食品・食物を摂取し，消化により栄養素に分解し吸収しなければならない。食品とは，有害物を含まず，栄養素を1種類以上含ものとされる。食物とは，食品1種類以上を食べられるように加工，調理したものされるが，二者に本質的な相違はあまりない。人は，まず，食品・食物を摂取することが，栄養疫学における最初の曝露情報となり，食品成分表で栄養素量を算出したとき，食品・食物が栄養素レベルの量的な曝露情報となる。質的な情報は，食の嗜好性や献立内容，食事時間，共食などの食習慣の他，地域性や調理能力などがある。現在の食は，機能性成分（難消化性多糖体，乳酸菌，リコピン，イソフラボン類など），添加物や残留農薬についても留意しなければならない。

❷ 食事摂取量の個人内変動と個人間変動

個々人の食事には，その人の人生を表現するかのような食習慣が反映されており，こうした日常の食事が身体に影響を及ぼしている。食習慣は，嗜好性，季節，地域などにより，実は日々変動している。個人の変動には，個人内変動と個人間変動がある。

（1）個人内変動

「今日の食事と昨日の食事が違う」ことは，ごく普通のことである。毎日少しずつ異なった食事をしていれば，おのずと食事から摂取される栄養素の種類も摂取量も違う。こうした，同じ人の中で生じる食事（栄養素）摂取量のズレを個人内変動（within-person variation または intra-individual variation）といい，日によって異なる変動を日間変動（day-to-day）という。日本の食事は，和・洋・中さらにエスニック料理など多様性があるほか，季節の変化もあり，個人内変動が大きくなりやすい。

（2）個人間変動

　個人間変動（between-person variation）とは，集団の摂取量や摂取状況とある人の摂取量や摂取状況が異なっていることである。一般的に個人差とも呼ばれる。個人間変動は食物（栄養素）摂取量の分布を表す。ズレを生じる要因として，性別や年齢階級，遺伝子もあるが，体格や運動量，嗜好，宗教や教育，経済や社会的地位の相違によっても生じる。

❸ 日常的な食事摂取量

　日常的な食事摂取量とは，個々人の習慣的な食事による摂取量であり，ある1日や特別な日の食事による摂取量ではない。食事調査では，日常的な食事摂取量を把握することである。では，個人の摂取量の「真の値」を把握するには，どのような食事調査が良いのであろうかとなる。個人の食事摂取量は，個人内変動が生じるため，個人（成人から高齢者）の1日当たりの平均摂取量の推定に，エネルギーは13日間から17日間，たんぱく質は21日間から25日間，他の栄養素においては1か月以上から2か月間は必要とされ，食事内容や季節的な変動に影響を受けやすいビタミン類に至っては70日以上と報告されている（表4-1）。個人の「真の値」を算出する食事調査期間は，現実的には困難といえる。

　一方，集団平均値は，調査人数を増やすことで日間変動の問題をある程度解決できるとされる。集団平均値は，理論的には必要な調査人数と調査日数が反比例するとされる。そのため，レチノールとカロテンを除き，対象人数が100人程度であれば3日間の食事調査，対象人数が300人いれば，1日間の食事調査で摂取量の平均値が推定できるとされる。しかし，調査日が短期間であるということは，

表4-1　日本人の習慣的な摂取量の±5％の範囲に入る摂取量を個人レベルで得るための必要な調査日数

許容する誤差範囲		±5％			
性別		女性		男性	
年齢階級	歳	30〜49	50〜69	30〜49	50〜69
対象者数	人	58	63	54	67
エネルギー	kcal/日	16	13	17	13
たんぱく質	g/日	25	21	25	22
脂質	g/日	47	47	53	49
β-カロテン	μg/日	273	148	246	167
ビタミンC	mg/日	104	72	108	97
カルシウム	mg/日	58	45	61	46
ナトリウム	mg/日	44	45	49	45
鉄	mg/日	47	42	47	38

食事調査は16日間の秤量食事記録法による
資料）厚生労働省「日本人の食事摂取基準（2020年版）」策定検討会報告書

調査日が日常的な食事をした日かどうかにより生じる誤差に注意しなければならない。例えば，日常的には和食を食べることが多い対象者が，食の選択により，たまたまステーキを食べたといったように起きるばらつき（variation）の誤差を偶然誤差（random error）という。また，季節や行事などによる食や料理の選択（冬場は鍋物が食べたくなる，あるいはお正月や休日など）から生じる誤差は系統誤差（systematic error）と呼ばれる。食事調査は，対象者の日常が窺える日程や状況を考慮することが必要となる。

3　食事摂取量の測定方法

❶ 24時間食事思い出し法と食事記録法

　地域や集団での栄養状態を知ることは管理栄養士・栄養士には非常に重要である。そのために食事調査のデータ収集は，重要な作業の一つである。国民健康・栄養調査，都道府県，市町村の健康調査などでの食事摂取量の測定は容易ではなく情報収集者の技量によるところが大きい。また，個人での食事摂取量は，個人内変動や個人間変動が大きく容易に測定することはできない。しかしながら，食事摂取量の測定および評価は栄養状態を知る上では欠かせないものである。食事摂取量の測定方法には，対象者に食べたものを思い出してもらう「思い出し法」や食事のときに，実際に食事内容を記録してもらう「記録法」などが現在では，主流で用いられている。収集されたデータは，血液検査，尿検査などの生化学データ，臨床データなどの生体指標の評価や身長，体重，体脂肪などの身体計測値などの評価と組み合わせることが，対象者，対象グループの栄養状態の評価を行う上で重要であると考えられる（p.215付表参照）。

（1）24時間食事思い出し法

　24時間食事思い出し法では，対象者に質問者（通常は良く訓練された管理栄養士・栄養士）が，現時点よりさかのぼって24時間以内，もしくは前日の午前0時から24時間について摂取した飲食物をすべて思い出してもらい，その聞き取り調査が行われる。通常は，1回の調査に要する時間は，おおむね30分から45分程度である。この方法は，対象者の負担が少なく，協力を得やすい利点がある。質問者が，食事にかかわる情報について，それ以外の情報も含め経時的に様々な質問をすることで，より正確な回答が得やすい。また，様々な事項において質問者の間で十分な取り決めをしておかないと質問者間で差異が生じることがある。また，質問者は対象者が摂取したすべての飲食物を思い出しやすいように，フードモデルや実物大写真集，食器などを補助的なツールとして使用する[2]。質問者は誘導的な質問をしたり，記憶があいまいな点において質問者が勝手に判断したりしてはならない。記憶のあいまいな部分については，正確な情報が得られるところへの問い合わせや，食品の包装などを用いる等の工夫が必要である。これらは対象者の記憶に頼るために，成人においても思い出し法は，1日が限度である。その

2）対象者が摂取した量について，質問者と対象者の間で共通の認識が持てるようにする。

ため24時間思い出し法は，記憶が明瞭でない子どもや高齢者には不向きである。聞き取りにより得られたデータは，確認・訂正され，食品番号，調理法，重量などを割り当てられコード化される。コード化されたデータは食品成分表を用いて食品摂取量，栄養素摂取量を計算する。得られたデータのコード化には非常に手間を有する。さらに食品成分表の記載食品の内容や精度に調査結果が依存する。

（2）食事記録法（Diet record）

　食事記録法は，通常調査対象者自身が，１日から７日間の範囲で摂取したすべての飲料や食品の内容や量を記録する方法である。自分で記録できない場合などは，調査者が対象者の食事を観察し，記録する。そのため，対象者の記憶に頼らないので得られたデータは正確に評価できるのが特徴である。そのため，ほかの食事調査法の基準（Gold standard）として，しばしば用いられる。食事記録法は，調査者自身が記入するため，記録するのに必要な時間と記載能力，そしてなにより調査に協力的であることが重要である。また，多くの栄養素は，長期にわたって調査を行わないと対象者の栄養素摂取量を正確に評価できない。

　食事記録法には，食品の容量，重量を測定して記録する「秤量法」と目安量で記録する「目安法」がある。しかし実際には食品の容量，重量をなどすべての項目を測定することはできないため，秤量法と目安法を併用した調査が行われることが多い。

（a）秤量法

　「秤量法」は対象者の食品摂取量を秤，計量カップ，計量スプーンなどを用いて正確に計測する方法である。しかし，外食の場合などは外食先に秤などの計量器を持って行かなければならない。そのために外食の場合などは事実上，測定不可能である。このように秤量法を行うことが難しいときは，目安法を用いることになる。秤量法は，食品を正確に記録できるが，手間や時間がかかり煩雑である。

（b）目安法

　「目安法」はフードモデルや実物食品写真集などを用いて，食品の摂取量を計量カップ，計量スプーンでの換算，パンの枚数，果物の個数，カン，ビンの本数，個数などの目安量を記録する方法である。目安量は個人差が大きく，食品ごとの目安量が異なり記録の仕方についても，教育された管理栄養士や栄養士による対象者への十分な指導教育のもとに行う必要がある。

❷ 食物摂取頻度調査法（Food Frequency Questionnaire：FFQ）とその妥当性・再現性

　食物や食品の摂取頻度（例えば，１か月間，６か月，１年間）を調査して摂取回数と，１回の食事での平均的摂取量を，調査対象者自身が食物摂取頻度調査書（FFQ）に記録する方法である。調査に用いる質問票の抜粋を表4-2に示す。その利点は，対面調査だけではなく郵送での調査も可能で有り，簡便に調査できる。また，１人当たりの調査費用が安価で，データ処理も容易である。さらに標準化

表4-2　食物摂取頻度質問票（抜粋）

	食品名 精白米以外を食べている方はその種類に○印を付けてください	食べる回数 ほとんど食べない	月に1〜3回	週に1〜3回	週に3〜4回	週に5〜6回	毎日1回	一回当たりの食べる量（基準量と比較して） 普段使うご飯茶碗の大きさを○印で囲んで下さい。（　）はご飯の重量です。	何杯食べますか。
1	朝食　精白ご飯	a	b	c	d	e	f	女性用 ・ 男性用 ・ 丼 (140g) ・ (170g) ・ (220g)	(　　)杯
2	朝食　その他のご飯（玄米，胚芽米，麦飯，〔　〕つき米）	a	b	c	d	e	f	女性用・男性用・丼	(　　)杯
3	昼食　精白ご飯	a	b	c	d	e	f	女性用・男性用・丼	(　　)杯
4	昼食　その他のご飯（玄米，胚芽米，麦飯，〔　〕つき米）	a	b	c	d	e	f	女性用・男性用・丼	(　　)杯
5	夕食　精白ご飯	a	b	c	d	e	f	女性用・男性用・丼	(　　)杯
6	夕食　その他のご飯（玄米，胚芽米，麦飯，〔　〕つき米）	a	b	c	d	e	f	女性用・男性用・丼	(　　)杯
7	間食夜食　精白ご飯	a	b	c	d	e	f	女性用・男性用・丼	(　　)杯
8	間食夜食　その他のご飯（玄米，胚芽米，麦飯，〔　〕つき米）	a	b	c	d	e	f	女性用・男性用・丼	(　　)杯

しやすい特徴がある。

「食物摂取頻度調査書：FFQ」は食品リスト（Food list），摂取頻度（Food frequency），1回当たりの食事の目安量から構成されている。このような，摂取頻度とともに摂取量を推定できる方法を「半定量式摂取頻度調査法：半定量FFQ」という。さらに食行動や調理法についても行う調査方法を「食事歴法調査」という。FFQ は調査する食品数には制限があり，食品リストに掲載されていなければデータとして使用することができない。

食品リストの作成方法にはいくつかの種類がある。調査対象集団に対して事前に食事調査（24時間食事思い出し法や食事記録法など）を行い，その調査によって得られたデータを重回帰分析法や累積寄与率法などで解析し，作成する。通常，食品数は，代表的な数十種類から200種類くらいまでの食品について調査を行う。食品の摂取頻度は，1週，1か月，6か月あるいは1年間というように，ある一定期間における頻度のカテゴリーを各食品に割り振っておく。季節での食べ物，地域での特産，同じ食べ物であっても地域での調味料使用や食品構成に違いがあるので注意が必要である。年齢，性別によっても同じ料理により味付けが変わる。そのために調査を行う地域であらかじめ食事記録調査を行い，食事や食品の摂取

頻度，標準的な１食当たりの摂取量，食品構成を調査することにより正確性が上昇する。

（１）妥当性

「妥当性」とは食事調査が行われた食品，その量，栄養素摂取量がどれだけ真の値に一致するかを検討し，調べることで証明されるものである。しかしながら，実際のところ真の値を知ることは不可能である。

FFQ は，24時間食事思い出し法や食事記録法のような摂取量を直接測定できる食事調査法と比較し，実際の摂取量測定の精度は低くなる傾向がある。そのため，24時間食事思い出し法や食事記録法を基準として行われることが多い。また，食事記録法は，季節ごとに３日以上調査を行い FFQ での栄養素摂取量との推定値との比較検討することにより妥当性の検討が行われる。また，身体測定結果，血液検査などの生化学的指標と比較し，妥当性の検討が行われる場合もある。

（２）再現性

「再現性」とは，同一の調査対象者に対して FFQ の調査票を用いて一定期間の間に複数回，間隔をあけて同一の食事調査によって得られた，食品の種類，量または栄養摂取量の一致の程度から求められる。

FFQ の再現性は，複数回行われる食事調査で調査対象者の日常的な食習慣に変化が無いことが証明される。しかし，日本では季節による食品の種類の変化や気温の変化が大きいために食事摂取量の差が大きく出やすい。このために，実施する際には再現性を確保することが重要視され，季節を考慮する必要がある。また，数年にわたるコホート研究では，調査対象者の食習慣が変化していくことがあるので，食事調査を複数回，定期的に行うことにより，食習慣の変化を把握することが必要になる。

❸ 陰膳法（Duplicate method）

「陰膳法」とは，調査対象者が摂取した食品，食物と同量だけ一時保存し，後日収集し，この食品，食物を試料（陰膳）として化学分析を行い調査する方法である。実際には，調査対象者または家族に依頼し同一の食事を一人分多く作成してもらい，収集する。収集した食品，食物の化学分析を行う。この陰膳法には手間と無駄が生じやすい。

❹ 食品摂取量を反映する身体計測値・生化学的指標
（１）身体計測値

身体測定値の項目は一般に身長，体重，体組成，皮脂厚などがあげられる。身体測定値は，栄養状態の影響を強く受けるため，食事摂取量を反映した身体計測値を栄養指標として用いる。肥満は栄養過多の指標であり，やせは栄養不良の指標として用いられる。しかしながら，遺伝的要因や個人的な素因が大きく関与するのでその点には注意が必要である。

　近年では体脂肪率，除脂肪率，骨密度などが計測されるようになり，そのデータから得られた値を利用しBMI（成人用），Rohrer指数（学童用），Kaup指数（乳児用）などが用いられている。一般的な身体計測項目（エネルギーと栄養素摂取量を反映）を表4-3にそして体格指数（栄養指数）を表4-4に示す。

　BMI（Body Mass Index）は成人の肥満度を評価するために用いられている。BMIは22が標準であり，最も疾患が少ない値として用いられている。BMIが25を超えると急激に生活習慣病に罹患する割合が増加し死亡率が上昇する。また，

表4-3　エネルギーと栄養素摂取量を反映する主な身体計測指標

測定項目	指標	反映されている主たる栄養素
身長と体重	BMI，標準体重*	エネルギー
体重	体重変化量，体重変化率，標準体重比，通常体重比	エネルギー，脂肪
体組成	体脂肪率 除脂肪率（LBM）	エネルギー，脂肪 エネルギー，たんぱく質
上腕囲	上腕筋囲 （上腕囲－3.14×三頭筋部皮脂厚）	たんぱく質
皮脂厚	上腕三頭筋部および肩甲骨下部	エネルギー，脂肪
腹囲	内臓脂肪	エネルギー，脂肪，炭水化物

*標準体重＝身長(m)^2×22
資料）中村丁次編『食事指導のABC』日本医師会，2008より一部改変

表4-4　体格指数（栄養指数）と判断基準

体格指数	計算法	判断基準	対象	備考
BMI (Body mass index)	$\dfrac{体重(kg)}{\{身長(m)\}^2}$	＜18.5：やせ 18.5≦～25：普通 25≦：肥満	成人	22で有病率最低
肥満度（%） (obesity rate)	$\dfrac{体重(kg)-標準体重(kg)}{標準体重(kg)}×100$ 標準体重(kg)＝$\{身長(m)\}^2×22$	＜-10：やせ -10≦～＜10：普通 10≦～＜20：過体重 20≦：肥満	成人	実測体重の差の割合で判定
ブローカ指数 (broca index) ブローカの桂変法	$\dfrac{体重(kg)}{身長(cm)-100}×100$ $\dfrac{体重(kg)}{\{身長(cm)-100\}×0.9}×100$	＜90：やせ 90≦～110：普通 110≦～＜120：過体重 120≦：肥満	成人	桂変法：一般に身長155～165cmの人に用いる
ローレル指数 (Rohrer index)	$\dfrac{体重(kg)}{\{身長(cm)\}^3}×10^7$	＜100：やせ 100≦～＜140：普通 140≦～＜160：過体重 160≦：肥満	学童	身長別に判定基準が異なる場合がある
カウプ指数 (Kaup index) または ケトレー指数 (Quetelet index)	$\dfrac{体重(kg)}{\{身長(cm)\}^2}×10^4$	＜15：やせ 15≦～＜18：普通 18≦～＜20：過体重 20≦：肥満	乳幼児	通常2歳以下の乳幼児に用い，男子は女子よりも高い数値を示す

BMIが18以下でも疾患に罹患する率が増加する。

　Rohrer（ローレル）指数は，学童期の肥満度を評価するために用いられている。Rohrer指数は130が標準の値となる。学童期の場合は，成長期のために個人差を考慮することが重要である。

　Kaup（カウプ）指数は，幼児の肥満度を評価するために用いられている。Kaup指数は，BMIと見かけ上は異なるが同じ値を用いている。その違いは，肥満の判断基準となる値が，成長段階で変わる点である。

（2）生化学的指標

　被験者より採取された血液，尿試料を使った生化学的検査は，病気の診断に使用するだけでは無く，その被験者の栄養状態や栄養摂取量を知る上で非常に重要である。生化学的なデータは，数値で表され各被験者のデータを知ることにより被験者の健康状態・栄養状態を客観的に評価できる。しかし，生化学的なデータ

表4-5　生化学的指標とその情報

	生化学的指標		情　報
血液一般検査 （血液の固体成分である血球の数や機能を調べる）	赤血球数，ヘモグロビン濃度，ヘマトクリット値		貧血の種類
	白血球数，リンパ球数		炎症性の疾患，血液疾患
血液生化学検査 （血液の液体部分（血清）を分析する）	血糖，ヘモグロビンAl$_c$，フルクトサミン		糖代謝，高血糖，低血糖
	総たんぱく質，アルブミン，A/G比		たんぱく質代謝，長期間の栄養状態，肝機能
	プレアルブミン（トランスサイレチン），トランスフェリン，レチノール結合たんぱく質		たんぱく質代謝，短期間の栄養状態
	LDLコレステロール，HDLコレステロール，トリグリセリド		脂質代謝，脂質異常症，栄養状態，肝臓の合成・排泄機能
	ビタミン		欠乏，過剰
	ミネラル	ナトリウム・カリウム	体液バランス
		カルシウム・リン・マグネシウム	骨代謝
		マグネシウム	筋肉代謝
		鉄	貧血
		亜鉛	低栄養状態
	AST（GOT），ALP，γ-GTP，ビリルビン		肝機能，肥満，飲酒状況，薬剤の服用，激しい運動
	GFR，CCr，BUN，Cr		腎機能
	血清アミラーゼ，血清リパーゼ		膵機能
尿生化学検査 （尿の成分や性質を調べる）	尿量，尿比重		体内の水分出納，腎機能
	尿たんぱく，尿潜血		腎機能，泌尿器異常
	尿糖，尿中ケトン体		糖尿病

資料）管理栄養士国家試験教科研究会『管理栄養士受験講座　栄養教育論』p.43，第一出版，2010

は病気や栄養状態以外にも影響を受けることがあるために注意が必要である。主な生化学的指標とその情報を表4-5に示す。

例えば，血液検査による赤血球数，ヘモグロビン濃度，血清鉄からの情報から貧血や鉄の摂取情報が得られる。

LDLコレステロール，HDLコレステロール，トリグリセリドなどの血清脂質は，脂質代謝，脂質異常症，肝機能，栄養状態が反映し，一般に高栄養では数値は高くなり，低栄養では低値を示す傾向がある。AST，ALT，ALP，γ-GTP，ビリルビンなどは肝機能，飲酒，栄養状態，薬剤の服用が反映する。大量飲酒，栄養過多，薬剤過剰摂取などでは高値を示す。eGFR，CCr，BUN，Crは一般的に腎機能の評価マーカとして用いられる。

4 食事摂取量の評価方法

❶ 食事調査と食事摂取基準

食事調査によって得られた現実の栄養素摂取量が，不足または過剰により，個人または集団に対して健康障害が生じるかどうかを評価することになる。その評価基準となるのが「日本人の食事摂取基準（2020年版）」であり，各指標で示されている値を栄養素摂取量と参照し比較するのに用いる。ただし，評価を行う際には，前述した食事調査の測定誤差や申告誤差について十分配慮する必要がある。

（1）対象とする個人及び集団の範囲

日本人の食事摂取基準は，「健康な個人及び集団を対象として，国民の健康の保持・増進，生活習慣病の予防のために参照するエネルギー及び栄養素の摂取量の基準を示すものである。」と書かれている。これは，食事摂取基準が健康人を対象として行われた研究で得られたデータを用いて策定されたものであり，健康な人に使うべきであることを示している。

加えて2020年版においては，高齢化の進展や糖尿病等有病者数の増加等を踏まえ，栄養に関連した身体・代謝機能の低下の回避の観点から，高齢者の低栄養予防やフレイル[3]予防も視野に入れて策定が行われた。なお，ここでいう「健康な個人及び集団」とは，歩行や家事などの身体活動を行っていて，体格（body mass index：BMI，体重[kg]÷身長[m]^2）が標準より著しく外れていない者であり，生活習慣病等に関する危険因子を有していたり，また，高齢者においてはフレイルに関する危険因子を有していたりしても，おおむね自立した日常生活を営んでいる者及びこのような者を中心として構成されている集団は含むものとする。また，疾患を有していたり，疾患に関する高いリスクを有していたりする個人及び集団に対して治療を目的とする場合は，食事摂取基準におけるエネルギー及び栄養素の摂取に関する基本的な考え方を必ず理解した上で，その疾患に関連する治療ガイドライン等の栄養管理指針を用いることになる。このように，対象者を明確に規定するのは疫学では基本的なことである。食事摂取基準は，システ

3）Frailty：虚弱。体重減少，疲れやすさ，歩く速さ，筋力の低下をさす。要介護になりやすい状態。

マティック・レビューの手法を用いて，人を対象とした研究の国内外の学術論文や入手可能な学術資料を最大限に活用し，科学的根拠に基づく策定を行うことを基本とする疫学的な考え方が根底にあるため，理解するためにも，使いこなすためにも疫学の知識が不可欠である。

（2）策定するエネルギー及び栄養素

　食事摂取基準は，健康増進法に基づき，厚生労働大臣が定めるものとされている図4-3に示したエネルギー（熱量）及び栄養素について，その摂取量の基準を策定するものである。併せて，国民の健康の保持・増進を図る上で重要な栄養素であり，かつ十分な科学的根拠に基づき，望ましい摂取量の基準を策定できるものがあるかについて，諸外国の食事摂取基準も参考に検討し策定している。

（3）年齢区分

（a）乳児

　「出生後6か月未満（0～5か月)」と「6か月以上1歳未満6～11か月)」の2区分。

　特に成長に合わせてより詳細な年齢区分設定が必要と考えられる場合には，「出生後6か月未満（0～5か月)」及び「6か月以上9か月未満（6～8か月)」，「9か月以上1歳未満（9～11か月)」の3区分。

（b）小児・成人

　小児：1～17歳，成人：18歳以上。

（c）高齢者（2020年版で区分変更）

　65～74歳，75歳以上の2区分。

1　国民がその健康の保持増進を図る上で摂取することが望ましい**熱量**に関する事項

2　国民がその健康の保持増進を図る上で摂取することが望ましい次に掲げる**栄養素**の量に関する事項

　イ　国民の栄養摂取の状況からみてその欠乏が国民の健康の保持増進に影響を与えているものとして厚生労働省令で定める栄養素
　・たんぱく質
　・n-6系脂肪酸，n-3系脂肪酸
　・炭水化物，食物繊維
　・ビタミンA，ビタミンD，ビタミンE，ビタミンK，ビタミンB_1，ビタミンB_2，ナイアシン，ビタミンB_6，ビタミンB_{12}，葉酸，パントテン酸，ビオチン，ビタミンC
　・カリウム，カルシウム，マグネシウム，リン，鉄，亜鉛，銅，マンガン，ヨウ素，セレン，クロム，モリブデン
　ロ　国民の栄養摂取の状況からみてその過剰な摂取が国民の健康の保持増進に影響を与えているものとして厚生労働省令で定める栄養素
　・脂質，飽和脂肪酸，コレステロール
　・糖類（単糖類又は二糖類であって，糖アルコールでないものに限る。）
　・ナトリウム

図4-3　健康増進法に基づき定める食事摂取基準

資料）厚生労働省：「日本人の食事摂取基準（2020年版）」策定検討会報告書総論

(4) 設定指標

食事摂取基準で用いられる指標には，摂取の過不足の回避を目的とするエネルギーに関する指標のほかに，３つの目的からなる栄養素に関する５つの指標（推定平均必要量，推奨量，目安量，耐容上限量，目標量）がある。そのうち，栄養素の摂取不足の回避を目的として用いられる指標には，推定平均必要量，推奨量，目安量がある。一方，過剰摂取による健康障害の回避を目的として用いられる指標には耐容上限量があり，生活習慣病の発症予防を目的とした指標には目標量がある。その概要は図4-4のようになる。ただし，すべての栄養素にこれら５つすべての指標が設定されているのではなく，しっかりした科学的根拠があり，かつ，策定の必要があるものに限られている。

(a) エネルギー

エネルギーの摂取量及び消費量のバランス（エネルギー収支バランス）の維持を示す指標として，BMI を用いる。

(b) 推定平均必要量（estimated average requirement：EAR）

個人では不足の確率が50％であり，対象となる集団に属する50％の人で必要量を満たすが，同時に残りの50％の人に不足が生じると推定される量である。

(c) 推奨量（recommended dietary allowance：RDA）

個人の場合は不足の確率がほとんどなく，集団の場合はほとんどの人（97〜98％）が充足していると考えられる量である。

(d) 目安量（adequate intake：AI）

特定の集団に属する人々が，ある一定の栄養状態を維持するのに十分と考えられている量である。これは，「推定平均必要量」が十分な科学的根拠が得られず，算定できない場合に限って設定する。

(e) 耐容上限量（tolerable upper intake level：UL）

健康障害をもたらすリスクがないとみなされる習慣的な摂取量の上限である。

〈目　的〉	〈種　類〉
摂取不足の回避	推定平均必要量，推奨量 ＊これらを推定できない場合の代替指標：目安量
過剰摂取による健康障害の回避	耐容上限量
生活習慣病の発症予防	目標量

図4-4　栄養素の指標の目的と種類

資料）厚生労働省「日本人の食事摂取基準（2020年版）」策定検討会報告書総論

（ f ）目標量（tentative dietary goal for preventing life-style related diseases：DG）

生活習慣病の発症予防のために摂取すべき量である。また，生活習慣病の重症化予防及びフレイル予防を目的とした量を設定できる場合は，発症予防を目的とした量（目標量）とは区別して示してある。

（5）活用の基本的な考え方

食事摂取基準の活用は，PDCA サイクルに基づいて行うが，PDCA サイクルを回す前のアセスメントも重要である。まず，何らかの食事調査の結果より，食事摂取状況のアセスメントを行い，エネルギー・栄養素の摂取量が適切かどうかを評価し，その結果評価に基づき，食事改善計画の立案，食事改善を実施し，それらの検証を行う。検証を行う際には，再び食事評価を行い，改善計画実施前後の差等の検証結果を踏まえ，計画や実施の内容を改善する。その概要は図4-5のようになる。また，食事摂取基準では，活用上の留意点として個人（individual）と集団（population）に分けて記述している。これは，個人と集団では，評価（アセスメント）から計画（プラン）まで，異なる考え方が必要だからである。

（6）食事摂取状況のアセスメントの方法

食事摂取，すなわちエネルギーおよび各栄養素の摂取状況を評価するためには，食事調査によって得られる摂取量と食事摂取基準の各指標で示されている値の差を比較することによって行うことができる。ただし，エネルギー摂取量の過不足の評価には，BMI 又は体重変化量を用いる。その概要は図4-6のようになる。

食事調査によって得られる摂取量には必ず前述した測定誤差が伴うため，調査

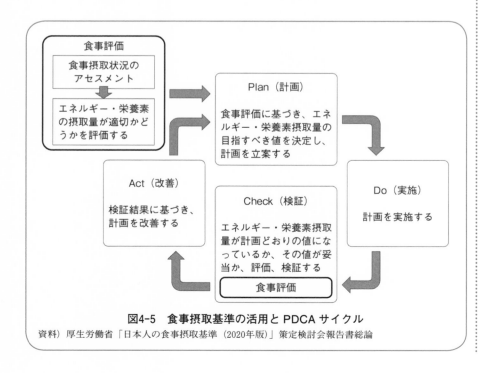

図4-5　食事摂取基準の活用と PDCA サイクル

資料）厚生労働省「日本人の食事摂取基準（2020年版）」策定検討会報告書総論

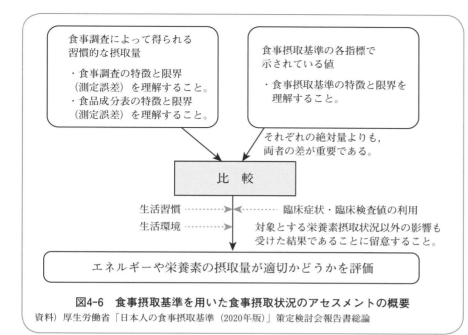

図4-6　食事摂取基準を用いた食事摂取状況のアセスメントの概要

資料）厚生労働省「日本人の食事摂取基準（2020年版）」策定検討会報告書総論

方法の標準化や精度管理に十分配慮するとともに，測定誤差の種類とその特徴，程度を知ることが重要である。

（7）個人の食事改善を目的とした活用

　まず食事調査を行い，「個人の習慣的な摂取量」を推定し，食事摂取基準と比較した差より摂取不足や過剰摂取の可能性等を推定する。その結果に基づいて，摂取不足や過剰摂取を防ぎ，生活習慣病の発症予防のための適切なエネルギーや栄養素の摂取量について目標とする値を提案し，食事改善の計画，実施につなげる。ただし，個人の習慣的な推定摂取量は，大きな測定誤差が含まれた値であり，特に日間変動が大きく，個人の真の摂取量ではないことを理解した上でアセスメントを行う必要がある。図4-7，表4-6に考え方のまとめを示す。

（a）エネルギー摂取の過不足の評価

　成人は，BMI又は体重変化量を用いる。乳児及び小児には，体重や身長を計測し，成長曲線（身体発育曲線）を用いて，カーブに沿っているか，大きく外れていないかなど成長の経過を縦断的に観察する。BMIや体重・身長が目標とする範囲内に留まることを目的として改善計画を立てる。ただし，BMIが目標とする範囲内にあっても体重が増加傾向または減少傾向にある場合には，エネルギーバランスが正または負になっていることを示すため，BMIと体重変化量を合わせて評価することが望ましい。

（b）栄養素の摂取不足の評価

　測定された摂取量と推定平均必要量（EAR）及び推奨量（RDA）から不足の確率を推定する。推定平均必要量が算定されていない場合は，目安量（AI）を

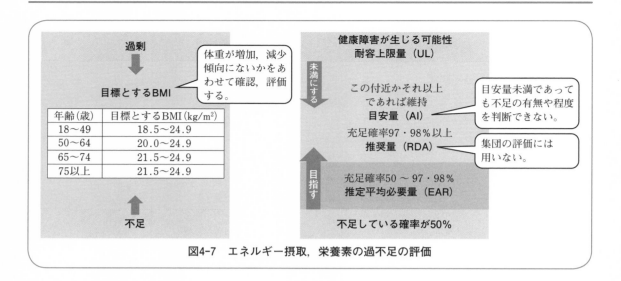

図4-7　エネルギー摂取，栄養素の過不足の評価

表4-6　個人の食事改善を目的として食事摂取基準を活用する場合の基本的事項

目的	用いる指標	食事摂取状況のアセスメント	食事改善の計画と実施
エネルギー摂取の過不足の評価	体重変化量 BMI	○体重変化量を測定 ○測定された BMI が，目標とする BMI の範囲を下回っていれば「不足」，上回っていれば「過剰」のおそれがないか，他の要因も含め，総合的に判断	○BMI が目標とする範囲内に留まること，又はその方向に体重が改善することを目的として立案 （留意点）おおむね 4 週間ごとに体重を計測記録し，16 週間以上フォローを行う。
栄養素の摂取不足の評価	推定平均必要量推奨量 目安量	○測定された摂取量と推定平均必要量及び推奨量から不足の可能性とその確率を推定 ○目安量を用いる場合は，測定された摂取量と目安量を比較し，不足していないことを確認	○推奨量よりも摂取量が少ない場合は，推奨量を目指す計画を立案 ○摂取量が目安量付近かそれ以上であれば，その量を維持する計画を立案 （留意点）測定された摂取量が目安量を下回っている場合は，不足の有無やその程度を判断できない。
栄養素の過剰摂取の評価	耐容上限量	○測定された摂取量と耐容上限量から過剰摂取の可能性の有無を推定	○耐容上限量を超えて摂取している場合は耐容上限量未満になるための計画を立案 （留意点）耐容上限量を超えた摂取は避けるべきであり，それを超えて摂取していることが明らかになった場合は，問題を解決するために速やかに計画を修正，実施。
生活習慣病の発症予防を目的とした評価	目標量	○測定された摂取量と目標量を比較。ただし，発症予防を目的としている生活習慣病が関連する他の栄養関連因子及び非栄養性の関連因子の存在とその程度も測定し，これらを総合的に考慮した上で評価	○摂取量が目標量の範囲に入ることを目的とした計画を立案 （留意点）発症予防を目的としている生活習慣病が関連する他の栄養関連因子及び非栄養性の関連因子の存在と程度を明らかにし，これらを総合的に考慮した上で，対象とする栄養素の摂取量の改善の程度を判断。また，生活習慣病の特徴から考えて，長い年月にわたって実施可能な改善計画の立案と実施が望ましい。

資料）厚生労働省「日本人の食事摂取基準（2020年版）」策定検討会報告書総論

用いる。

・摂取量が推定平均必要量（EAR）未満の場合

　不足の確率が50％以上あるため，摂取量を増やすための対応が求められる。

・摂取量が推定平均必要量（EAR）と推奨量（RDA）の間の場合

　推奨量（RDA）を目指すことが勧められる。ただし，他の栄養素の摂取状態なども考慮し，総合的に判断する。

・摂取量が推奨量（RDA）と同量か推奨量（RDA）以上の場合

　不足のリスクはほとんどないと判断される。

・摂取量が目安量（AI）以上の場合

　不足のリスクはほとんどないものと判断される。

・摂取量が目安量（AI）未満の場合

　目安量の定義から理解されるように，不足のリスク（有無や程度）を推定することはできない。

（ｃ）栄養素の過剰摂取の評価

　摂取量が耐容上限量（UL）を超えている場合には過剰摂取と判断される。耐容上限量を超えた摂取は避けるべきであり，耐容上限量未満にするための改善計画を速やかに立て，実施する。

（ｄ）生活習慣病予防の発症予防を目的とした評価

　目標量（DG）の特徴を考慮して，摂取量が目標量に達している，もしくは，範囲内にあれば，生活習慣病のリスクは低いと判断される。なお，生活習慣病には多数の原因があり，その複合的な結果として疾患が発症するため，どの程度，相対的な重要度を有しているのかを理解した上で，総合的な評価を行うことが望ましい。

（8）集団の食事改善を目的とした活用

　まず食事調査を行い，「集団の習慣的な摂取量」の分布から，食事摂取基準を適用し，摂取不足や過剰摂取等の可能性がある人の割合等を推定する。その結果に基づいて，摂取不足や過剰摂取を防ぎ，生活習慣病の発症予防のための適切なエネルギーや栄養素の摂取量について目標とする値を提案し，食事改善の計画，実施につなげる。ただし，集団の習慣的な推定摂取量は，過小申告・過大申告が評価に与える影響が特に大きい点に留意した上でアセスメントを行う必要がある。表4-7に考え方のまとめを示す。

（ａ）エネルギー摂取の過不足の評価

　BMI の分布から，BMI が目標とする範囲内にある人（または目標とする範囲外にある人）の割合を算出する。

（ｂ）栄養素の摂取不足の評価

　摂取量の分布から推定平均必要量（EAR）を下回る人の割合を算出し，集団内における割合をできるだけ少なくするための計画を立てる。正しい割合を求めるためには確率法を用いるが，簡便法としてカットポイント法を用いることが多

表4-7　集団の食事改善を目的として食事摂取基準を活用する場合の基本的事項

目的	用いる指標	食事摂取状況のアセスメント	食事改善の計画と実施
エネルギー摂取の過不足の評価	体重変化量 BMI	○体重変化量を測定 ○測定されたBMIの分布から，BMIが目標とするBMIの範囲を下回っている，あるいは上回っている者の割合を算出	○BMIが目標とする範囲内に留まっている者の割合を増やすことを目的として計画を立案 〈留意点〉一定期間をおいて2回以上の評価を行い，その結果に基づいて計画を変更し，実施。
栄養素の摂取不足の評価	推定平均必要量 目安量	○測定された摂取量の分布と推定平均必要量から，推定平均必要量を下回る者の割合を算出 ○目安量を用いる場合は，摂取量の中央値と目安量を比較し，不足していないことを確認	○推定平均必要量では，推定平均必要量を下回って摂取している者の集団内における割合をできるだけ少なくするための計画を立案 ○目安量では，摂取量の中央値が目安量付近かそれ以上であれば，その量を維持するための計画を立案 〈留意点〉摂取量の中央値が目安量を下回っている場合，不足状態にあるかどうかは判断できない。
栄養素の過剰摂取の評価	耐容上限量	○測定された摂取量の分布と耐容上限量から，過剰摂取の可能性を有する者の割合を算出	○集団全員の摂取量が耐容上限量未満になるための計画を立案 〈留意点〉耐容上限量を超えた摂取は避けるべきであり，超えて摂取している者がいることが明らかになった場合は，問題を解決するために速やかに計画を修正，実施。
生活習慣病の発症予防を目的とした評価	目標量	○測定された摂取量の分布と目標量から，目標量の範囲を逸脱する者の割合を算出する。ただし，発症予防を目的としている生活習慣病が関連する他の栄養関連因子及び非栄養性の関連因子の存在と程度も測定し，これらを総合的に考慮した上で評価	○摂取量が目標量の範囲に入る者又は近づく者の割合を増やすことを目的とした計画を立案 〈留意点〉発症予防を目的としている生活習慣病が関連する他の栄養関連因子及び非栄養性の関連因子の存在とその程度を明らかにし，これらを総合的に考慮した上で，対象とする栄養素の摂取量の改善の程度を判断。また，生活習慣病の特徴から考え，長い年月にわたって実施可能な改善計画の立案と実施が望ましい。

資料）厚生労働省「日本人の食事摂取基準（2020年版）策定検討会報告書総論

い。

　推定平均必要量（EAR）が設定されていない栄養素については，摂取量の中央値が目安量（AI）以上かどうかを確認する。摂取量の中央値が目安量以上の場合は，不足者の割合は少ないため，その摂取量を維持する計画を立てる。摂取量の中央値が目安量未満の場合は，不足者の割合は判断できない。なお，大幅に下回っている場合には，エネルギーや他の栄養素の摂取，身体計測や臨床検査の結果などを考慮した総合的な判断により，摂取量の改善の必要性を検討する。

　集団の評価に推奨量（RDA）は使用しない。

（c）栄養素の過剰摂取の評価

　摂取量の分布から耐容上限量（UL）を上回る（過剰摂取の可能性を有する）

人の割合を算出する。耐容上限量を超えた摂取は避けるべきであり，それを超えて摂取している人がいることが明らかになった場合は，集団内の全ての人の摂取量が耐容上限量未満になるための計画を速やかに立て，実施する。

（d）生活習慣病予防の発症予防を目的とした評価

摂取量の分布から，目標量（DG）の範囲を逸脱する人の割合を算出し，目標量の範囲内に入る人又は近づく人の割合を増やすことを目的とした計画を立てる。ただし，生活習慣病と関連する因子は多数あるため，他の栄養素ならびに栄養素以外の因子も考慮した評価が必要である。また，生活習慣病の特徴から考え，長い年月にわたって実施可能な食事改善の計画立案と実施が望ましい。

❷ 総エネルギー調整栄養素摂取量

日常的なエネルギー摂取量は，性別，体格，年齢，身体活動レベル，エネルギー代謝効率などの個人差によって規定される。一般的に，身体が大きい人や身体活動量が多い人，代謝効率の悪い人などは食物（食品）摂取量が多く，エネルギー摂取量だけでなく，他の栄養素の摂取量も多くなる傾向がある。したがって，総エネルギー摂取量は，主エネルギー源である炭水化物，たんぱく質，脂質などの摂取量と特に強い正相関を示すが，エネルギーを産生しない栄養素（ビタミン，ミネラルなど）にも正相関を示すことが多い。

例えば，脂質摂取量と心疾患の罹患リスクとの関係を検討した際，エネルギー摂取量が多い人（おそらく身体が大きい人や身体活動量が多い人，代謝効率の悪い人など）に心疾患発症率が高い関係が見られた場合，仮に脂質そのものに心疾患リスクを高めたり低めたりする効果が全くなくても，総エネルギー摂取量が多い人ほど脂質摂取量も多い関係があるため，脂質摂取量が多いことがリスクを高めるのかエネルギー摂取量が多いことがリスクを高めるのかが判断できなくなる。

そこで栄養疫学では，食事調査で得られた食事摂取量と疾病との関連を検討する際，摂取量の絶対量（粗摂取量）を用いて検討するのではなく，総エネルギー摂取量の影響を取り除いた栄養素量（エネルギー調整栄養素摂取量：energy-adjusted value）を用いて検討する必要がある。代表的なエネルギー調整栄養素摂取量の算出方法として，栄養素密度法と残差法がある。さらに，エネルギー調整栄養素摂取量は粗摂取量よりも日間変動がやや小さいという特徴もあるため，できるだけ短日間の調査で習慣的な摂取量に迫りたい場合は有利である。

（1）栄養素密度法（density method）

疾病と因果関係が推測される栄養素摂取量を総エネルギー摂取量で割った値で示す方法である。例えば，脂肪エネルギー比率やエネルギー産生栄養素バランスなどが「栄養素密度法」の一種である。

エネルギーを産生するたんぱく質，脂質，炭水化物，アルコール（エタノール）などの栄養素では，総エネルギーを100％として，それぞれ1gが産生するエネルギー量を考慮し，たんぱく質（P），脂質（F），炭水化物（C）が発するエネルギー

を百分率で算出する。この供給熱量の構成比率をエネルギー産生栄養素バランスといい（単位はE％または％Eで表記する），食生活の国際比較も可能である。

・たんぱく質エネルギー比（％E）
　＝たんぱく質摂取量×4/エネルギー摂取量×100
・脂質エネルギー比（％E）
　＝脂質摂取量×9/エネルギー摂取量×100
・炭水化物エネルギー比（％E）
　＝炭水化物摂取量×4/エネルギー摂取量×100
・アルコールエネルギー比（％E）
　＝アルコール摂取量×7/エネルギー摂取量×100

　また，エネルギーを産生しないビタミン，ミネラルなどの栄養素では，総エネルギー1000kcal当たりの摂取量を算出することが一般的であり，その場合の単位はg/1000kcalが用いられる。

> ・エネルギー調整摂取量/1000kcal（g/1000kcal）
> 　＝栄養素摂取量/総エネルギー摂取量×1000

　ただし，この方法は簡単で異なる総エネルギー摂取量をもつ者や集団を比較するには便利であるが，エネルギーを産生しない栄養素では，総エネルギー摂取量の影響が完全に取り除けるものではないため，注意が必要である。例えば，エネルギー産生栄養素バランスなどは総エネルギーと中等度の強さの正の相関を示すことが多い。また，相関の弱い栄養素（ビタミンCなど）を栄養素密度法で調整すると，負の相関になることもある。そのため，最初に述べたのと同じ理由で，栄養素密度と疾病の罹患リスクとの間にみかけ上の関連が生じる，結果を過大または過小評価してしまう，等の恐れがあるため，疾病との関連を疫学的に分析する場合には，別の方法を用いるべきである。

（2）残差法（residual method）

　疾病と因果関係が推測される栄養素摂取量を目的変数（従属変数）yとし，総エネルギー摂取量を説明変数（独立変数）xとして，総エネルギー摂取量からその栄養素摂取量を予測する一次回帰式（直線回帰式）を一次式の傾きをc，切片をdとして作成する（y＝cx＋d）。この一次回帰式を用いて，総エネルギー摂取量に対する栄養素摂取量に予測値と実際に測定された栄養素摂取量との差（a）を対象者ごとに求める。この差を「残差（residual）」という。

　図4-8を用いて解説する。
①対象集団内全体の「総エネルギー摂取量の平均値：M」を求める。
②「総エネルギー摂取量」を説明変数（独立変数）として横軸（x軸）に，エネルギーを調整したい「疾病と因果関係が推測される栄養素摂取量」を目的変数（従属変数）として縦軸（y軸）にグラフを描き，一次回帰式を作成する。一

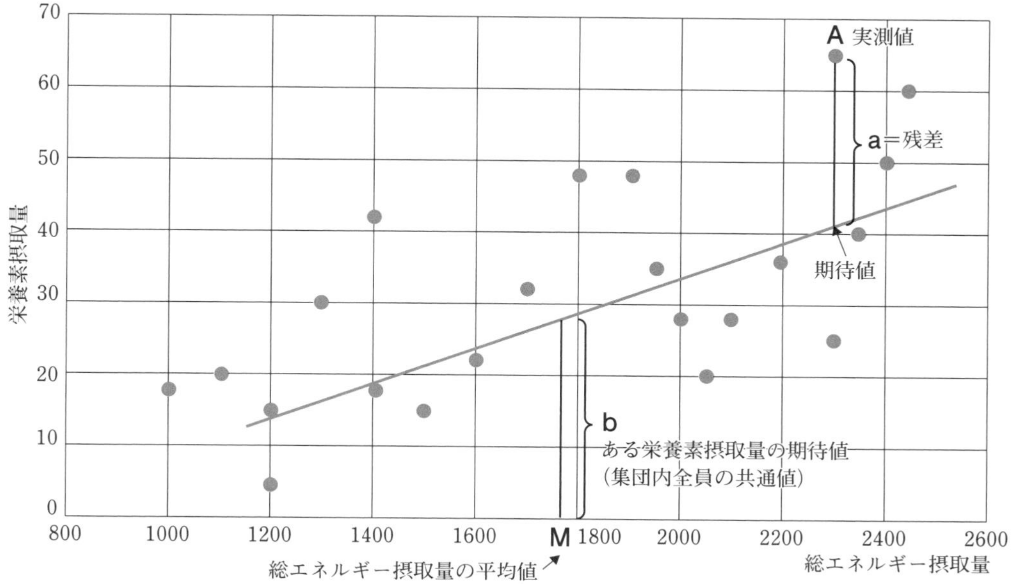

図4-8 残差法による総エネルギー調整栄養素摂取量

資料） Walter Willett: Nutritional Epidemiology, 2nd ed. Oxford University press, 1998を一部改変

次式の傾きをc，切片をdとならば「y＝cx＋d」となる。

③「特定の個人の残差：a」の値を算定する。つまり，ある個人の栄養素摂取量の「実測値A」から垂線を下ろして直線と交わった点が②の回帰式から求められた期待値であり，実測値との差aが残差である。この方法だと，感覚的に理解しやすい数値が得られ，統計的にこの値を用いることに支障はない。しかし，残差の平均は必ずゼロ（0）になり，注目している栄養素やエネルギー摂取量が集団から大きくはずれている場合には，残差は負の値になることもある。

④研究集団の総エネルギー摂取量の平均値において摂取されている「ある栄養素摂取量の期待値（集団内の全員の共通値）：b」を，②の回帰式のx軸にあてはめ，bをy軸上から読み取る。

⑤便宜上，aとbの和（a＋b）を求め，現実的な値に近づけ，「ある栄養素」の総エネルギー調整値，つまり「総エネルギー調整栄養素摂取量」とみなす。

残差のばらつきは独立因子のばらつきとは統計学的に必ず無相関になるため，こうして計算した総エネルギー調整栄養素摂取量は，総エネルギー摂取量とは無相関となり，体格や代謝効率，エネルギー摂取量の多い人ほど，あらゆる栄養素を多めに摂取する傾向があるという個人の影響を排除した検討が可能になる。また，総エネルギー摂取量に関与しない栄養素でも調整できる。

ある特定の集団における栄養素と総エネルギーとの関係（一次回帰式）に基づいて計算しており，密度法に比べると分布がやや広めになることが多く，集団内での個人の位置などの特徴をよりとらえやすいため，残差法によるエネルギー調

整栄養素摂取量は，その集団内での個人間やグループ間の比較などを相対的に実施する疫学研究で好んで用いられる。しかし，集団が違えば一次回帰式も異なり，同じ栄養素の摂取量でも集団が違えば値が異なることになり，個人への結果の説明や栄養指導には適さない。

❸ データの処理と解析

　栄養疫学で扱うデータには，一次データと呼ばれる曝露情報としての食事摂取量を，食品成分表を用いて二次データに変換して得られる栄養素摂取量や，また，食事摂取量を反映する身体計測値，生化学的指標値等がある。これらのデータから，疾病頻度などを示す指標や曝露要因の効果の指標を用いて現状を解析し，評価する統計学（statistics）の基本的な知識が重要となる。統計学では，数式は必ずしも必要ではないが，どのような目的で，どのような場面で，どの手法を用いるかを理解することが大切である。確率と統計の違いを簡単に説明すると，サイコロの1の目が出る確率は1/6とサイコロを振らずに計算で考えるのが理論的確率（先験的確率）で，実際にサイコロを100回振り，1の目が出た数を数えるのが統計的確率（経験的確率）である。

（1）種類

　一般的にデータ情報は，程度の判定・性別などの質的なデータ（qualitative values：順序尺度，名義尺度）と，重さ・長さ・日数などの量的なデータ（quantitative values：比例尺度，間隔尺度）に分けられる。栄養素は比例尺度（連続量）に分類される。例えば，朝食を食べる頻度を「毎日」「時々」「全く食べない」などにすると「質的なデータ」になるが，朝食を食べる日数を「○日」とすると「量的なデータ」になる。栄養疫学の研究論文の中で，検定方法などの統計処理について述べられているが，データの種類により統計手法や解析方法は異なるため，データの性質について理解した上で解析手法を考えていく必要がある。

（2）分布 （distribution）

　統計学の基本に，分布がある。分布の様子を記述することを目的とした統計量を記述統計量（descriptive statistics）と呼び，平均（mean, average），標準偏差（standard deviation：SD），中央値（median），最小値（minimum），最大値（maximum），最頻値（mode），範囲（range）等がある。分布には様々な形があるが，基本となる分布は正規分布（standard distribution）である。ヒストグラム（度数分布図）を描き，平均値を頂点として左右対称のなだらかな山を描く釣鐘型の場合は正規分布とみなすことができる。一定の標本数は必要だが，身長，体重，多くの検体検査が正規分布であると言われている。

　食に関するデータの実際の分布は正規分布ではないことが多いが，統計計算がやりやすく，解釈もしやすいため，正規分布であるという仮定を設けて行うことが多い。ただ，どのような分布形をしているかヒストグラムを描いて考える習慣はつけておく必要がある。

データの全体的な傾向を把握するためには，データが連続量の場合，分布の中心がどのあたりに位置するのか，バラツキがどの程度であるのか，などを明らかにする必要がある。データの分布の中心を示す代表値には平均値，中央値（50％タイル値），最頻値があり，正規分布ではこれら3つの値が一致する。連続量が正規分布している場合は平均値（mean）と標準偏差（standard deviation：SD），または標準誤差（standard error of the mean：SEM）が用いられる。

データが正規分布とみなせる場合，統計理論上，標本平均±標準偏差の範囲に全体の68.26％が，標本平均±2×標準偏差の範囲に全体の95.44％が含まれると推定できる。同様に，平均±1.96×標準偏差の範囲には全体の95％が，平均±2.576×標準偏差の範囲には全体の99％が含まれると推定できる。つまり，標準偏差は，分布のバラツキを示す基準となる統計量である。

（3）信頼区間（confidence interval）

ある標本調査から得た結果は，あくまでも標本内での結果であり，母集団の値（真の値）とは微妙に異なるため，母集団の値を標本の値から推定することが必要となる。そのための基準となる統計量が標準誤差であり，標準偏差$\div\sqrt{人数}$として得られる。母集団の平均値が，標本平均±標準誤差の範囲に全体の68.26％が，標本平±2×標準誤差の範囲に全体の95.44％が含まれると推定できる。同様に，平均±1.96×標準誤差の範囲には全体の95％が，平均±2.576×標準誤差の範囲には全体の99％が含まれると推定できる。そのため，前者を95％信頼区間，後者を99％信頼区間と呼ぶ。信頼区間の幅が広いほど統計学的精度が低く，標本サイズを大きくすることで幅を狭くすることが可能である。信頼区間は，平均値だけでなく，相対危険やオッズ比など，観察された測定値から得られるあらゆる値について算出され，通常95％信頼区間が使用される。95％信頼区間は，100回の調査による計算値が95回まではこの範囲内に入る（＝母集団の変数は95％の確率でこの範囲内に入る。）と解釈する。

（4）はずれ値（outliers）

集まったデータの中で著しく大きかったり小さかったりする値で分布から大きくはずれた値をはずれ値といい，結果の解析時には注意を要する。原則は，解析対象は解析前に決めることが必要であり，検定結果を見てからはずれ値を除いたり含めたりしてはならない。はずれ値の影響を受けやすい指標としては，平均値，標準偏差などがあり，受けにくい指標としては，パーセンタイル値，最頻値などがある。

（5）統計学的検定

栄養疫学では，「栄養素Xの摂取量が多い人は，少ない人よりも疾患Yの死亡率が低くなる」，「集団Aよりも集団Bの方が栄養素Xの摂取量が多い」という仮説を立て，その差を比較する。わかりやすく言えば，群間の「せいくらべ」である。その比較を行う統計計算のことを検定（test）と呼んでいる。「栄養素Xの摂取量が多い人は，少ない人より疾患Yの死亡率が低くなる」という仮説を対立

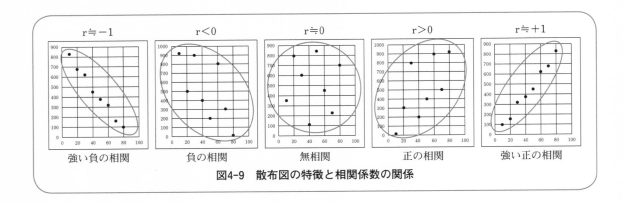

図4-9　散布図の特徴と相関係数の関係

仮説といい，「栄養素Ｘの摂取量が多い人は，少ない人と比べ，疾患Ｙの死亡率が低くならない」という仮説を帰無仮説という。帰無仮説を検証して否定できれば，対立仮説が正しいと証明できる。この帰無仮説が偶然に起きる確率をp値（p-value）という。p値は，群間の比率や平均値の差の大きさと対象者の人数の２つに影響を受ける。医療分野では，５％を偶然性の有無を判断する基準と考えることが多い。これを有意水準（significance level）と呼ぶ。20回に１回未満しか偶然に起きないことは通常あり得ないため，偶然に起こる確率が５％未満であれば（危険率５％未満で），調査法が誤っている可能性も含め，何らかの必然性がある結果と考え，これを有意（significant）と呼ぶ（p<0.05）。p値が小さくなるにしたがって，何等かの必然である確率は高くなると考える。このように有意か否かを調べる検定を有意差検定（significance test）と呼ぶ。正規分布を対象とする検定はパラメトリック検定（parametric test）と呼ばれ，平均値の差のt検定がこれに当たる。また，正規分布以外を扱う検定は，ノンパラメトリック検定（non-parametric test）と呼ばれ，原因と考えている因子と結果と考えている２つの因子が，ともに質的データで，２つの因子の間に意味のある関連があるかどうかを調べるための検定方法であるカイ２乗検定が代表的なものである。

（6）データの相関性

　原因と考えている因子と結果と考えている因子が，ともに量的データの場合には，両者に直線的な関連（相関）があるかどうかを，散布図を用いることで視覚的にとらえることが可能となる。また，両者の関連の強さを客観的に表す指標が相関係数（r）であり，−1〜＋1の範囲の値をとり，1に近いほど正の相関が強く，−1に近いほど負の相関が強いことを示すが，いくつ以上の場合に相関があるといえるかといった特定の判断基準は存在しない（図4-9）。

【参考文献】
・古野純典，吉池信男，林宏一編『健康・栄養科学シリーズ，公衆栄養学，改訂第６版』南江堂，2018

第4章の演習問題

Q4-1 食事調査に関する記述である。誤っているのはどれか。1つ選べ。
(1)季節変動を小さくするため，年数回の調査を繰り返す。
(2)個人内変動を小さくするため，調査日数を多くする。
(3)調査員間に発生する変動を小さくするため，調査員の訓練を行う。
(4)申告誤差を小さくするため，無作為抽出法によって対象者を選定する。
(5)環境汚染物質の摂取量を把握するため，陰膳法を用いる。

A4-1 (1)(2)個人間変動は季節間変動も含み，調査日数を増やすことで小さくなる。
(3)訓練によって調査員の技術が標準化されるので正しい。
(4)過小申告・過大申告による誤差の大きさは，標本の抽出方法によらない。よって誤り。
(5)陰膳法は手間や無駄を伴うが，特殊な物質の摂取量を適確に把握できる。

正解 (4)
(管理栄養士国家試験第31回 153)

Q4-2 食事調査法に関する記述である。正しいのはどれか。1つ選べ。
(1)秤量記録法では，世帯単位の調査はできない。
(2)秤量記録法では，習慣的な食事内容の変更が生じにくい。
(3)24時間思い出し法では，面接者間の面接手順を統一させる。
(4)24時間思い出し法では，食物摂取頻度調査法と比べ調査者の負担が小さい。
(5)食物摂取頻度調査では，国際的に統一された食品リストを用いる。

A4-2 (1)国民健康・栄養調査では，秤量記録法による世帯単位の調査を行っている（図3-4参照）。
(2)秤量記録法では，通常対象者自身が記録するため，調査期間中の食事が普段と異なる場合があり得る。
(3)24時間思い出し法では，調査員が対面で聞き取りを行うため，面接手順を統一しておく必要がある。正しい。
(4)(5)食事摂取頻度調査法は郵送での調査も可能である。また，調査対象集団に対して事前に食事調査を行い，その調査によって得られたデータを解析して作成した食品リストを用いる。

正解 (3)
(管理栄養士国家試験第28回 162)

Q4-3 日本人の食事摂取基準（2015年版）を用いた集団における食事摂取量の評価とその方法の組合せである。正しいのはどれか。1つ選べ。

(1)エネルギー過剰摂取の評価
　── 推定エネルギー必要量（EER）を超えて摂取している人の割合

(2)エネルギー摂取不足の評価
　── BMIの平均値と目標とするBMIの範囲の下限値との差

(3)栄養素の摂取不足の評価
　── 目安量（AI）を下回る人割合 EARを下回る人の割合

(4)栄養素の過剰摂取の評価
　── 推奨量（RDA）を上回る人の割合

(5)生活習慣病の予防を目的とした評価
　── 目標量（DG）の範囲を逸脱する人の割合

A4-3 (1)誤り。目標とするBMIの範囲を逸脱している者の割合を算出する。

(2)誤り。BMIの下限値を下回る者の割合を算出する。

(3)誤り。推定平均必要量（EAR）を下回る者の割合を算出する。

(4)誤り。耐容上限量（UL）を上回る者の割合を算出する。

(5)正しい。

(1)～(5)表4-7参照。

正解　(5)
（管理栄養士国家試験第33回 157）

第5章

地域診断と公衆栄養マネジメント

❶ 公衆栄養のマネジメントは，アセスメント・計画・実施・評価であり，フィードバックすることが重要であることを学ぶ。

❷ 公衆栄養マネジメントは地域住民などのコミュニティを対象としており，コミュニティのニーズや栄養状態など，総合的なアセスメントをすることが重要であることを知る。

❸ 公衆栄養プログラムの計画・実施は，地域住民などのコミュニティを対象としており，成果を得るには，具体的な目標の設定と住民自らが参画することが大切であることを知る。

❹ 公衆栄養マネジメントを効果的に行うためには，他職種や他機関との連携が必要であることを学ぶ。

1 公衆栄養マネジメント

　公衆栄養学とは，『地域社会の組織的な努力を通じて，個人，組織，地域全体の栄養状態，健康状態，QOL を高めることに関する科学であり，技術である』と定義されている。そのために，個人，組織，地域を食や栄養に関して効果的・効率的に動かしていくために目的・目標の設定，実施，評価，改善をすることにより目標達成が行われる。これらの一連の考え方を公衆栄養マネジメントと呼ぶ。公衆栄養マネジメントを学ぶことが公衆栄養活動を遂行する上で重要になると考えられている。

❶ 公衆栄養マネジメントの考え方・重要性

　公衆栄養活動を行う上で必ず公衆栄養マネジメントを学び遂行することでよりよい活動が実施できる。マネジメントは，通常では経営，管理，経営力と訳されることが多い。しかし，公衆栄養活動においては，マネジメントは実態の把握から始まり，何が問題なのかを抽出，実施し改善をすることであり，そのために様々な事項を管理，コントロールする意味合いで使用される。

　公衆栄養マネジメントでは，地域，組織，学校，コミュニティなど，その目的に賛同し参加する人々が対象となる。

　また，公衆栄養マネジメント活動の実施は，行政が中心となることが多い。例えば，国，都道府県（保健所など），市町村（保健所，保健センターなど），学校，

企業，医療機関の組織が中心となりマネジメント活動を行う。その中心的役割を管理栄養士・栄養士が負うために，公衆栄養マネジメントを熟知しなければならない。

　公衆栄養マネジメント活動の効果的な実施のためには，まず初めに実態調査を行い，何が問題なのか，何をしなければならないか，何が必要なのか，何が求められているかなどの実態の把握（アセスメント）をしなければならない。アセスメントを基に計画，実施，評価，改善を順次行い，その活動の進捗を見極めて実態を把握し，繰り返しながら目的達成のための活動を行う。

❷ 公衆栄養マネジメントの過程

（1）PDCA サイクルによるマネジメント

　公衆栄養マネジメントの過程の一つである PDCA サイクルを図5-1に示した。PDCA サイクルは Plan（計画），Do（実施），Check（評価），Act（改善）の4つの評価項目からなり，それぞれの頭文字をつなげたものである。

　PDCA サイクルでは，PDCA サイクルをつなげ，回していくことにより一周ずつ継続的に改善できるという利点がある。しかしながら，PDCA サイクルをしっかり理解した実施者が行わなければ同じことの繰り返しをし，改善できないというデメリットもあげられる。

(a) アセスメント：行うべき活動内容の現状を把握し，問題の抽出を行い，問題を明確化し，解決するための優先順位をつける。

(b) 計画：活動の目標や目標の設定，計画設定を行い，それに付随する必要な物資（人員，人，予算，ものなど）の確保を計画する。

(c) 実施：計画に従って実施を行う。その際には実施に必要なツールなどを使用し効果的に実施を行う。

(d) 評価：活動実施中の評価と終了後の評価を行う。実施中の評価結果は，計画および実施過程にフィードバックし改善に努める。

(f) 改善：評価結果を次の PDCA サイクルに問題点や改善すべき点，実施することにより明確化された問題を，次の PDCA サイクルに提供することにより活動を継続的に改善する。

（2）プリシード・プロシードモデルによるマネジメント

　プリシード・プロシードモデルによるマネジメントは『21世紀における国民健康づくり運動（健康日本21）：資料2』より以下のように記述されている。グリーン LW により1991年にヘルスプロモーション活動の展開モデルとして提唱されたものである。プリシード・プロシードモデル模式図を図5-2に示す。ヘルスプロモーション戦略は「健康に資する諸行為や生活状態に対する教育的支援と環境的支援との組み合わせである」ということを前提として構成されている。このモデルは大きく分けて，診断と計画に関わる「プリシード」（Precede-Predisposing Reinforcing and Enabling Constructs in Educational/Environmental Diag-

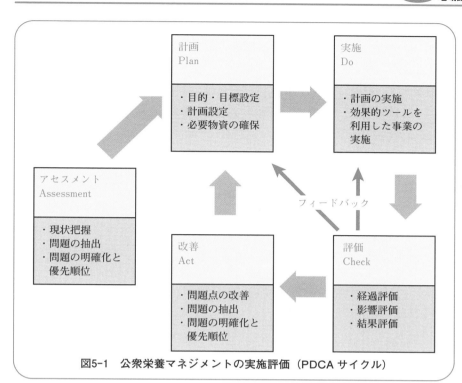

図5-1　公衆栄養マネジメントの実施評価（PDCA サイクル）

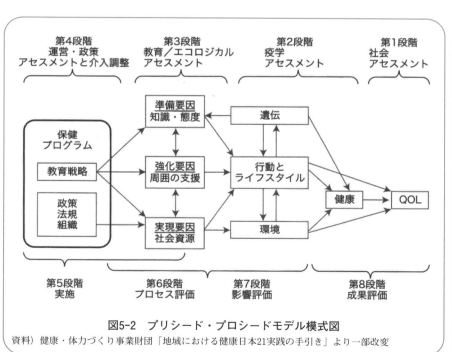

図5-2　プリシード・プロシードモデル模式図

資料）健康・体力づくり事業財団「地域における健康日本21実践の手引き」より一部改変

nosis and Evaluation－教育・環境の診断と評価のための前提，強化，実現要因）の部分と，実施，評価に関わる「プロシード」（Proceed-Policy, Regulatory and Organizational Constructs in Educational and Environmental Development－教育・環境の開発における政策的・法規的・組織的要因）の2つの部分から成り立っている。計画策定においてはプリシード部分で，各個人の心理状態のみならず，個人を取り巻く環境条件も包括した位置づけのなかで，個人の行動変容に働きかけることをまず理解することが大切である。

　プリシード・プロシードモデルは，論理的で，集団・地域の広い視点を考えながら計画策定がなされ，段階を追ってアセスメント（評価）を行い，その都度，検討調整を行い，よりよい評価結果が出るようになっている。健康日本21で目標値として掲げられる数値目標は，本モデルでいうと第1段階，第2段階で設定した数値にあたり，評価は第6，7，8段階で行う位置づけになる。プリシード部分で，詳細に項目を設定していれば，プロシードの実施はスムーズに行えると考えられる。

　まず，プリシード・プロシードは，全8段階（1段階から8段階）より形成され，プリシード部分は第1-4段階で目標と計画部分である。プロシードは，第5-8段階であり，実施・評価部分である。

　プリシード・プロシードモデルの各段階における基本的手順は以下のとおりである。

(a) プリシード

・**第1段階**　社会アセスメント；対象とする社会集団を明確化にし，対象集団にとって最終的な目標であるQOL（生活の質）の向上とは何か，対象集団の価値観（社会目標やニーズ）に基づいてアセスメントする。

・**第2段階**　疫学アセスメント；第一段階で設定されたQOLや目標に影響を与える具体的健康目標や健康問題を設定する。

・**第3段階**　教育／エコロジカル・アセスメント；第2段階で設定された，行動・環境要因に影響を及ぼしている要因を，準備要因，強化要因，実現要因に分けて検討する。

・**第4段階**　運営・政策アセスメントと介入調整；各前段階より得られた情報をもとに，何をどれだけ変えるべきか，どのように介入プログラムが必要か，様々な状況を分析する検討し，調整する。

(b) プロシード

・**第5段階**　実施；第1～第4段階のアセスメントと評価，検討に基づき，必要な健康教育や施策を実施する。

・**第6段階**　プロセス評価；プログラムの進行状況，資源の活用状況，スタッフ，対象者，関係機関等の反応を評価する。

・**第7段階**　影響評価；各段階で設定した目標値の達成状況を評価する。

・**第8段階**　成果評価；第1段階，第2段階で設定された目標値の状況を評価する。

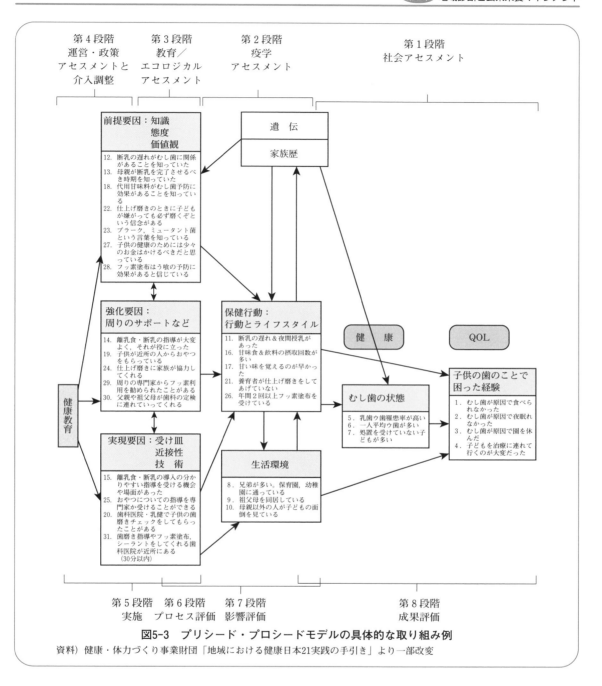

図5-3　プリシード・プロシードモデルの具体的な取り組み例

資料）健康・体力づくり事業財団「地域における健康日本21実践の手引き」より一部改変

歯科衛生に関する具体的な適用例を図5-3に示しておく。

2 公衆栄養アセスメント

❶ 公衆栄養アセスメントの目的と方法

（1）公衆栄養アセスメントの目的

　公衆栄養におけるアセスメントとは，公衆栄養活動を実施するに当たって，対象となる集団（コミュニティ）の健康や栄養状態の現状を把握・分析し，対象者が直面している栄養や食生活の課題やニーズを明らかにして，課題やニーズに対する対策や効果的な計画策定を検討するために行うものである。公衆栄養活動の中心的な担い手である行政栄養士は，限りある予算や社会資源の中で，図5-4のように成果のみえる施策に取り組むために，地域社会，食，身体の構造を分析する能力が求められている。

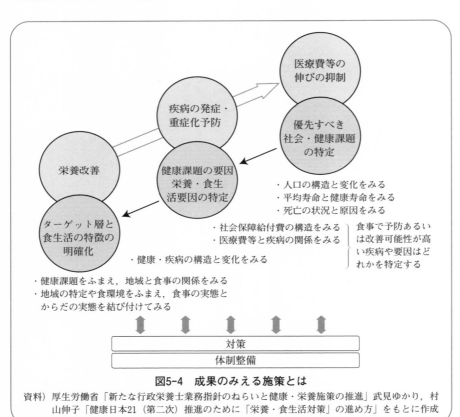

図5-4　成果のみえる施策とは

資料）厚生労働省「新たな行政栄養士業務指針のねらいと健康・栄養施策の推進」武見ゆかり，村山伸子「健康日本21（第二次）推進のために「栄養・食生活対策」の進め方」をもとに作成

（2）公衆栄養アセスメントの方法

　公衆栄養アセスメントの重要なポイントとして，地域診断や地域観察があげられる。国・都道府県・市町村が実施している調査等の統計資料を分析したり，実際地域を歩いて住民の暮らしぶり等を観察したりすることも重要である。アセスメントは，社会調査法を用いて行うのが一般的であり，図5-5のように実態調査と文献調査に分けることができる。

128

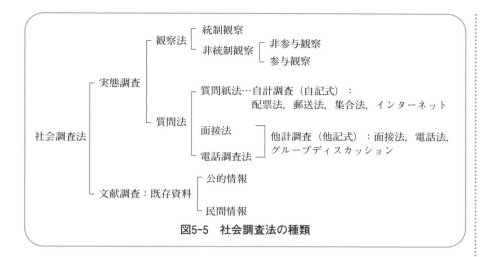

図5-5　社会調査法の種類

　アセスメントの視点として，人口の構造と変化，平均寿命と健康寿命，死亡の状況と原因，社会保障給付費の構造，医療費と疾病の関係，健康・疾病の構造と変化，疾病・食事と地域の関係，などがあげられる（図5-4）。具体的な公衆栄養アセスメントの項目と指標例を表5-1に示す。アセスメントの項目として，QOL，健康・栄養状態，食物摂取状況，食行動，食知識・態度・スキル，食環境，周囲の支援，自然・社会環境があげられる。

❷ 食事摂取基準の地域集団への活用

　食事摂取基準は，地域集団の食事摂取状況のアセスメントや食事改善の計画・実施および実施後の評価を行うための基準となる資料である。食事摂取基準を活用する場合は，PDCA サイクルに基づく活用を基本とする。食事摂取状況のアセスメントでは，エネルギー・栄養素の摂取量が適切かどうかを評価する。食事評価に基づき，食事改善計画を立案，実施し，それらを検証する際の食事評価にも食事摂取基準を活用する。検証結果から改善点をふまえ，次の計画へとつなげていく。

　集団の食事改善を目的とした食事摂取基準の活用の基本的概念を図5-6に示した。集団の場合は，対象となる集団の摂取量の分布やBMIの分布と食事摂取基準の指標から，摂取不足や過剰摂取の可能性がある人の割合等を推定する。個人の場合と異なり，"分布"や"割合"を求めてアセスメントを行う。摂取不足や過剰摂取の可能性がある人が食事摂取基準の適正範囲内に入るように，また生活習慣病の予防のための適切なエネルギーや栄養素摂取量について目標とする値を提案し，食事改善の計画・実施につなげる。また，目標とするBMIや栄養素摂取量に近づけるためには，そのための食行動・食生活や身体活動に関する改善目標の設定やそのモニタリング，改善のための効果的な各種事業の企画・実施等，公衆栄養計画の企画や実施，検証もあわせて行うこととなる。

　集団の食事改善を目的とした食事摂取基準の活用による食事摂取状況のアセス

表5-1　公衆栄養アセスメントに用いる項目と指標例

項目	指標例	調査方法
QOL	生きがい，価値観，健康観，満足度	質問法
健康・栄養状態	平均寿命，健康寿命，罹患率，有病率，要介護状況 健診受診率，健康意識　身体状況（身長，体重，腹囲，皮下脂肪厚など）　生化学検査（血中中性脂肪，血中コレステロール，HbA1c，尿中ナトリウム・カリウムなど）	既存資料 身体計測 臨床検査
食物摂取状況	エネルギー・栄養素摂取量，脂肪エネルギー比率，食塩摂取量，食品群別摂取量など	食事調査 質問法
食行動	食事時間，所要時間，共食者，欠食・外食の状況　食物の入手方法，調理頻度，調理方法　健康・食情報の入手方法　など	質問法 観察法
食知識・態度・スキル	料理・栄養素の知識，料理の組み合わせ，適正体重の知識　嗜好，自己効力感，行動変容段階，食事改善意欲など　献立作成，調理技術，食品保存方法，栄養成分表示の活用など	質問法 観察法
食環境	（フードシステム；食物へのアクセス）　食料品店（スーパー，コンビニエンスストア），地産地消，食品加工，給食施設での提供メニュー，食品販売・飲食店におけるヘルシーメニュー提供状況，配食サービスなど　（食情報システム；情報へのアクセス）　インターネット，マスコミ，関係機関からの情報提供，栄養成分表示など	質問法 観察法 文献調査
周囲の支援	家族・友人・職場・学校の協力の有無　学校・地域・職場での食育の取り組み状況	質問法　観察法 文献調査
自然・社会環境	気候，風土，地理的条件　交通，住環境，産業，所得，就労状況　教育施設，医療機関，運動施設，文化施設伝統的文化，行事	質問法　観察法 文献調査

〔食事摂取状況のアセスメント〕

集団の摂取量やBMIの分布と食事摂取基準の指標から，摂取不足や過剰摂取の可能性がある人の割合等を推定

〔食事改善の計画と実施〕

摂取不足の人の割合をできるだけ少なくし，過剰摂取の人の割合をなくし，生活習慣病の発症予防につながる適切なエネルギーや栄養素の摂取量について目標とする値を提案

公衆栄養計画の企画と実施，検証（目標とする値に近づけるための食行動・食生活に関する改善目標の設定やそのモニタリング，改善のための効果的な各種事業の企画・実施等）

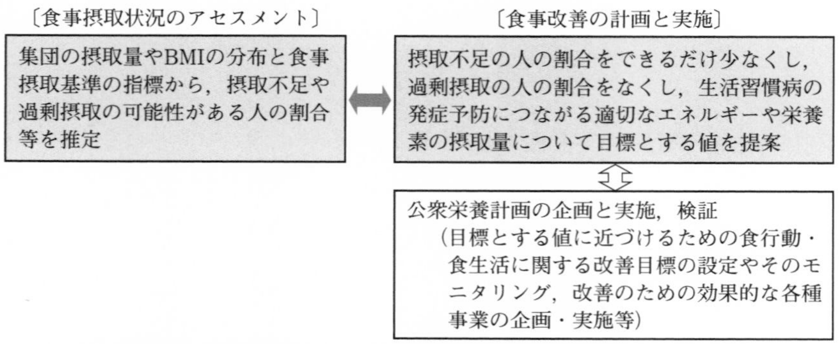

図5-6　集団の食事改善を目的とした食事摂取基準の活用の基本的概念

資料）厚生労働省「日本人の食事摂取基準（2020年版）」策定検討会報告書

メントについて図5-7に示す。食事摂取状況のアセスメントで注意すべき点は，食事調査結果には食事調査法に起因する測定誤差があることをふまえて集団の摂取量の分布を検討すること，また「正規分布」，「分散」といった統計学の用語を

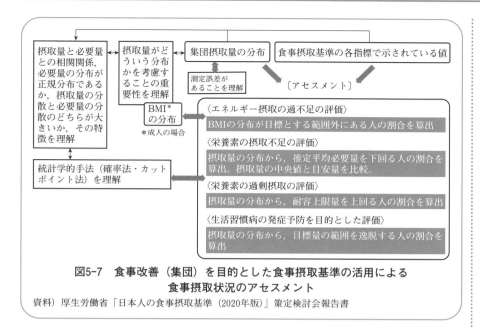

**図5-7　食事改善（集団）を目的とした食事摂取基準の活用による
食事摂取状況のアセスメント**

資料）厚生労働省「日本人の食事摂取基準（2020年版）」策定検討会報告書

よく理解することが必要である。

　対象集団の栄養素等摂取量の分布に対して食事摂取状況のアセスメントや食事改善の計画・実施後の評価を行う際には，①エネルギー摂取の過不足の評価，②栄養素の摂取不足の評価，③栄養素の過剰摂取の評価，④生活習慣病の発症予防を目的とした評価の視点で食事摂取基準を活用するが，それぞれの評価の目的ごとに用いる指標が異なっていることに留意する（表4-7参照）。

（1）エネルギー摂取の過不足の評価

　エネルギーの指標として「推定エネルギー必要量」が示されているが，成人（18歳以上）においては参考として活用し，体重変化量や目標とするBMIの範囲（表5-2）を基準として評価する。

（2）栄養素の摂取不足の評価

　「推定平均必要量」または「目安量」で評価をする。個人の場合と異なり「推奨量」は用いない。

（a）推定平均必要量が算定されている栄養素

　推定平均必要量を下回る人の割合を算出する。これには，確率法とカットポイント法がある。確率法は正しい割合が求められるが，利用可能な条件が整うことはまれであるため，簡便法であるカットポイント法を用いることが多い。推定平均必要量を下回る人の割合と不足している人の割合が等しくなる理由を図5-8に示した。

（b）目安量が算定されている栄養素

　食事調査から得られた栄養素摂取量の中央値と目安量を比較する。目安量は，

表5-2　目標とする BMI の範囲

年齢　（歳）	目標とする BMI　（kg/m^2）
18～49	18.5 ～24.9
50～64	20.0 ～24.9
65～74	21.5 ～24.9
75以上	21.5 ～24.9

資料）厚生労働省「日本人の食事摂取基準（2020年版）」策定検討会報告書

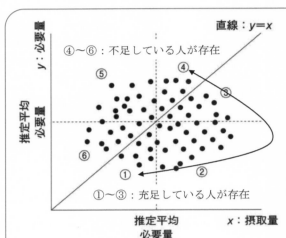

条件
・個人が自分の必要量を知り得ないと仮定すると，集団における摂取量と必要量の関連はない
・摂取量と必要量のそれぞれの分布は正規分布に従う
・必要量の分散（データのばらつき具合）は摂取量の分散より小さい
・摂取量の平均値が推定平均必要量付近にある
・y＝x，x＝推定平均必要量，y＝推定平均必要量を表す直線を加える

領域①と領域④に存在する人数はほぼ同じと考えられるため，領域①と領域④を入れ替えると，x＝推定平均必要量の左側に不足している人が集まることになる。すなわち，推定平均必要量を下回る人の人数と不足している人の人数が等しいと考えることができる。
なお，カットポイント法では，対象集団において特定の誰が必要量を満たしているか，満たしていないかを判断することはできない。

図5-8　集団における食事摂取基準の評価を行うためのカットポイント法の概念
資料）厚生労働省「日本人の食事摂取基準（2020年版）」策定検討会報告書をもとに作成

栄養素の必要量を測定する方法が確立されていない栄養素，すなわち「推定平均必要量」が算定できない栄養素で設定されている。実際には，特定集団において“不足状態を示す人がほとんど観察されない量”として値が設定されている。基本的には，健康な日本人を中心として構成されている集団の栄養素摂取量の中央値が用いられている。目安量を用いる場合には，食事調査結果から得られた摂取量の中央値が目安量以上かどうかを確認する。摂取量の中央値が目安量未満の場合には，不足状態にあるかどうか判断できない（図5-9）。

（3）栄養素の過剰摂取の評価

耐容上限量を用いて，測定値の分布から過剰摂取の可能性を有する人の割合を算出する。

（4）生活習慣病の発症予防を目的とした評価

目標量を用いて，測定値の分布から目標量の範囲を逸脱する人の割合を算出する。

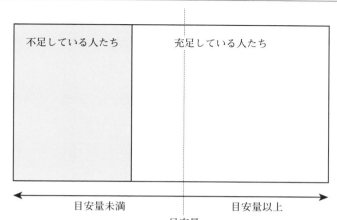

不足している人たち	充足している人たち

目安量未満　　　　　　　　　目安量以上

目安量
習慣的な摂取量

目安量は不足状態がほとんど観察されない量であることから，集団の評価において，習慣的な摂取量の中央値が目安量未満である場合は，充足している人と不足している人が存在していることになるため，不足状態にあるかどうか判断できない。

図5-9　目安量を用いた評価の概念図
(不足状態にあるかどうか判断できない理由)

資料）佐々木敏著「食事摂取基準入門そのこころを読む」同文書院，2010年一部改変

❸ 地域観察の方法と活用

　地域をアセスメントするためには，地域を観察して，そこに暮らす住民の現状を把握することが重要である。社会調査法では，実態調査の1つの方法として観察法がある（図5-5）。観察法には，統制観察と非統制観察がある（表5-3）。また地域観察を行うには，コミュニティ・アズ・パートナーモデルが参考となる。このモデルは地域を構成する人々に加え，地域の情報を8つの要素に分けて整理しており，以下にあげる視点で観察を行うとよい。

地域を構成する人々（人口動態，世帯構成，就業状況など）

・物理的環境（地理的条件や住環境など）

・経済（基幹産業，地場産業，流通システムなど）

・政治と行政（行政組織，政策，財政力，住民参加など）

・教育（学校教育機関，社会教育機関など）

・交通と安全（治安，災害時の安全，ライフライン，交通など）

・コミュニケーション・情報（地区組織，通信手段，近隣関係など）

・レクリエーション（レクリエーション施設と利用状況など）

・保健医療と社会福祉（医療システム，保健システム，福祉システムなど）

表5-3　観察法の種類と特徴

種類	内容等	特徴
統制観察	調査対象者や観察方法に条件を設定（統制）して，その条件に従って観察する方法	正確で客観的な観察を行うことができる。 データが数量化できる。 人々の行動の観察のために条件を統制することは困難であることが多いため，地域のような規模が大きい集団の観察に用いるのは難しい。
非統制観察 調査対象者や観察方法に条件を設定せず，対象者のあるがままの姿をとらえる方法	参与観察 調査者が調査対象の集団の生活に溶け込んで観察をする方法	生活をともにするため，対象集団の内面をとらえることができ，正確性が高い方法である。
	非参与観察 調査者が第三者として，調査対象をありのままに直接観察する方法 （例）視察・参観など	全体的な雰囲気や外観などの表面的な観察となり，調査対象の内面までとらえることが難しい。

❹ 質問調査の方法と活用

　質問調査は，集団の実態を把握するためによく使用される方法である。質問調査（質問法）には，質問紙法，面接法，電話調査法がある（図5-5）。質問紙法は文書によって質問し，文書で回答してもらう方法である。一般的に対象者が自分で回答する自計調査（自記式）である。一方，面接法，電話法およびグループディスカッションは，口頭で質問し，口頭で回答してもらう方法である。面接担当者や電話をかけている者等が対象者の回答を聞き取って記入するため他計調査（他記式）となる。それぞれの方法で利点，欠点があるため，各方法の特徴（表5-4）を十分理解し，対象者の状況も考慮した上で，どの方法を選択するかを決定する。

❺ 既存資料の活用の方法と留意点

　既存資料には，国などの公的機関が公表している公的情報，民間情報，研究論文などがある。公衆栄養活動を行うに当たって，健康日本21（第二次）で示されている現状値や目標値，国民健康・栄養調査結果，人口動態統計など，様々な統計調査結果を用いてアセスメントや計画策定に活用する。公衆栄養と関連が深い公的情報として，表5-5に示した資料がある。

　既存資料を活用するときの留意点として，何年に行われた調査であるか，調査主体はどこか，どのような調査方法を用いているか，既存資料を活用したい対象集団と既存資料の調査対象集団との特徴が類似しているかどうかを検討する必要がある。また，特に民間情報を活用する場合には，資料内容の信頼性を確認することも重要である。

表5-4　質問調査の種類と特徴

調査方法		概　要	利　点	欠　点
自計調査	配票法（留め置き法）	調査員が対象者に質問票を配布し，対象者が記入後に調査員が再度訪問し，回収する方法	・質問票を用いるため，時間と費用が少なく，効率的である。 ・無記名での調査が可能であるため，事実を回答してもらいやすい。 ・回収率が比較的高い。	・質問の意味を誤解する場合がある。 ・対象者本人が回答したか不明である。 ・身近な人の影響を受けやすい。 ・訪問数が多いと人的費用がかかる。
	集合法	対象者に特定の場所に集まってもらい，回答方法などを説明後に一斉に回答してもらう方法	・短時間に多数の対象者に調査が実施できる。 ・その場で質問票を回収できるため，回収率が比較的高い。	・質問の意味を誤解する場合がある。 ・他人の影響を受けやすい。
	郵送法	質問票を対象者に送付して，記入後に返送してもらう方法	・調査地域を限定することなく実施できる。	・回収率が低い。 ・回収に時間がかかる。 ・対象者本人が回答したか不明である。 ・身近な人の影響を受けやすい。
	インターネットによる方法	Eメールで対象者宛に質問票を添付配信したり，WEBに質問票を掲載しておき，対象者に回答してもらう方法	・郵送法に比べ，費用の軽減になる。 ・WEBに記入してもらう方法では，回答者の匿名化が可能である。	・Eメールでの回答の匿名化が難しい。 ・インターネット環境を有する対象者に限定される。
他計調査	面接法	調査員が対象者と面接して聞き取る方法	・質問の意味を問い返して理解してもらうことができる。 ・短時間にその時点での意識や意見を聞き出すことが可能である。	・調査員によるバイアスがかかる可能性がある。 ・時間と費用がかかる。 ・対象者が特定されてしまう。
	電話法	調査員が対象者に電話をかけ，質問票に従って質問し，調査員が回答を記入する方法	・質問の意味を問い返して理解してもらうことができる。 ・短時間にその時点での意識や意見を聞き出すことが可能である。	・調査員によるバイアスがかかる可能性がある。 ・長時間にわたる詳細な質問ができない。
	グループディスカッション	ある属性を共有する集団にインタビューをしたり，自由に話してもらう方法	・対象者の生の声を得ることができる。 ・他のメンバーとの相互作用で，本音や新しい意見が出る。	・司会により討論の質が左右される。

❻ 健康・栄養情報の収集と管理

　現代社会においては，インターネット等を活用すれば，非常に多くの健康・栄養情報を得ることができる。得られた情報を活用するためには，信頼できる情報源であるか，情報の信憑性すなわちEBN（Evidence－based Nutrition; 科学的根拠に基づく栄養学）に基づいた情報であるかを的確に判断する能力が求められる。

　公衆栄養活動では，個人情報を取り扱うことが多いため，倫理的な配慮に十分留意すべきである。また調査データの管理には個人情報の守秘義務に十分注意すべきである。個人情報を取り扱う時には個人が特定できないようにデータを管理

表5-5　公衆栄養アセスメントに関連が深い統計資料

区分	調査名	内容	調査間隔	標本など	関係省庁
人口・世帯	国勢調査	性別，年齢，就業状態，世帯員数など	5年ごと	全数	総務省
	人口動態調査	出生・死亡・婚姻・離婚及び死産に関わる人口動態，死因別死亡数，死亡率など	毎年	全数	厚生労働省
	生命表	ある期間における年齢別死亡率が今後変化しないと仮定したときの各年齢の者の平均余命や死亡率など	完全生命表：5年ごと 簡易生命表：毎年	全数	厚生労働省
疾病状況	患者調査	推計患者数，受療率，平均在院日数など	3年ごと	全国の医療施設から層化無作為抽出	厚生労働省
	国民医療費	医科診療や歯科診療にかかる診療費，薬局調剤医療費，入院時食事・生活医療費，訪問看護医療費など	毎年	当該年度内の医療機関等における保険診療の対象となり得る傷病の治療に要した費用を推計	厚生労働省
	感染症発生動向調査	感染症の予防及び感染症の患者に対する医療に関する法律（感染症法）に規定された感染症の患者発生状況（報告数，推移など）	毎週，毎年	全数把握　定点把握	厚生労働省
	食中毒統計調査	食中毒の病因物質，原因食品，患者数，死者数など	毎月	届け出のあった食中毒事件票の集計　全数	厚生労働省
	国民生活基礎調査	世帯状況，所得状況，健康（自覚症状，通院状況，健康意識，悩みやストレス，こころ，睡眠・休養，飲酒，喫煙，健診・人間ドックの受診，がん検診受診）	毎年　3年ごと（大規模調査；健康・介護・貯蓄）	全国の世帯及び世帯員から層化無作為抽出	厚生労働省
健康・食生活	国民健康・栄養調査	身体状況（身長，体重，腹囲，血圧，血液検査など），栄養摂取状況（世帯状況，食事状況，食物摂取状況，1日の身体活動量），生活習慣状況（食生活，身体活動，休養（睡眠），飲酒，喫煙，歯の健康など生活習慣全般）	毎年	国民生活基礎調査対象者から層化無作為抽出された地区の1歳以上の世帯員	厚生労働省
	学校保健統計	発育状態（身長，体重），健康状態（栄養状態，視力，聴力，歯・口腔の疾病・異常，心臓の疾病・異常など）	毎年	層化無作為抽出された学校の児童・生徒	文部科学省
	乳幼児身体発育調査	体重，身長，胸囲，頭囲，運動・言語機能，栄養法，母の状況など	10年ごと	層化無作為抽出された乳幼児	厚生労働省
	家計調査	家計の収支　消費支出（食料；穀類，魚介類などの各食品分類ごとの支出額，外食の支出額など）	毎月	全国の世帯から層化無作為抽出	総務省
	食料需給表	食料需給の動向，供給純食料，供給熱量，供給たんぱく質，供給脂質　食料自給率算出の基礎資料	毎年	FAOの食料需給表作成の手引に準拠	農林水産省
保健・福祉行政	衛生行政報告例	精神保健福祉関係，栄養関係，衛生検査関係，生活衛生関係，食品衛生関係，医療関係，薬事関係，母体保護関係，難病・小児慢性特定疾病関係など	毎年	都道府県，政令指定都市，中核市	厚生労働省
	地域保健・健康増進事業報告	地域保健事業（母子保健，健康増進，歯科保健，精神保健福祉，衛生教育，職員の配置状況など）の状況，健康増進事業（健康手帳の交付，健康診査，機能訓練，訪問指導，がん検診など）の状況	毎年	全国の保健所及び市区町村	厚生労働省
	介護保険事業状況報告	第1号被保険者数，要介護（要支援）認定者数，介護予防サービス受給者数，施設サービス受給者数など	毎月，毎年	介護保険者全数	厚生労働省

し，データ収集目的以外に使用されることがないようにする。

なお，収集した情報は，地域の実態や課題を地域住民と共有するために情報提供をすることも重要である。

3 公衆栄養プログラムの目標設定

❶ 公衆栄養アセスメント結果からの状況把握

対象地域や対象集団に関する情報収集とアセスメント結果から，地域や集団の特徴を把握し，特に栄養・食生活や健康に関して結果の分析を行い，課題を抽出，目標設定へとつなげていく。アセスメント結果から状況把握をする際には，既存資料を有効に活用し，対象者の現状と比較するとよい。「「地域における行政栄養

表5-6 既存資料の有効活用と地域の現状把握のための視点

課題分析のプロセス		視点	現状把握の例
健康課題の要因　栄養・食生活の特定	優先すべき社会・健康課題の特定	人口の構造と変化をみる	・人口規模と高齢化率のデータから，似た自治体を探す ・高齢化率の将来推計をみる ・年齢階級別人口の推移をみる
		平均寿命と健康寿命をみる	・平均寿命をみる ・健康寿命をみる ・平均寿命と健康寿命の差を計算する
		死亡の状況と原因をみる	・年齢調整死亡率をみる ・主な死因による死亡状況をみる ・主な死因による死亡状況を都道府県別にみる
		社会保障給付費の構造をみる	・社会構造の姿をとらえる ・医療費の推移と1人当たりの医療費をみる ・要介護認定者の状況をみる ・介護給付費の推移と1人当たりの費用額をみる
		医療費等と疾病の関係をみる	・受療率をみる ・特定健康診査・特定保健指導のデータを分析する ・65歳以上の医療費と疾患の状況をみる
	ターゲット層と食生活の特徴の明確化	健康の構造と変化をみる	・子どもと成人のデータをつなげる ・高齢者の肥満と低栄養傾向の状況をみる ・子どもの肥満・食習慣・運動習慣の状況をみる
		健康課題をふまえ，地域と食事の関係をみる	・疾病の状況をみる ・特定健康診査の結果から身体状況をみる ・地域と食事の関係をみる（栄養素摂取量，食品群別摂取量） ・食料品へのアクセス状況をみる ・地域と食事の関係をみる（総消費支出に占める食料費の割合，食品群別の食料費構成など）
		地域の特性をふまえ，食事の実態と身体の実態を結び付けてみる	・健康課題の要因となっている食習慣が起きている理由（問題となる年代，食品，食べ方とその理由など）を検討する

資料）厚生労働省 「「地域における行政栄養士による健康づくり及び栄養・食生活の改善の基本指針」を実践するための資料集—成果のみえる施策に取り組むために，地域社会・食・身体の構造をみる」 武見ゆかり，村山伸子「栄養・食生活対策の進め方」をもとに作成

士による健康づくり及び栄養・食生活改善の基本指針」を実践するための資料集
―成果のみえる施策に取り組むために，地域社会・食・身体の構造をみる―（厚
生労働省）」には，既存資料の有効活用と地域の現状把握のための視点が示され
ている（表5-6）。

❷ 改善課題の抽出

　対象地域や対象集団の健康・栄養上の問題が明らかになると，次に改善課題を
設定することになる。複数の健康課題があげられた場合には，それぞれの課題を
関連のあるもので結び付けて分類するとよい。改善課題を設定するときのポイン
トを以下にあげる。

　　・抽出された課題の重要性，必要性，緊急性を検討する
　　・課題解決に向けて実現可能かどうか
　　・それぞれの課題を長期課題・中期課題・短期課題に分類してみる
　　・課題を改善することによって，対象地域や対象集団の健康増進につながるか
　　・課題に対して，期待される改善効果と予算面とのバランスが取れるか
　　・既存の健康・栄養関連の具体的な取り組みがあるか

　課題は対象地域や対象集団の現在の健康・栄養水準と目標とする健康・栄養水
準の格差ととらえることができる。またこの格差をどのような方法でなくすかを
検討しながら目標設定につなげていく。

❸ 課題設定の目的と相互の関連

　課題設定の目的は，公衆栄養マネジメントの中で計画策定時における短期・中
期・長期目標を決めることにある。公衆栄養プログラムでは，身体所見の変化な
ど課題の改善効果が比較的短期間にあらわれる場合と，健康寿命やQOLの変化
などのように改善効果を検討するのに10～20年といった長期間を要する場合があ
る。長期・中期・短期それぞれの期間のとらえ方と目標との関係を表5-7に示す。

❹ 改善課題に基づく改善目標の設定

　目標には，定量的に数値で表す指標型目標と定性的に文で表す理念型目標にわ
けられる。目標の設定は，評価の際に量的な評価ができるよう，なるべく具体的
な数値で表す方がよい。指標型目標の設定が困難な場合に理念型目標を設定する。
　改善目標の設定は，長期・中期・短期それぞれの目標の期間によって設定の考
え方が異なる。

（1）長期目標の設定

　長期目標は，公衆栄養活動の最終目的であるQOLの向上や健康寿命の延伸を
達成するために最終的にめざす目標である。対象者の問題点をふまえて長時間か
けて改善していく理想的数値を設定する。

表5-7 目標の概要と指標項目例

目標の種類	長期目標	中期目標	短期目標
期間	10～20年	3～10年	1～2年
特徴	・QOL向上の達成や健康問題の解決など，事業実施による最終結果を評価するための目標	・健康問題に影響を及ぼす「行動とライフスタイル」および「環境」の要因を改善するための行動に関する目標 ・事業実施による影響を評価するための目標	・生活習慣や環境因子に影響を与える要因について，取り組みやすく，短期間で変化が期待できる目標 ・事業実施状況を評価するための目標
指標となる項目例	・健康寿命の変化 ・罹患率の変化 ・有病率の変化 ・死亡率の変化 ・医療費の変化 ・QOLの変化 など	・健診受診率の変化 ・受療行動の変化 ・生活習慣の変化 ・健康状態の変化 ・栄養素摂取量の変化 など	・身体所見・生化学的指標の変化 ・行動の変化 ・意識の変化 ・食知識・食態度・食スキルの変化 など

（2）中期目標の設定

中期目標は，対象者が日常の生活習慣として行動やライフスタイルが定着することを目指す目標である。優先課題の解決に向けて，対象集団のどのような行動やライフスタイルが変化すればよいか，対象者を取り巻く環境の中で，どの環境要因の改善が必要なのかという視点で考える。栄養改善計画の目標を設定する場合，食品の選択，食べ方などを改善するためのアプローチ法をふまえて考える。

（3）短期目標の設定

短期目標は，対象者の日常生活の中で達成しやすい改善をめざす目標である。対象者の食行動，ライフスタイルおよび食環境を改善するために，どのような知識・技術・意識形成・動機づけ・環境づくりが必要か，具体的な目標を設定する。

目標項目を設定する際には，優先課題としてあげた健康問題が生じている背景要因について，性，年齢層，職種など，対象者の情報をなるべく多く得るように心がける。また，健康課題と関連が深い食行動，食習慣や生活習慣を見出すことが重要である。その他，地理的な条件や食物へのアクセス（買い物の利便性，飲食店の数など）といった食環境の視点で分析することも大切である。

また，具体的な目標値を設定する際には，現状値（調査データ，統計資料など），予測値（経年変化），全国の平均値（統計資料），理想値（健康日本21の目標値，食事摂取基準など）を参考に，計画期間も考慮して達成可能な目標値を設定する。

❺ 目標設定の優先順位

目標を設定する際には，その目標が対象者の実態にどれくらい合ったものであるかを考え，優先順位をつけることが必要となる。優先順位をつけるときの基準

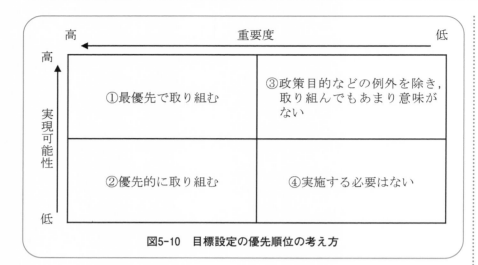

図5-10　目標設定の優先順位の考え方

は，改善課題の重要性や必要性を考慮し，実施可能性があるかどうかを検討する。改善課題の重要性や必要性とは，健康状態との関連の強さや健康状態への影響の強さのことである。実施可能性については，対象者が行動変容を起こしやすい（変わりやすい）かどうか，プログラムを実施する際に予算や人的・物的資源を確保できるかなどを検討する。これらを考慮して，重要度が高く，実施可能性が高い目標を設定することが必要である（図5-10）。

4　公衆栄養プログラムの計画，実施，評価

❶ 地域社会資源の把握と管理アセスメント

　公衆栄養プログラムは，保健・医療・福祉など関連分野の組織代表，地域住民や職域の代表などの協力のもとに展開することが効果的である。社会資源には，物質的・人的・情報的資源がある。公衆栄養プログラムに関連する地域の代表的な社会資源を表5-8に示す。公衆栄養活動に関連する社会資源の状況を把握・管理し，有効に活用することがアセスメントする際に重要である。

❷ 運営面・政策面のアセスメント

（1）運営面のアセスメント

　実際にプログラムを運営していく際に，必要な資源，利用可能な資源，実施していく上での障害を確認する必要がある。

（a）必要な資源について

①時間：プログラムを実施するために，実施期間や頻度などから時間量を推定して，実際に実施可能な状況と照合して使える時間の確認を行う。

②人的資源（関係者・期間・職種）：どの時期にどの関係者や職種が何人必要であるかを月・週・日単位で把握して，どのように確保するかを検討する。

表5-8 公衆栄養プログラムに関連する地域の代表的な社会資源（例）

1. 保健医療関係	保健所，市町村保健センター，健康科学センター，病院，診療所，薬局など
2. 運動・健康増進関係	運動場，体育館，プール，スポーツクラブ，フィットネスクラブなど
3. 福祉関係	福祉事務所，社会福祉協議会，社会福祉施設，老人福祉施設，児童福祉施設など
4. 学校教育関係	教育委員会，学校，児童館，PTA など
5. 地域関係	町内会，自治会，子ども会など
6. 食糧生産・供給関係	農協，各種生産団体，販売店，各種食品企業など
7. 消費者関係	各種消費者団体など
8. 保健医療関連の職能団体	栄養士会，医師会，歯科医師会，薬剤師会など
9. マスメディア	通信社，新聞社，放送局など
10. ボランティア関係	食生活改善推進員（ヘルスメイト），健康推進員，保健推進員など

資料）健康・体力づくり事業財団「地域における健康日本21実践の手引き」（平成12年3月）より一部改変

③予算：必要な経費に対してどのくらいの予算があるかを確認する。経費として，人件費，設備・施設使用料，教材費，広報費，交通費などがある。

（ｂ）利用可能な資源について

①人材：必要なスタッフを確保できない場合は，同組織内の他部署の人材を探す，住民からのボランティアを募るなど検討が必要である。

②予算上の制約：予算が確保できない場合は，事業の縮小，次年度への繰り越しなどを行って対処する。

（ｃ）プログラム実施において障害となる要因の把握について

プログラム実施において，次のような障害を把握し対処する。

①事業計画についての会議：実施者間の合意を得るために行う。

②プログラムの目的：新旧計画の目的間に矛盾がないようにする。

③スタッフの手法：慣れた手法を用いる。

（2）政策面のアセスメント

公衆栄養プログラムは健康・栄養関連サービスとして主に行政機関によって実施されている。このため，計画策定に当たっては保健・医療・福祉・介護などの国や地方自治体における政策，公衆栄養関連法規，行政機関の関連計画，各種制度による保健事業，既在公衆栄養プログラムとの整合性を図る必要がある。

①国や地方公共団体による政策，公衆栄養関連法規との調整：現行の政策，法規，関連機関などを把握し，それらの中で計画を促進する要因または障害となる要因について事前に評価する。

②行政機関による関連計画との調整：関連計画と整合性をもつよう必要に応じて調整し，より効率的かつ効果的な計画とする。

③各種制度による保健事業との調整：他の保健事業と調整して，一貫性，欠落
　　　を確認する。

　　④既存プログラムとの調整：プログラム内容に重複や相反するものがないかの
　　　調整を図る。

❸ 計画策定

（1）体制づくりの必要性

　公衆栄養プログラム策定に当たっては，対象集団や地域の現状について情報収
集し，分析した結果をもとに栄養課題解決のために目的や目標を明確にして，対
象集団や地域のニーズに応じたプログラムを展開していくことが重要である。目
的や必要性についての共通認識を持ち，関連機関が協力・連携して地域住民を巻
き込んだ体制づくりとすることで，計画の実効性が高くなる。

（2）計画書の作成

　計画が具体的になった段階で，計画書を作成する。計画書は，関係者間の情報
共有のためにも必要である。計画書には，①プログラムの目的・目標，②対象者，
③実施方法，④期間，⑤人的資源，⑥物的資源，⑦予算，⑧評価方法などを盛り
込む。

　また，計画作成に当たっては①目的・目標の共有化，②優先順位の明確化，③
役割の明確化に留意する。

❹ 住民参加

　効果的にプログラムを実施するためには，住民の参加が重要である。住民自ら
が，プログラムに参画することにより健康づくりの意識や意欲を高めるとともに
多様な価値観や考え方が加わることによって計画に新しいアイディアが加わり，
健康づくり運動全体が活性化することが期待される。

住民参加は，次のような点で重要である。

　　①市民性が発揮できる。

　　②地域プログラムのあり方を考えることができる。

　　③健康な地域づくり・住みやすい地域づくりの機運を高めることができる。

　　④公共性に富んだものになる。

住民参加の形態には次の2つのパターンがある。

　　①行政主導型：政策決定の過程に関わる参加方法

　　②住民主導型：自主的な住民活動にみられる参加方法

　また，住民参加の視点を採り入れた計画策定のアプローチには，「課題解決型
アプローチ」と「目的設定型アプローチ」の2種がある（表5-9）。

❺ プログラムに関連する関係者・機関の役割

　地域における公衆栄養プログラムの実施に当たっては，保健所・保健センター

表5-9　課題解決型アプローチと目的設定型アプローチ

	課題解決型アプローチ	目的設定型アプローチ
内容	専門家が考えた理想の姿 ↓ 現状を把握 ↓ 課題の明確化 ← 目的の共有 ↓　　（住民参加） 計画策定（plan）	皆で考える理想の姿 ← 目的の共有 ↓　　（住民参加） 現状把握 ↓ 課題の明確化 ↓ 計画策定（plan）
利点	・実現可能な計画が策定できる ・比較的短時間で策定可能 ・関係者間の調整が容易 ・統計データに基づいた戦略策定が容易	・目的の共有化が図りやすい ・住民が「目的」の議論に参加できる
欠点	・専門家まかせになりやすい ・目的を意識した議論が少ない	・住民に高い意識が必要 ・事務局に一定以上の能力が要求される ・比較的時間がかかる ・関係者間の調整が困難 ・実現困難な計画になる場合

資料）健康・体力づくり事業財団「地域における健康日本21実践の手引き」（平成12年3月）より一部改変

などの行政機関，住民を取り巻く関係機関・団体，保健医療従事者，NPOやボランティアなどの機関の連携・協働が必要である。

　そのためには，市町村の健康増進に関わる管理栄養士・栄養士が中心となって，各々の役割を確認しながら，効率的な活動ができるようネットワークを整備しておくことが重要である。

　保健所の栄養士・管理栄養士の業務や役割は，「地域における行政栄養士による健康づくり及び栄養・食生活の改善について」（健発0329第9号）や「地域における行政栄養士による健康づくり及び栄養・食生活の改善の基本指針について」（健発0329第4号）に示されている。この基本指針（表3-1参照）は，地域における健康づくり及び栄養・食生活の改善を推進するに当たり，行政栄養士が，都道府県，保健所設置市及び特別区，市町村において，「健康日本21（第2次）」の推進を踏まえ，健康づくりや栄養・食生活の改善に取り組むための基本的な考え方とその具体的な内容を示したものである。

（1）保健所

　地域保健法により設置されている保健所は，地域保健対策の円滑な実施や総合的な推進を図ることを目的としており，医師・保健師・薬剤師・臨床検査技師など公衆衛生の専門家が配属されている。

（2）市町村保健センター

　地域保健法により設置されている市町村保健センターは，住民に身近な対人保健サービスを総合的に行う拠点であり，ライフサイクルをとおして一貫した保

健・医療・福祉のサービスを提供している。

（3）保健医療従事者

保健医療従事者とは保健医療サービスを提供する高度な専門技術も持つ者であり，医師，歯科医師，保健師，管理栄養士，薬剤師，臨床検査技師などがある。公衆栄養プログラムの実施に当たっては保健医療従事者による協力が不可欠である。

（4）ボランティア

食生活改善推進（ヘルスメイト）は地域の健康づくりのリーダーとして，食生活改善，生活習慣病予防などに積極的に取り組んでいるボランティア組織である。

市町村で開催される「食生活改善推進員の養成講座」を受け，修了したのちに任意で「市町村食生活改善推進員協議会」に入会して会員となる。その活動については，「食生活改善推進員の活動について」（健医健発第51号）に示されている。

その他のボランティアとして，母子保健推進員，ヘルスボランティア，愛育班員，介護予防サポーターなどがある。

（5）民間企業，関係団体，NPO

民間企業は公衆栄養活動への協賛や共同研究において関係団体（医師会，栄養士会，教育委員会，日本食生活協会，大学など）はその専門性を生かしての連携，協力者として，NPO（ボランティアや学術団体など）は幅広い活動で，公衆栄養活動を支援している。

（6）住民

先に述べたように，公衆栄養プログラムは住民の健康を目指しているので，住民自らが自分の健康について意識し，主体的に参加しなければ効果は期待できない。そのため，住民一人ひとりが自分の健康について意識し，問題点を認識して行動できるように，プログラムの実施者（行政関係者など）が支援を行う必要がある。

❻ 評価の意義と方法

評価はプログラムを見直し，改善することが目的であり，その情報がフィードバックされることが重要である。評価に役立つモデルで代表的のものが，グリーン（Green）のモデルで，評価を経過評価，影響評価，結果評価の3つに大別している。評価の流れを図5-11，評価の種類と内容を表5-10に示す。

（1）評価の種類

（a）経過評価（プロセス評価）

経過評価はプログラムがどのように実施されているかについて評価するものである。プログラムの初期に行う場合は，その後のプログラムの修正に活用し，後半に実施する場合は，次の段階のプログラムに活用する。

経過評価の項目は次のとおりである。

①プログラムの進捗状況（時間，予算の使用が計画どおり進行しているか）

②参加者の反応（知識が向上したか，満足しているか）

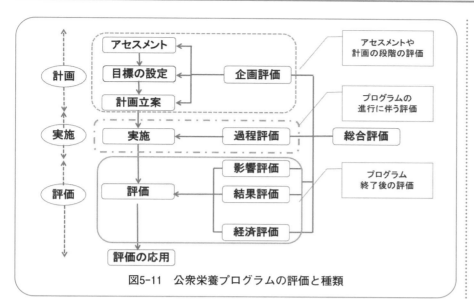

図5-11 公衆栄養プログラムの評価と種類

表5-10 評価の種類と内容

企画評価	アセスメント，目標設定，計画立案までの評価をする ・アセスメント：対象地域・集団に対するアセスメント，健康問題やその原因　についての分析，課題の優先位置づけなど ・目標設定：目標，到達可能性，達成時期など ・計画立案：対象者の選定，実施方法，人材確保，住民の参加状況，関係者や　関係機関との連携，必要な費用や時間など
過程評価	プログラムの実行に伴うプロセスを評価する
影響評価	短期的な目標の達成状況を評価する
結果評価	中・長期的な目標の達成状況を評価する
経済評価	費用に関する分析を行い，複数の公衆栄養プログラムの効率を評価する
総合評価	各評価間相互の関係を明らかにし，公衆栄養プログラム全体を評価する

③スタッフの反応（実施者としてプログラムの目的・内容を理解できているか）

④スタッフの能力（十分であるか）

⑤社会資源の活用状況（プログラム計画時に想定された社会資源の有効活用度）

⑥地域社会の反応（プログラムの受け入れ状況等）

（ｂ）影響評価

プログラムの対象者における行動と生活習慣の変化，それに影響を与える環境を評価する。すなわち，短期的な目標の達成状況を検証するための評価となる。

①対象者の意識や態度，技能，行動などの変化

②対象者に影響を及ぼす対象者の所属する組織の反応の変化

③周囲の支援や理解度の変化

④社会資源の利用度の変化

⑤環境要因の改善

（ｃ）結果評価（アウトカム評価）

　プログラムを実施した結果，健康状態やQOLの改善・向上にどの程度寄与したかを評価する。すなわち，中・長期的な目標の達成状況を検証するための評価となる。

　①疾病の罹患率，有病率，死亡率などの健康指標の変化

　②客観的および主観的な健康問題の解決

　③QOLを評価する指標の改善

（ｄ）経済評価

　制約された経費の範囲内でプログラムを実施するには，優先順位をつけて効果的な方法を選択する必要が出てくる。プログラムの優先順位や効果などを経済的に経費面で評価するのが経済評価である。経済評価の種類と内容を表5-11に示す。

（ｅ）評価結果のフィードバック

　評価結果を分析し，マネジメントサイクルの各段階にフィードバックすることで，より質の高いプログラムを実施することができる。

　また，評価結果や分析は報告書などにまとめる。これは，次の段階のプログラム策定時の資料や関連する公衆栄養プログラムの参考ともなり，プログラムにかかわるスタッフや参加者の技術向上や意欲向上にもつながる。

（２）評価のデザイン[1]

　研究を計画するに当たり，対象や介入方法，評価・測定方法，評価期間などを決めるための，様々な研究の種類がある。評価のデザインとして代表的なものは，次のとおりである。プログラムを計画する際に評価の方法についての計画もあわ

1）第4章第1節「栄養疫学の概要」参照。

表5-11　経済評価の種類と内容

	費用の指標	結果の指標	内　容
費用効果分析	金額	各種の効果	プログラムを用いて公衆栄養活動を行った場合，単位当たりの効果を得るために必要な費用を比較分析，費用÷効果 例）体重1kg減量（単位当たりの効果）にかかる費用
費用便益分析	金額	金額	プログラムの実施に要した費用とプログラム実行の結果もたらされた効果を共に金額で評価し，比較分析，便益－費用 例）糖尿病予防教室の開催により，削減した医療費
費用効用分析	金額	各種の効用	費用効果分析の効果の代わりに効用を用いるもの。この効用の代表的なものにQOL（生活の質）やQALY（健康余命の指標とされる質を調整した生存年数）がある。例）教育効果を生活の質に置き換える

せて行うようにする。

（a）記述疫学

疾病の発生頻度と分布を様々な要因（性別・年齢別・地域別・季節別など）ごとに記述して比較する研究方法である。

疾病発生のリスクファクターについて仮説を打ち出す基本的な疫学である。国民健康・栄養調査は記述疫学の代表的なものである。

（b）横断研究

横断研究はある集団のある一時点での疾病（健康障害）の有無と要因の保有状況を同時に調査し，関連を明らかにする方法である。曝露と疾患発生の時間的関係が不明なため，因果関係は明らかにはならない。

（c）生態学的研究（地域相関研究）

生態学的研究は分析対象を個人でなく，地域または集団単位（国，県，市町村）とし，異なる地域や国の間での要因と疾病の関連を検討する方法である。横断研究と同様，曝露と疾患発生の時間的関係が不明なため，因果関係は明らかにはならない。

（d）症例対照研究

疾病の原因を過去にさかのぼって探そうとする研究である。目的とする疾患（健康障害）の「患者集団（群）」と「その疾病に罹患していない集団（対象群）」に分け，この2集団の過去を既存の資料によって調査し，目的とする要因に曝露されていたかどうかを調べる研究である。指標としてオッズ比を使用する。

（e）コホート研究

疾病に罹患していない集団を，仮説として考えられる「要因を持つ集団（曝露群）」と「持たない集団（非曝露群）」に分け，疾病の発生状況を追跡し，疾病と要因の因果関係について調べるものである。前向きコホート研究（調査時から将来を追跡するもの）と，後ろ向きコホート研究（過去にさかのぼって調べるもの）とがある。指標として相対危険度や寄与危険度を使用する。

（f）無作為比較対照試験（RCT試験）

予防・治療の効果を科学的に評価するための介入研究である。対象者を無作為に「介入群（予防や治療行為を行う）」と「対照群（観察のみの群）」に分け，その後の健康現象（罹患率・死亡率）を両群間で比較するもの。Randomized Controlled Trial という英語を略した RCT と呼ばれることが多い。

Q5-1 プリシード・プロシードモデルにおける教育・エコロジカルアセスメントの要因とその例の組合せである。正しいのはどれか。1つ選べ。
(1)準備（前提）要因 ― 周囲からの支援
(2)準備（前提）要因 ― 起こした行動の継続への支援
(3)強化要因 ― 行動を起こす動機
(4)強化要因 ― 対象者のもつ知識
(5)実現要因 ― 社会資源入手の可能性

A5-1 (1)(2)いずれも誤り。ある行動をとった後に，他者から受ける報酬やフィードバックなどは，強化要因である。
(3)(4)いずれも誤り。知識，価値観，認識など，主に行動への動機づけに関する要因は準備（前提）要因である。
(5)正しい。

正解 （5）
（管理栄養士国家試験第28回 170）

Q5-2 高血圧の一次予防を目的とした公衆栄養プログラムの目標設定に関する記述である。誤っているのはどれか。1つ選べ。
(1)食塩摂取量の平均値を低下させる。
(2)野菜・果物摂取量の平均値を上昇させる。
(3)血圧降下剤を内服する者の割合を増やす。
(4)ボランティアによる減塩普及活動の回数を減らす。
(5)減塩メニューを提供する飲食店の数を増やす。

A5-2 (1)(2)(4)(5)いずれも正しい。一次予防は，疾病の予防や健康の保持・増進の疾病前段階が対象である。
(3)誤り。血圧降下剤の内服は疾病の治療にあたるため，二次予防に該当する。

正解 （3）
（管理栄養士国家試験第30回 158）

公衆栄養プログラムの展開

1 地域特性に対応したプログラムの展開

❶ 健康づくり

　国は国民の健康づくり対策として，第3次国民健康づくり運動である「健康日本21」を行い，その評価を基に2013（平成25）年度から2022（令和4）年度までの10年の間において「21世紀における第二次国民健康づくり運動健康日本21（第二次）」が策定された。その目標項目は，①健康寿命の延伸と健康格差の縮小の実現に関する目標，②主要な生活習慣病の発症予防と重症化予防の徹底に関する目標，③社会生活を営む必要な機能の維持・向上に関する目標，④健康を支え，守るための社会環境の整備に関する目標，⑤栄養・食生活，身体活動・運動，休養，飲酒，及び歯・口腔に関する生活習慣及び社会環境の改善に関する目標があげられている。そこで，今回は，健康づくりに特に関係深く，大きく関係する目標項目の一部について概説していく。「21世紀における第二次国民健康づくり運動健康日本21（第二次）」の概念図を図6-1に示す。

1) 第3章第6節「国の健康増進基本方針と地方計画」参照。

（1）健康寿命の延伸と健康格差の縮小の実現に関する目標[1]

（a）健康寿命の延伸（日常生活に制限のない期間の平均の延伸）

　策定時（平成22年）での男性の平均寿命が79.14年，女性が86.39年であり，それに対して健康寿命（認知症や寝たきりにならない状態で生活できる期間）はそれぞれ70.42年，女性73.62年である。それぞれ平均寿命[2]との差は男性が約9年と女性は12年であった。さらに平均寿命が今後延伸する可能性があるために，男女とも健康寿命との差が大きくなる可能性がある。そのため，この平均寿命の増加分を上回り健康寿命を平均寿命と同じにするように目標が策定されている。

2) 各々の年齢の者が後何年生きられるかを平均余命といい，0歳児の平均余命を平均寿命という。

（b）健康格差の縮小（日常生活に制限のない期間の平均の都道府県格差の縮小）

　現在は，都道府県での健康寿命と格差が，約3年差あり都道府県で格差がみら

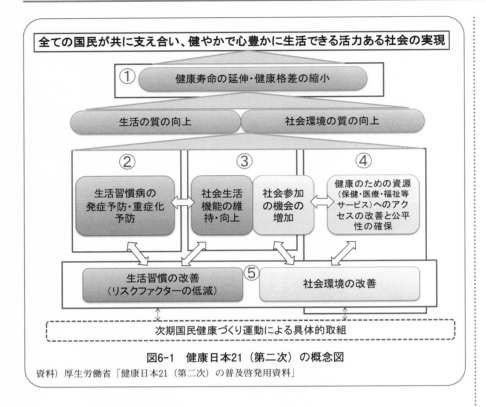

図6-1　健康日本21（第二次）の概念図

資料）厚生労働省「健康日本21（第二次）の普及啓発用資料」

れる。そのために全国民がどの地域で生活をしても健康で幸せに暮らせるために都道府県格差の縮小が策定されている。

（２）主要な生活習慣病の発症予防と重症化予防の徹底に関する目標

（a）がん

　平成30年度では，死亡者数の約30％以上は悪性新生物（がん）であり，死亡原因の１位である。そのがんの発症原因は，食事，肥満，喫煙，飲酒，運動不足などの生活習慣によるものが70％以上を占めているの現状である。喫煙は，喫煙者自体の肺がん罹患率や受動喫煙による肺がん罹患率を数倍から数十倍上昇させる。さらに舌がん，喉頭がん，食道がん，大腸がんなどの発症率を有意に上昇させる。また牛・豚などの肉食の食事は，大腸に長時間滞留することにより，大腸を刺激し，大腸がんを引き起こす。近年では，乳がんの発症率は，食生活と大きく関係している。がんは，早期発見，早期治療において，５年生存率，10年生存率が飛躍的に上昇する。そのためにはがん検診の受診率の向上が必要である。

（b）循環器疾患

　循環器疾患とは，血液を全身に循環させる臓器である心臓や血管などが正常に働かなくなる疾患のことである。例えば，急性心筋梗塞などの虚血性心疾患や心不全などの心疾患や高血圧，脳血管疾患（脳梗塞・脳出血・くも膜下出血）などがあげられる。心疾患は日本における死亡原因の第２位であり，脳血管疾患は第３位である。心疾患においても脳血管疾患と同様に健康寿命を縮める。さらに脳

血管疾患は，脳血管認知症の危険因子で有り，認知症発症リスクを上昇させ，健康寿命を縮める。そのために健康寿命の延伸を図るためには循環器疾患の減少が重要である。

　また循環器疾患全体にかかる医療費は国民医療費の30％（平成30年）を占め，第1位となっている。生活習慣の改善による予防だけでなく，治療が長期化すると，患者の経済的負担が大きくなり，生活が苦しくなり生活の質（QOL）が低下するためにQOL向上も重要視されるようになっている。環器疾患の中にはうつ病を発症している人も少なくない。うつ病になると循環器疾患の再発や予後によくない影響がある。このように，循環器疾患は，精神疾患発症にも関与し，両疾患には強い相関がある。さらに喫煙が循環器障害を引き起こすこともよく知られている。

　循環器疾患で，重要な血管変化は動脈硬化である。動脈硬化は，比較的太い動脈にコレステロールなどの脂質が沈着することにより始まる。コレステロールの沈着は，18歳ぐらいから始まっているという。血清LDL-コレステロール値や中性脂肪値が高値，HDL-コレステロール値の低値である異常症などの人は，動脈硬化が起こりやすく，高血圧を引き起こす。また，高血圧からも動脈硬化や脳血管疾患，心疾患などの循環器疾患を引き起こす。

　生活習慣によるメタボリックシンドロームは脂質異常症や高血圧，動脈硬化などを引き起こし，脳血管疾患，心疾患の発症リスクを上昇させる。

　このような循環器疾患を減少させるためには，喫煙者の減少，高血圧の改善，脂質異常の減少，メタボリックシンドロームの該当者及び予備軍の減少が急務である。また，特定健康診査・特定保健指導の実施率の向上は循環器疾患の発症予防または改善，重症化予防には必要である。

（c）糖尿病

　糖尿病は，大きく分けると自己免疫疾患でインスリン量が絶対的に不足する1型糖尿と生活習慣により発症する2型糖尿病に分かれる。ここでは2型糖尿病について記述し，糖尿病と記載する。平成28年国民健康・栄養調査によれば糖尿病患者は，「糖尿病を強く疑われる者」は1,000万人であり，その比率は男性16.3％と女性9.3％であり，男性が多い。「糖尿病の可能性を否定できない者」の割合は，1000万人と推計される。その割合は，男性12.2％，女性12.2％であり男女差は見られない。「糖尿病を強く疑われる者」は，平成9年以降増加している。しかし，「糖尿病の可能性を否定できない者」の割合は平成19年以降減少傾向に転じている。治療の現状としては，「糖尿病を強く疑われる者」のうち，治療を受けている者の割合は76.6％である。男女ともに有意に増加している。しかし，働き盛りである40歳代男性が治療を受けている割合がどの年代よりも低値である。この年代での治療者と治療継続者の増加が重要である。

　糖尿病は，そこからくる合併症が大きな問題である。合併症は大きく①末梢神経障害，②糖尿病性網膜症，③糖尿病性腎症，④糖尿病性壊疽，⑤脳血管疾患

（循環器疾患），⑥虚血性心疾患（循環器疾患；心疾患）に分けられる。

　糖尿病性腎症は，新規透析患者導入率１位である。その新規導入者割合は約44％（2010年度）である。透析は１週間に２回から３回程度の通院と透析にかかる必要時間は４〜５時間が必要で有る。医療費は年間一人当たり500万円必要であると試算されている。このように透析導入でQOLが低下するばかりでなく，経済的にも厳しくなる。

　これらのことから，「健康日本21（第二次）」では次の項目をあげて，目標を設定している。

合併症，特に糖尿病腎症による年間新規透析導入患者数の減少
　　策定時（平成22年）16,247人→令和４年度目標15,000人
治療継続者の割合の増加
　　策定時（平成22年）63.7％→令和４年度目標75％
糖尿病有病者の増加の抑制
　　策定時（平成19年）890万人→令和４年度目標1,000万人

（d）COPD
　COPD（慢性閉塞性肺疾患）は，慢性気管支炎と肺気腫の総称である。COPDの大きな原因は，長期の喫煙による。喫煙によりタバコに含まれる有害物質が，気管支や肺に炎症を引き起こす，気管支と肺の慢性炎症疾患である。喫煙習慣がある中高年に主として発症する生活習慣病の一つである。患者は男性が多い。女性患者も近年増加している。わが国の患者数は，約530万人と推定されている。その大多数は，未受診，未治療で有り，厚生労働省調べの平成27年人口動態調査によれば日本人の死因別順位では男性では８位，女性10位である。喫煙者の15〜20％がCOPDを発症する。タバコの煙を吸入すると気管支に炎症がおき，たんやせきを繰り返す。その結果，気管支が狭くなり１回当たりの吸入する空気量が減少する。また，肺では空気を貯め，酸素と二酸化炭素を交換する肺胞が破壊され，肺気腫になる。酸素の取り込みと二酸化炭素の排気が減少し，呼吸器機能が低下する。COPDは，治療により良くなることはなく，進行を止め，いかにQOLを下げないかを目的とした保存的治療を行う。COPDを発症すると歩行時，階段昇降，運動時に息切れを感じる労作時呼吸困難や，持続・継続性のせき，たんが特徴的である。COPD患者は，肺炎などの感染症や喘息や発作性呼吸困難で死亡することも少なくない。そのために認知の向上と向上による早期診断，治療が急務である。

（3）栄養・食生活，身体活動・運動，休養，飲酒，及び歯・口腔に関する生活習慣及び社会環境の改善に関する目標（第３章参照）

（a）飲酒
　飲酒により，体内に入ったアルコールの90％以上は肝臓で分解される。そのた

めに，長年の飲酒者の肝臓は障害を受けてる。急激な大量飲酒や長期大量飲酒者は，肝疾患，脳疾患やがんなどの多くの疾患と関連している。持続的にアルコール摂取する肝臓に脂肪が蓄積し，肝炎，肝硬変から最終的に肝臓がんに進行する。また飲酒は，食道炎，胃炎，胃潰瘍，咽頭がん，食道がん，大腸がんを引き起こす。わが国では，アルコール消費量と消費者数は近年減少傾向にある。未成年者の飲酒者数も減少傾向にある。しかし，大量飲酒者数は改善せず，逆に増加傾向にある。さらに初めて飲酒を行った年齢においても徐々に低年齢化している。大量飲酒や飲酒の低年齢化は，アルコール依存症と深く関係している。また，低年齢からのアルコール飲酒は，アルコール依存症の発症率を増加させる。アルコール依存症は，意識障害，眼球運動障害，小脳失調などのウエルニッケ脳症を発症し，記憶障害を主としたコルサコフ症候群を引き起こしす。そのためにわが国では，2016年にアルコール飲酒の対策の一環として，アルコール健康障害対策推進基本計画が策定された。

（b） 歯・口腔の健康

　口腔は，ものを食べる機能や，会話しコミュニケーションを行う機能が備わっている。食べるには，歯で食物を噛み，飲み込むという動作を一連で行う。会話するときには，歯は，発音・発生に重要な働きをする。さらに綺麗な歯，歯列や歯肉は，美しさを表現する。う蝕や歯周病に代表される歯科疾患は，発症から進行により歯の喪失へとつながる。歯や口腔の健康を維持することは，食物を食べるということだけでは無く，食事や会話を楽しむなどの豊かな人生を送るための基礎となるものである。厚生労働省の報告によれば80歳の高齢者を対象とした調査より，歯の喪失が少なく，良く噛めている者は生活の質および活動能力が高く，運動・視聴覚機能に優れている。また，要介護者に対する調査では，口腔衛生状態の改善や咀嚼能力の改善は，誤嚥性肺炎の減少，ADL の改善に有効である。

　歯の喪失する原因は，大別すると歯周病とう蝕によるものが多く，歯の喪失の80％以上を占め，その半数以上は歯周病が原因であり，歯の喪失原因の第1位である。歯周病の有病率は，年代別に見ると30代から60代にかけて有病率が高い。糖尿病を患っている人は，健康な人より歯周病にかかりやすい。歯周病は，動脈硬化を進行させ循環器疾患を進行させる。最近では，母親の歯周病菌が胎盤を刺激し，胎児の成長に影響を与え，早期低体重児出産に関係しているのではないかと考えられている。さらに，喫煙が歯周病を促進させる一因であるとも報告されている。

　「8020運動」とは，1989年に厚生省と日本歯科医師会が「80歳になっても自分の歯を20本以上保とう」ということを目標に始まった運動である。歯の本数と食品を噛む（咀嚼）能力の調査によれば，だいたい20本以上の歯が残っていれば，硬い食品でもほぼ満足に噛むことができる本数である。最近の全国調査（平成28年度歯科疾患実態調査）では，80歳で20本以上の歯を有する者の割合は，51.2％であり前回調査（平成25年年度歯科疾患実態調査）40.2％より増加している。年

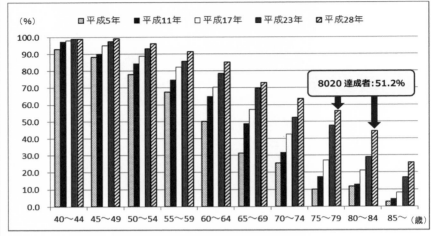

〈歯の状況（20本以上の歯が残っている人の割合）〉
8020達成者（80歳で20本以上の歯が残っている人の割合）は51.2％であり，平成23年の調査結果40.2％から増加している（8020達成者は，75歳以上85歳未満の数値から推計）。

図6-2　年代別　残存歯の変化

資料）厚生労働省「平成28年度歯科疾患実態調査」2017

代別残歯を図6-2に示す。しかし，半数の49％が未達成であることを考えると今後も8020運動の一層の推進が図られなければならない。
　実際の健康日本21（第二次）の取り組み例として東京都推進プラン21概要図を図6-3に示す。

 管理栄養士に求められる基本的な資質・能力

「管理栄養士・栄養士養成のための栄養学教育モデル・コア・カリキュラム」より

①プロフェッショナリズム
②栄養学の知識と課題対応能力
③個人の多様性の理解と栄養管理の実践
④社会の構造の理解と調整能力
⑤栄養・食の選択と決定を支援するコミュニケーション能力
⑥栄養・食の質と安全の管理
⑦連携と協働
⑧栄養の専門職としてのアドボカシー能力
⑨科学的態度の形成と科学的探究
⑩生涯にわたって自律的に学ぶ能力

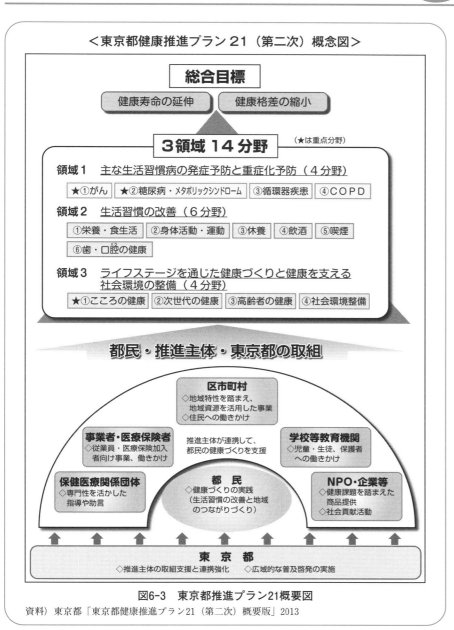

図6-3　東京都推進プラン21概要図

資料）東京都「東京都健康推進プラン21（第二次）概要版」2013

2　食環境づくりのためのプログラムの展開

　健康増進法の施行に伴い，法的整備がなされた健康づくり（ヘルスプロモーション）が推進されている。平成16年，厚生労働省は，健康づくりに対する個人の行動変容を社会から支援する環境づくりについて検討し，「食環境整備」を重要視した。食環境整備とは，個々人が健康的な食生活を営むために，社会が健康的な食物を入手しやすい環境に整え，かつ健康，栄養・食生活に関する正しい情

報を的確に得られる状況を作り出すことである。その結果，地域住民に反映され良好な「行動変容」ができるとしている。食環境整備で必要とされる要因として，食物の摂取レベルや知的・態度・行動レベルと栄養・食生活分野における環境レベルがある。食環境は環境レベルに含まれ，食物へのアクセスと情報へのアクセスがある。管理栄養士・栄養士，食生活改善推進委員など食や栄養に関わる人材が，食環境整備の資源として健康づくりの普及活動に関わらねばならない。

❶ 健康づくりと食環境
（1）食物へのアクセス
　食物へのアクセスとは，農業や漁業による食品の生産，加工，販売から消費までの各段階で，人々がより安全で健康的な食物入手がしやすい環境を整えることである。さらに，食品ロスの少ない食事・食物の提供の整備も重要な課題とされる。例えば，栄養管理された給食や健康に配慮したメニューの提供，乳児期から高齢期までライフステージに応じた食事や食物の提供などである。具体的には，減塩の取り組みに対し，購入した食塩の含有量が分かることや外食する店舗への減塩献立の提供である。一方，地域住民を対象とした減塩教室の開催などは，特定のものに対する直接的な栄養教育であり食環境づくりには含まれない。

（2）情報へのアクセス
　情報へのアクセスとは，地域における栄養や食生活，健康に関する正しい情報の流れとそのシステムである。これらの情報は，家庭（家族），保育所，学校，職場，保健・医療・福祉・社会教育機関，地区組織や非営利民間組織（NPO）などの地域活動の場，マスメディア，インターネットなど，国内外から発信され受信される。発信された情報は，だれが受信しても矛盾なく，的確に得られなければならない。そのため，情報内容の一致に向けた調整，住民が混乱しないための情報発信の仕組みづくり，情報入手困難者への対応などの整備が必要である。栄養・食生活に関する情報には，食事摂取基準，6つの基礎食品，食品成分表，食生活指針と食事バランスガイド，食品表示，外食栄養成分表示ガイドラインなどがある。

　なお，食品表示において，BSE（牛海綿状脳症），銘柄や産地の偽装表示など食に関する様々な問題が昨今生じている。消費者の安全・安心なる食の推進に向け，2003（平成15）年に「食品安全基本法」が制定された。2009（平成21）年に食品表示制度の所管が消費者庁に移行し，厚生労働省および農林水産省と連携した対策を推進した。2015（平成27）年4月に食品衛生法，JAS法，健康増進法の一元化を図り，食品表示法が施行された。

（3）食物へのアクセスと情報へのアクセスの統合
　食物へのアクセスと情報へのアクセスは，わかりやすく，身近な情報を提供し，普及啓発を務めるとともに，両面の統合によって，効果的な健康づくりにつながる。給食は，提供される食物や献立そのものが人々の手元に届けられる食物への

アクセスであり，栄養基準や健康づくりに必要な知識を伝える情報へのアクセスの両面が統合された良い例である。

❷ 食環境の取り組みとプログラム

（1）「健康な食事・食環境」の認証制度

　外食・中食・事業所給食で，「スマートミール」を継続的に，または栄養情報の提供や受動喫煙防止などの健康的な空間の環境に取り組んでいる店舗や事業所に対し，2016（平成28）年に「健康な食事・食環境」コンソーシアムの審査による認証制度がはじまった。「健康な食事・食環境」コンソーシアムとは，この事業に賛同した生活習慣病予防に関わる13の学会と協会（2019年現在）である。厚生労働省は，この取得を奨励している。スマートミールとは，栄養バランスのとれた主食，主菜，副菜がそろう食事のことを示す。スマートミールの基準は，厚生労働省の「生活習慣病予防その他の健康増進を目的として提供する食事の目安」（2015年）や日本人の食事摂取基準（2015年版）などにより基本が組み立てられており，「ちゃんと」と「しっかり」の2つがある。認証を受けるためには，基準に合った食事の提供の他に，クリアしなければならない必須項目とオプション項目がある（表6-1, 2）。2018（平成30）年現在の認証事業者数は304である。認証を受けた店舗は，「健康な食事・食環境」のマーク（図6-4）を使用し「スマートミール」の提供店であることがアピールできる。

（2）地域における食環境づくり

　大阪府は食環境整備として，飲食店，スーパーマーケット，コンビニエンスストアなどにおける「うちのお店も健康づくり応援団」の推進事業と協力店を推進する活動を併せ実施している（表6-3）。2016（平成28）年度までに承認された協力店は12,650店舗である。承認された店頭にはステッカーが貼付される（図6-5）。

　新潟県では，2009（平成21）年から10年間「にいがた減塩ルネサンス」が推進された。1日1人当たり「食塩2g減少」「野菜2皿の増加」「果物1個の増加」を目標としている。目標達成により，最高血圧の平均値が2mmHg低下し，脳卒中や虚血性心疾患患者数や死亡者数の減少が期待される。食環境づくりとして，減塩みそ汁の試食会，おいしい減塩弁当の開発，飲食店やスーパーマーケットと連携した減塩料理のコンクールの開催などを実施している。この事業は，第11回（2015年）日本心臓財団小林太刀夫賞を受賞した。

　東京都足立区は，区民の野菜摂取量が国の目標より100g以上少ないという現状から，2013（平成25）年度より「足立区糖尿病対策アクションプラン　あだちベジタベライフ　～そうだ，野菜を食べよう～」の事業を推進している。「住んでいれば自ずと健康になれる」とし，区内の飲食店に協力を求め，ラーメンや焼肉を注文しても食前にミニサラダが出てくるような「ベジファーストメニュー」や，「野菜たっぷりメニュー」などを提供する「あだちベジタベライフ協力店」を推進している。

表6-1　スマートミールの基準項目

	カテゴリー名	No	項目	外食	中食	給食
必須項目	スマートミールの基準	1	スマートミール（基準に合った食事）を提供している	○	○	○
		2	スマートミールの情報を提供している	○	○	○
	スマートミールのプロモーション	3	スマートミールに「おすすめ」と表示するなど，選択時にプロモーションされていることがわかる	○	○	○
		4	スマートミールの選択に必要な栄養情報等を，店内，カタログ，注文サイト等メニュー選択時にわかるよう提供している	○	○	○
	「健康な食事・食環境」の運営体制	5	スマートミールを説明できる人が店内にいる（中食の場合，問合せ窓口がある）	○	○	○
		6	管理栄養士・栄養士がスマートミールの作成・確認に関与している	○	○	○
		7	店内禁煙である	○	―	○
オプション項目	スマートミールの展開	8	スマートミールの主食が週3日以上，精製度の低い穀類を含む	○	○	○
		9	スマートミールの主食の選択肢として，精製度の低い穀類を提供していることがメニュー選択時にわかる	○	○	○
		10	スマートミールの主食量を，選択または調整できることがメニュー選択時にわかる	○	○	○
		11	スマートミールの主菜の主材料として，週3日以上，魚を提供している	○	○	○
		12	スマートミールの主菜の主材料として，週3日以上，大豆・大豆製品を提供している	○	○	○
		13	スマートミールに，栄養成分表示（エネルギー，たんぱく質，脂質，炭水化物，食塩相当量）を示している	○	○	○
		14	スマートミールの栄養成分表示に，飽和脂肪酸の量を示している	○	○	○
		15	スマートミールが1日2種以上ある	○	○	○
		16	スマートミールを選択するためのインセンティブがある	○	○	○
		26※	スマートミールの食塩相当量は，1食「ちゃんと」は2.5g未満，「しっかり」は3.0g未満である	○	○	○
	「健康な食事・食環境」の推進	17	メニューに漬物や汁物をつけないことができ，メニュー選択時にわかるように表示している	○	○	○
		18	ソースやマヨネーズなどの調味料を別添えで提供している	○	○	―
		19	野菜70g以上のメニューを提供している（サラダバーを含む）	○	○	○
		20	牛乳・乳製品を提供している	○	○	○
		21	果物を提供している（シロップづけを除く）	○	○	○
		22	減塩の調味料を提供している	○	○	○
		23	卓上に調味料を置いていない	○	―	○
		24	食環境改善のための会議等を定期的に開催している	○	○	○
		25	従業員に対し，事業所（会社）から食費の補助がある	―	―	○
			対象基準項目	25	23	25

※2020年度から追加された項目

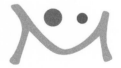

図6-4　「健康な食事・食環境」のマーク

図6-5　健康づくり応援団（大阪府）のマーク

表6-2　スマートミールの2パターン

①「主食＋主菜＋副菜」パターン

項目	一般女性や中高年男性で 生活習慣病予防に取り組みたい人向け 「ちゃんと」450〜650kcal 未満	一般男性や身体活動量の多い女性で 生活習慣病予防に取り組みたい人向け 「しっかり」650〜850kcal
主食	・飯，めん類，パン 　飯の場合は， 　　1食当たり150〜180g（目安）	・飯，めん類，パン 　飯の場合は， 　　1食当たり170〜220g（目安）
主菜	・魚，肉，卵，大豆製品：60〜120g（目安）	・魚，肉，卵，大豆製品：90〜150g（目安）
副菜1（付合せ等） 副菜2（小鉢，汁）	・野菜，きのこ，いも，海藻：140g 以上	・野菜，きのこ，いも，海藻：140g 以上
食塩	・食塩相当量：3.0g 未満	・食塩相当量：3.5g 未満

注）副菜は，副菜1を主菜の付合わせ等とし副菜2を独立した小鉢とする方法，或いは副菜1と副菜2を合わせて1つの大きな副菜とする方法など，メニューにより自由に工夫をしてよい。

②「主食＋副食（主菜，副菜）」パターン

項目	「ちゃんと」450〜650kcal 未満	「しっかり」650〜850kcal
主食	・飯，めん類，パン 　飯の場合は， 　　1食当たり150〜180g（目安）	・飯，めん類，パン 　飯の場合は， 　　1食当たり170〜220g（目安）
主菜	・魚，肉，卵，大豆製品：70〜130g（目安）	・魚，肉，卵，大豆製品：100〜160g（目安）
（主菜，副菜（汁））	・野菜，きのこ，いも，海藻：140g 以上	・野菜，きのこ，いも，海藻：140g 以上
食塩	・食塩相当量：3.0g 未満	・食塩相当量：3.5g 未満

表6-3　「うちのお店も健康づくり応援団」としての食環境整備（大阪府）

具体的な推進事業	協力店を推進するための活動
○メニューの栄養成分表示の推進 ○「野菜，カルシウム，鉄分」たっぷり，「エネルギー・脂質・塩分」控えめヘルシーメニューの推進 ○ヘルシー朝食や高齢者向けメニューの推進 ○その他，地域特性にあった店独自の健康づくりの推進 ○「うちのお店も健康づくり応援団」協力店の調理関係者セミナーの開催 ○ヘルシー外食フォーラムの開催 ○コンビニエンスストアやスーパーマーケットの弁当や総菜の栄養成分表示やメニューのヘルシー化を推進	○食事バランスガイドの普及啓発 ○注文時に「ヘルシーオーダー」のできる店の推進 ○たばこ対策の推進（完全禁煙） ○外食アドバイザーによる訪問栄養指導・栄養価算定などや栄養相談窓口の設置による相談指導 ○おすすめ！わが店のヘルシーメニュー人気コンテストの実施 ○流通産業と連携・協働した「ヘルシーバランス弁当・総菜」の推進 ○食事バランスガイドの普及啓発

❸ 特別用途食品，特定保健用食品，栄養機能食品の活用，機能性表示食品の活用

（1）食品対する制度の沿革

　健康食品やサプリメントという用語に対する行政的な定義はない。定義も，科学的根拠も曖昧なまま，フードファディズム[3]とみなされるものも存在する情報の中で，消費者は「なんか健康によさそう」という安易な気持ちで，健康食品やサプリメントを入手する状況が見られてきた。こうした混乱を避けるため，健康

3）特定の食品への極端な評価，その流行。

食品を適切に選択できるよう食品に対する制度化がなされている（表6-4）。

　1952（昭和27）年に食料不足による栄養失調の改善を目的とした栄養改善法（現：健康増進法）制定による「特殊栄養食品制度」が，健康にかかわる食品のはじまりである。その後，飽食の時代に入り，「特別の用途に適する旨の表示」病者用食品の規格基準が策定された。1980年半ばに入ると食品の三次機能の提唱による「機能性食品」の考え方が出現し，機能性食品の市場導入構想の発表に伴い，社会的な健康食ブームも相成り，「機能性食品」についての検討がなされた。1991（平成3）年に「機能性食品」から「特定保健用食品」が誕生し，2001（平成13）年には「いわゆる健康食品」に対する保健機能食品制度が設けられた。保健機能食品は「特定保健用食品」と「栄養機能食品」に分類され，食品衛生法としても取り扱うこととなる。2005（平成17）年に，特定保健用食品の審査基準の

表6-4　栄養成分表示の沿革

年号（元号）	事柄
1952（昭和27）年7月	栄養改善法（現：健康増進法）制定「特殊栄養食品制度」
1973（昭和48）年	「特別の用途に適する旨の表示」病者用食品の規格基準が策定
1980年中ごろ	三次機能の提唱と「機能性食品」の考え方が出現
1987（昭和62）年8月	「機能性食品」の市場導入構想が発表
1988（昭和63）年4月	新開発食品保健対策室の設置
1988（昭和63）年8月	機能性食品懇談会（厚生省）より中間報告提出
1991（平成3）年9月	特定保健用食品制度施行，「機能性食品」から「特定保健用食品」
1993（平成5）年6月	特定保健用食品許可第1号誕生
1994（平成6）年9月	特別の用途に適する旨の表示に高齢者用が追加
1996（平成8）年5月	栄養表示基準制度施行
2001（平成13）年4月	保健機能食品（「栄養機能食品」と「特定保健用食品」）を食品衛生施行規則に位置づけ。栄養機能食品の制度化，錠剤，カプセルの形状を認める
2002（平成14）年12月	健康増進法の施行，栄養改善法廃止
2005（平成17）年2月	特定保健用食品の審査基準見直し（条件付き特定法権用食品の導入，企画基準型特定保健用食品の創設，疾病リスク低減表示の容認）
2009（平成21）年2月	特定保健用食品ならびに栄養機能食品には「食生活は，主食，主菜，副菜を基本に，食事バランスを。」の表示義務付け
2009（平成21）年9月	特別用途表示の見直し，分類と基準が改訂 厚生労働省より健康強調表示に関する取り扱いは，消費者庁（内閣府外庁）に移行
2015（平成27）年4月	新たに「機能性表示食品」が食品表示法に制定
2019（平和30）年2月	特別用途食品制度について，病者用食品の許可基準の追加及び新たな食品区分の追加

見直しともに，保健機能食品には「食生活は，主食，主菜，副菜を基本に，食事バランスを。」の表示が義務付けられた。また，2009（平成21）年に特別用途表示の分類と基準が改訂された。特別用途食品，保健機能食品の健康強調表示に関する取り扱いは，同年9月に消費者庁が創設されたことに伴い厚生労働省より移行された。2015（平成27）年に食品表示法に基づき，新しく機能性表示食品制度が開始した。栄養成分表示は，我が国の健康問題と大きく反映しており，栄養士，管理栄養士などは，消費者に対し，こうした食品に対する特徴や使途などについて正しく理解し，活用できるように指導と助言ができることが必要とされる。

（2）健康食品の分類

　口から入るものは，医薬品と食品である。食品は一般食品と健康食品に分類されるが，健康食品で最も配慮されているのは医薬品との違いである。食品は，医薬品の身体の構造や機能に影響する表示は原則みとめられていないが，決められた範囲で，特定の保健機能や栄養機能を表示することが認められた食品がある。表示が許可されている食品が，特別用途食品，保健用機能食品（特定保健用食品，栄養機能食品，機能性表示食品）である（図6-6）。いわゆる「健康食品」と称される製品の保健効果や健康効果などに対する表示は許可されていない。

（3）特別用途食品

　特別用途食品は，「乳児，妊産婦，授乳婦，嚥下困難者，病者（許可基準型，個別評価型）など医学・栄養学的な配慮が必要な対象者の発育や健康の保持・回

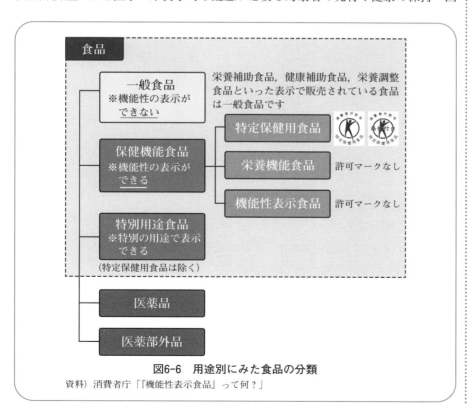

図6-6　用途別にみた食品の分類
資料）消費者庁「『機能性表示食品』って何？」

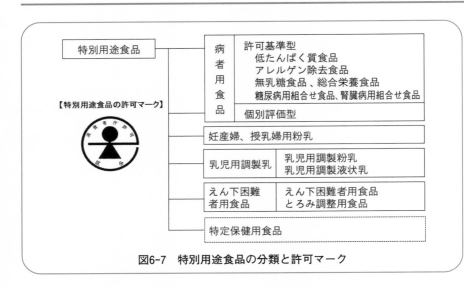

図6-7　特別用途食品の分類と許可マーク

復などに適するという『特別の用途の表示が許可された食品』」である（図6-7）。2018（平成30）年4月に嚥下困難者用のとろみ調整用食品，8月には乳児用調整乳に「乳児用液体ミルク」が追加され，2019（令和元）年9月より病者用食品に，糖尿病用組み合わせ食品と腎臓病組み合わせ食品が追加された。特別用途食品としての食品を販売する場合，その表示は健康増進法（第26条第1項）に基づく消費者庁長官の許可が必要であり，規格または要件の適合性について，国の審査を受けなければならない。特別用途食品には許可マークがある。

（4）保健機能食品

　食品に含まれるある一定の機能をもち，健康への働きが表示できる食品群である。2001（平成13）年に厚生労働省によって保健機能食品制度が創設され，「特定保健用食品」と「栄養機能食品」を合わせて保健機能食品と称した。その後，2015（平成27）年に「機能性表示食品」が加わり，現在3種類である。保健機能食品は，過剰摂取や禁忌による健康被害を防止するために注意喚起表示の義務がある。

【特定保健用食品】

　特定保健用食品は「トクホ」と称される場合もある。からだの生理機能などに影響を与える保健効能成分となる関与成分を含み，健康維持に役立つことが科学的根拠に基づいて認められた食品である。「コレステロールの吸収を抑える」「おなかの調子を整える」などの特定の表示が許可されている食品である。表示されている効果や安全性については国が審査を行い，健康増進法（第26条第1項）に基づき，食品ごとに消費者庁長官の許可を受ける。特定保健用食品は，特定保健用食品，特定保健用食品（疾病リスク低減表示），特定保健用食品（規格基準型），特定保健用食品（再許可等），および条件付き特定保健用食品に区分され，各々の許可マークと表示法がある（図6-6，8参照）。

　特定保健用食品は，食生活において特定の保健の目的で摂取をするものである。

特定保健用食品（疾病リスク軽減表示）は，米国，コーデックス，EU において
も認められていることを受け，関与成分の疾病リスク低減効果が，医学的・栄養
学的に確立されている場合に疾病リスク低減を認める食品である。現在は関与成
分としてカルシウム（骨の健康維持，骨粗鬆症）と葉酸（胎児の神経管閉塞障
害）の2成分が認められている。なお，疾病には多くの危険因子があることなど
や過剰摂取に十分配慮した表示を付けることが条件である。特定保健用食品（規
格基準型）は，関与成分について規格基準を定め，消費者委員会の個別審査なく，
消費者庁において規格基準への適合性を審査し許可された食品である。関与成分
は，特定保健用食品としての許可実績が十分であるなど科学的根拠が蓄積されて
いる難消化性デキストリン，オリゴ糖など（いわゆるプレバイオティクス），乳
酸菌，ビフィズス菌など（いわゆるプロバイオティクス）などである。特定保健
用食品（再許可等）は，既に許可を受けている食品について，商品名や風味など
の軽微な変更などをした食品である。条件付き特定保健用食品は，特定保健用食
品の有効性の審査基準で要求している身体に対する特定の効果に関する「身体の
構造／機能表示」の科学的根拠のレベルが十分に届かないが，一定の有効性が確
認される食品である。限定的根拠である旨の表示をすることを条件として許可さ

【特定保健用食品】

商　品　名	●▲ ●▲
名　　　称	清涼飲料
原　材　料　名	……, ……, /……, ……
賞　味　期　限	○○/△△/××
内　容　量	○○g
製　造　者	○○○株式会社　東京都△△区……

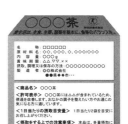

〈許可表示〉　●▲●▲には△△が含まれているため，便通を改善します。
おなかの調子を整えたい方やお通じの気になる方に適しています。
「食生活は，主食，主菜，副菜を基本に，食事のバランスを。」

〈栄養成分表示〉（2袋当たり）　エネルギー○kcal，たんぱく質○g，脂質○g，炭水
化物○g，食塩相当量○g，関与成分△△○g

〈1日当たりの摂取目安量〉　1日当たり2袋を目安にお召し上がりください。

〈摂取方法〉　水に溶かしてお召し上がりください。

〈摂取をする上での注意事項〉　一度に多量に摂りすぎると，おなかがゆるくなること
があります。1日の摂取量を守ってください。

〈製造者〉　○○○株式会社　東京都△△区……

〈〈1日当たりの摂取目安量に含まれる該当栄養成分の量が栄養素等表示基準値に占め
る割合〉関与成分が栄養素等表示基準値の定められた成分である場合）

【条件付き特定保健用食の許可表示例】

〈許可表示〉　「○○を含んでおり，根拠は必ずしも確立されていませんが，△△に適
している可能性がある食品です。」

図6-8　特定保健用食品のパッケージ表示例

資料）消費者庁ホームページより

れている。

【栄養機能食品】

　高齢化，食生活の乱れにより，通常の食生活を行うことが困難な場合などに不足しがちな場合，これらを補給，不足部分を補い十分な状態にするために利用できる食品である。栄養機能食品は食品衛生法（第19条）同施行規則（第21条）に規定され，栄養素の機能表示は健康増進法（第31条）栄養表示基準で規定された。食品表示基準では生鮮食品も対象とされるが，この場合，保存の表示する必要がある。栄養機能の対象成分は，ビタミン13成分とミネラル6成分，n-3系脂肪酸である。定められた栄養成分量の上限と下限の範囲内であれば，国の許可がなくとも栄養機能表示をすることができる。ビタミンK，カリウム，n-3系脂肪酸の栄養機能表と注意喚起の表示が必要である。栄養機能食品のマークはない。

【機能性表示食品】

　機能性を分かりやすく表示した商品の選択肢を増やし，消費者に商品の正しい情報を得て選択できるよう，2015年に保健機能食品のカテゴリに加わった食品である。消費者庁長官の個別の許可を受けたものではないが，事業所の責任において，科学的根拠に基づいた機能性を表示した食品である。ただし，販売前に安全性および機能性の根拠に関する情報などは，消費者庁長官へ届けられていなければならない。「おなかの調子を整えます」「脂肪の吸収をおだやかにします」など，健康の維持・増進に役立つ機能性を表示することができるが，マークはない。

❹ 日本人の長寿を考える「健康な食事」

　日本人の食事は，日本人の平均寿命延伸の一助になっていると考えられる。厚生労働省は，日本人の長寿を支える「健康な食事」のあり方について平成25年より検討を重ね，平成26年10月に検討会報告書をまとめた。平成27年9月に，日本人の長寿を支える「健康な食事」の普及に関する健康局長通知を示した。「健康な食事」として，主食・主菜・副菜がそろう食事，健康や栄養バランス，おいしさや楽しさ，食料生産・流通，食文化まで，様々な要因から構成されている食事を推奨した。「主食・主菜・副菜」が1食単位の基本とした料理の組み合わせが，多種多様な栄養素の摂取につながるとしている。しかしながら，若い世代の大半が，主食・主菜・副菜をそろえ食べておらず，食の外部化率は45％の状況にある。理由の多くが，時間の余裕がない，手間が煩わしいである。こうした現状から，将来，料理の作り方，選び方や組み合わせ方がわからないといった心配が懸念される。食事に関心がなくとも，生活習慣病予防や健康増進を目的とする健康な食事が必要である。この問題を解決するため，厚生労働省は，食環境整備として「健康な食事」に関する考え方を整理したリーフレットを作成した。また，栄養バランスを確保する観点から，食事の推奨を図れるように工夫したシンボルマークを作成した（図6-9）。シンボルマークは円を三分割して，3つの料理を表現している。黄色に稲穂の図柄は「主食」，赤色に斜めのラインを組み入れた図案は

「主菜」，緑色に葉脈のようなラインが入る図柄は「副菜」で，主食，主菜，副菜の組み合わせを意味する。シンボルマークはポスター，リーフレット，ホームページなど各種媒体を通して，効果的な啓発普及に活用されるように促されている。また，「事業者が提供する食事のレシピ考案」や「雑誌や料理本での生活習慣病要望などを目的としたレシピ掲載，レシピ集作成」などの生活習慣病予防や健康増進を目的としたレシピを提供する際の食事の目安を策定した（表6-5）。なお，目安の活用に当たり，個別の商品に表示をすることは認めていない。

図6-9 日本人の長寿を支援する「健康な食事」のシンボルマーク

資料）厚生労働省「日本人の長寿を支える『健康な食事』」より

表6-5 日本人の長寿を支援する「健康な食事」

	一般女性や中高年男性で，生活習慣病の予防に取り組みたい人向け 650kcal 未満	一般男性や身体活動量の高い女性で，生活習慣病の予防に取り組みたい人向け 650～850kcal
主食（料理Ⅰ）の目安	穀類由来の炭水化物は40～70g	穀類由来の炭水化物は70～95g
主菜（料理Ⅱ）の目安	魚介類，肉類，卵類，大豆・大豆製品由来のたんぱく質は10～17g	魚介類，肉類，卵類，大豆・大豆製品由来のたんぱく質は17～28g
副菜（料理Ⅲ）の目安	緑黄色野菜を含む2種類以上の野菜（いも類，きのこ類・海藻類も含む）は120～200g	緑黄色野菜を含む2種類以上の野菜（いも類，きのこ類・海藻類も含む）は120～200g
牛乳・乳製品，果物の目安	牛乳・乳製品及び果物は，容器入りあるいは丸ごとで提供される場合の1回提供量を目安とする。牛乳・乳製品：100～200g 又は ml（エネルギー150kcal 未満*）果物：100～200g（エネルギー100kcal 未満*）*これらのエネルギー量は，650kcal 未満，または650～850kcal に含めない。	
料理全体の目安	〔エネルギー〕○料理Ⅰ，Ⅱ，Ⅲを組み合わせる場合のエネルギー量は650kcal 未満○単品の場合は，料理Ⅰ：300kcal 未満，料理Ⅱ：250kcal 未満，料理Ⅲ：150kcal 未満〔食塩〕○料理Ⅰ，Ⅱ，Ⅲを組み合わせる場合の食塩含有量（食塩相当量）は3g未満（当面3gを超える場合は，従来品と比べ10％以上の低減）○単品の場合は，食塩の使用を控えめにすること（当面1gを超える場合は，従来品と比べ10％以上の低減）※1 エネルギー，食塩相当量について，見えやすいところにわかりやすく情報提供すること※2 不足しがちな食物繊維など栄養バランスを確保する観点から，精製度の低い穀類や野菜類，いも類，きのこ類，海藻類など多様な食材を利用することが望ましい	〔エネルギー〕○料理Ⅰ，Ⅱ，Ⅲを組み合わせる場合のエネルギー量は650～850kcal 未満○単品の場合は，料理Ⅰ：400kcal 未満，料理Ⅱ：300kcal 未満，料理Ⅲ：150kcal 未満〔食塩〕○料理Ⅰ，Ⅱ，Ⅲを組み合わせる場合の食塩含有量（食塩相当量）は3.5g未満（当面3.5gを超える場合は，従来品と比べ10％以上の低減）○単品の場合は，食塩の使用を控えめにすること（当面1gを超える場合は，従来品と比べ10％以上の低減）※1 エネルギー，食塩相当量について，見えやすいところにわかりやすく情報提供すること※2 当該商品を提供する際には，「しっかりと身体を動かし，しっかり食べる」ことについて情報提供すること

資料）厚生労働省「生活習慣病予防その他の健康増進を目的として提供する食事について（目安）」

3 地域集団の特性別プログラムの展開

❶ ライフステージ別教育的アプローチ：妊娠期・授乳期・新生児期・乳児期・成長期・成人期・高齢期

　ライフステージのそれぞれの対象集団の特徴と，プログラムの展開場所を踏まえたその展開プロセス，具体的方法・評価法を含め，ライフステージ別の事例から公衆栄養教育的プログラムの展開について述べる。

　まず，ライフステージ別の展開場所は，それぞれの生活の場によって様々である。その場所として市町村の行政機関，その連携先，各ライフステージ間の協働などによって行われる。市町村保健センター，子育て支援センター，病院の子ども支援室，保育所，学校，学童保育所，事業所，公民館，児童館，集会所，各種自治会，高齢者福祉センターなどである。

　プログラム展開の手順は，公衆栄養活動の手順（PDCA）に準じ，

・ライフステージ別の事例から，特性・特徴を抑え，課題を明確にし，ライフステージ別の目的・目標を明確にする。

・ライフステージごとの特性・特徴を抑え，プログラム展開支援計画を立てる。

・集団における支援の基本的技法をライフステージ別に応用する。

・プログラム展開の実施や観察を通じて，的確な評価を試み，技法を向上させる。

　ライフステージ別プログラムを展開する場合，相談者のライフステージの理解が必須である。人生における心身の成長・変化に加え，生活環境およびライフスタイルの変化によって，各ライフステージの特徴が異なる。相談者にあてはまることばかりではない。まずは，ライフステージの特性・特徴を理解し，主な目的，場所，機会を決めておく。

　ライフステージ別の教育的アプローチをライフステージ別の特徴とプログラム支援・指導のポイントについて述べる（表6-6）。

（1）母子保健ステージの特徴と指導のポイント

　母子保健法（1965年）や次世代育成支援対策推進（2004年—国民運動「健やか親子21」）などの策定に基づき，市町村保健センターなどでは，母子保健に関する公衆栄養プログラムを，妊娠前の可能性を有する女性から就学前幼児までを対象とし，様々な事業を展開している。母子保健のステージは，生涯の健康の基盤づくりとして重要である。次世代の社会を担う乳児から青年期までの子どもたちが健やかに誕生でき，育つ環境整備が重要である。これらの背景のひとつには，育児不安をもつ養育者の母親の姿があることも認識されている。食，生活，養育からのアプローチとしても，こうした背景を踏まえて母子保健行政，栄養行政において対応していくことが重要である。その母子保健ステージのプログラムの事例（東温市母子保健事業）を表6-7，8に示す。

表6-6　ライフステージ別展開プログラムの教育的アプローチ

	事業例	対象	内容	関連法規・教育媒体
妊・授乳婦期	乳幼児検診 パパママ学級妊婦 健康教室	妊婦授乳婦	妊娠期の栄養・食事特性 授乳期の栄養・食事特性 母胎の体重・健康状態	健やか親子21 妊婦のための食生活指針 妊婦のための食事バランスガイド 授乳・離乳の支援ガイド 標準的乳幼児期健診と保健指導手引き
乳児	離乳食教室	妊婦	食物アレルギー 離乳食の進め方	離乳・授乳の支援ガイド 食物アレルギー食事指導手引書
成長	食事マナー 親子料理教室 農業体験	幼児 学童 中学生	偏食 ムラ食い 地産地消	食事バランスガイド 食生活指針 3食食品群 第3次食育推進基本計画
成人	健康イベント 企業健康事業取り組み 飲食店共同事業	妊婦 成人	生活習慣病予防 朝食摂取 適正食事摂取・運動 ヘルシーメニュー提供店推進	食事バランスガイド 食生活指針 健康日本21 健康フロンティア トータルヘルスプロモーション 第3次食育推進基本計画
高齢	一人暮らし地域, 老人会共同事業 男性料理教室 生活習慣病予防教室	高齢者 子ども 家族	生活習慣病予防 食の他者とのかかわり 学童, 高齢者から地域郷土料理を学ぶ調整	高齢者の医療の確保に関する法律 第3次食育推進基本計画

表6-7　平成31年度母子保健事業計画一覧（東温市市民福祉部）

	事業名	対象	内容	開催時期・回数他	場所
妊娠期	母子健康手帳の交付	妊婦	妊娠届があった方に母子健康手帳の発行と妊娠アンケートを実施し, 母子保健サービスについて説明します。	窓口 随時	東温市役所健康推進課 東温市川内健康センター
	妊婦訪問・相談	妊婦	要支援妊婦・特定妊婦について, 安心・安全な出産が迎えられるよう訪問・相談事業を行います。	家庭訪問 随時	東温市役所健康推進課 東温市川内健康センター 家庭訪問
	妊婦一般健康診査	妊婦	妊娠中に健康診査を合計14回受診できます。母子健康手帳交付時にお渡しします。	医療機関委託 随時	県内指定医療機関
	妊婦歯科健康診査	妊婦	妊娠中の口腔内の健康づくりと早産等を予防するため, 妊娠中に1回受診できます。	医療機関委託 随時	東温市内指定医療機関
	パパママ教室	妊婦等	妊娠・出産・子育てに関する学習と情報交換・交流をする場です。	月2回コース 年3回コース	東温市中央公民館 さくらこども館
	特定不妊治療費助成事業	不妊治療中の夫婦	県の特定不妊治療費助成対象者に対して, 市で定める金額を上限に助成します。申請が必要です。	窓口 随時	東温市役所健康推進課 東温市川内健康センター
	母子栄養食品の支給	妊産婦, 乳児（生活保護世帯及び市民税非課税世帯）	一定期間栄養食品（牛乳又はミルク）の支給をします。申請が必要です。	窓口 随時	

表6-8 乳児期のプログラムの展開事例（東温市市民福祉部）

事業名	対象	内容	開催時期・回数他	場所
新生児聴覚検査	新生児	新生児に対する聴覚検査の金額を助成します。母子健康手帳交付時に受診票をお渡しします。	医療機関委託随時	県内指定医療機関
低体重児の届出受理	2500g未満の乳児をもつ保護者	2500g未満の乳児が出生したときは，保護者からの届出を受理します。	窓口随時	東温市役所健康推進課 東温市川内健康センター
未熟児養育医療の受付	出生時体重2000g以下又は生活力が薄弱な者	集中治療等の入院医療が必要な1歳未満の子ども（未熟児）が受けられる医療給付制度です。	窓口随時	
未熟児訪問指導	未熟児	保健師等が訪問指導を行います。	家庭訪問随時	家庭訪問
赤ちゃん訪問産婦訪問	新生児または乳児と保護者	保健師や保育士等が家庭訪問し，子育てに関する相談に応じます。エジンバラ産後うつ質問票を使用し，産婦への相談を行います。	家庭訪問随時	
乳幼児相談	乳幼児	保健師・管理栄養士・保育士が身体計測や子育て相談を行います。	年12回 9：30～11：00	東温市中央公民館
離乳食教室	4・5か月児	離乳食のすすめ方についての学習や育児の情報交換を通して保護者間の交流，相談を行います。	年6回 10：00～11：30	
7か月児教室	7か月児	絵本の読み聞かせや親子遊びの紹介（絵本を1冊プレゼント），歯の生え始めの時期の歯に関する学習や小児救急・事故予防の話，この時期にかかりやすい病気の話を行います。	年12回 13：00～15：00	

（a）妊娠・授乳期の特性・特徴と支援・指導

　妊娠授乳期は，16～50歳くらいである。この母性の心身は，ホルモンバランスの変化で感情の起伏が大きく，易疲労になりやすい。体重は，増加し，体型が変化していく。ライフスタイルは，働く妊婦・授乳婦に関しては，職場の支援体制が必要である。公衆栄養活動の対象は，個人本人が多い。

　プログラムの展開場所は，市町村保健センターや，市町村公民館，医療機関での支援行事などである。プログラム事例は，「妊婦訪問・相談，妊婦一般健康診査，妊婦歯科健康診査，パパママ教室」など（表6-7）である。

　支援・指導では，心身の変化や出産・授乳などの不安があり，核家族で，身近に相談・支援環境が少ないこと，母性意識の高まり，食生活に関心をもち始める時期であることから，プログラム展開に対する期待も比較的高い。

（b）乳児期（1歳未満）の特徴と指導

　乳児期は，心身ともに，1年間に急激に変化する時期である。ライフスタイルは，乳のみの食生活から，離乳食が始まるり，生活リズムが徐々に完成するようになる。支援の対象は，養育者である主に保護者（母親）と乳児である。

　表6-9には，母子保健のプログラムの展開とその評価事例を示す。プログラムは，目的・目標から評価まで含めた過程が展開できるように作成されている。

　栄養支援・指導のポイントは，氾濫する偏った情報により，不安を抱えること

表6-9 母性保健プログラム展開・評価事例

パパママ学級（両親学級）	
〈目的〉 ＊妊娠期の栄養・食生活の知識を習得・実践することにより，母子の健康，家族の健康づくりを。 ＊地域の仲間作りができ，ともに子育てできるように。	

〈目標〉改善課題の目標設定	〈評価〉
a．長期目標（地域集団10〜20年，QOLや健康問題に対応） ＊出産・子育てが安心してできる。 ＊家族の健康にも配慮でき，共に楽しい食生活ができる。	a．結果評価（長期目標の達成度） ＊主食・主菜・副菜の揃った食事，回数増加（1歳半検診時インタビュー・質問紙）。 ＊本人・家族の朝食欠食回数の減少。 ＊地域に話せる人ができる。
b．短期目標（1〜2年又は6ヶ月〜1年半行動，ライフスタイルに影響する要因） ＊妊娠・出産・子育てに関する学習，栄養・食生活の知識の習得，実践に活かす気持ちを継続できる。 ＊仲間づくりのきっかけができる。	b．影響評価・経過評価（プロセス・進行・活動） ＊開催時期，回数，参加人数と推移，開肢場所，開催時間。 ＊講義内容は分かりやすかったか。 ＊グループワークは発言しやすい雰囲気だったか。皆が発言したか。 ＊手順や内容は適切だったか。 ＊教材の活用はどうであったか。 ＊時間配分は適切だったか。
c．中期目標（3〜10年，健康問題の要因に関係する行動，ライフスタイルに対応） ＊妊娠期に対応した食事が摂れる。 ＊主菜・副菜料理のレパートリーが増える。 ＊育児などの情報交換をする仲間ができる。	c．影響評価（目的の直接的事項の達成程度） ＊妊娠期に必要な栄養素や食品がわかる（質問調査やインタビュー）。 ＊主食，主菜，副菜の組み合わせがわかる。 ＊食事のバランスがわかる。 ＊間食の意義，役割がわかる。 ＊参加者交流が積極的に行われる（検診時の観察・質問紙）。
［学習対象］妊婦，家族 ［実施期間］通年（1コース月2回，年3回） ［内容］コースの1回は食生活プログラム 　①テーマ：妊娠・授乳期の栄養・食生活 　②講義：管理栄養士 　③グループワーク：先輩ママ，管理栄盛土，保健師 　④デモンストレーション：管理栄養士，食生活改善推進員 　⑤試食：全員，食生活改善推進員 ［留意点］他職種が関わるプログラムは，全体の目的や課題を関係者で共有。課題解決の盛り込む内容について検討する。参加経験者の先輩ママなど，当事者の意見を参考にして企画する。 ［関係者］医師，助産師，歯科医師，歯科衛生士，管理栄養士，保健師，食生活改善推進員，先輩ママなど。	

もある。養育者本人を否定することなく，栄養カウンセリングの技法を活用して話を傾聴，共感し，正しい情報を提供する。また乳児の適正な発育の様子を確認する。

乳児期の離乳食の勧め方などのプログラムの展開場所も，市町村保健センターや，市町村公民館，医療機関での支援行事などである。プログラム事例は，「乳幼児相談，赤ちゃん訪問・妊婦訪問，離乳食教室，7ヶ月児教室，乳児一般健康診査，未熟児訪問指導」である（表6-8）。

乳児期育児プログラムの事例の目標は，養育者が乳児の発育・発達にあった離

乳食などを順調に安心して進めることができ，楽しく育児ができることである。

（c）幼児期の特徴と指導

幼児期は，1～6歳のいわゆる年少，年中，年長の園児の児期である。幼児は，身体発育の著しい時期であり，運動機能，精神機能の発達も著しい。2～3歳頃には，第一次反抗期がみられる。ライフスタイルは，保育所・幼稚園に通園の有無で異なる。支援・指導の対象は，保育所，園児，保護者などであり，展開場所は，保育所，幼稚園，なかよし学級などである。幼児期のプログラムの課題は，園児の小食や偏食，アレルギーなどである。

栄養支援・指導のポイントは，医療機関に通院している園児では，医療機関での指導の情報を把握し，保育士，幼稚園教諭の担任，養護教諭などと情報を共有し連携，協動して行う。

プログラム事例は，「園児アレルギー相談，訪問・訪問，食教室，楽しい歯みがき教室，1歳6か月児・2歳児・3歳児健診，小児慢性特定疾病児童」などである（表6-10）。

（2）学童期の特徴と指導のポイント

学童期は，6～12歳の小学校に就学している児期である。身体的には，成長が著しく心身の発育発達もみられる。高学年では，発育スパートの第二次発育急進

表6-10　幼児期育児プログラム展開事例（東温市市民福祉部）

1歳6か月児健康診査	1歳6・7か月児	身体計測，内科・歯科診察，ことばや行動についての相談，栄養・歯科相談などを行います。	年6回【受付】13:00～14:00
2歳児教室	2歳3・4か月児	2歳のこころと体について学び，精神・運動・ことば等の相談も行います。	年6回【受付】9:30～11:00
楽しい歯みがき教室	2歳10か月～3歳1か月児	染色液を用いてブラッシング指導，歯科診察，フッ化物塗布を行います。	年3回【受付】9:00～10:15
3歳児健康診査	3歳6・7か月児	身体計測，内科・歯科診察，ことばや行動についての相談，栄養・歯科相談などを行います。視覚検査では，スポットビジョンスクリーナーを使用します。	年6回【受付】13:00～14:00
育児相談教室	幼児と保護者	運動面やことばの発達等について，親子での遊び・関わり方の体験を通じて子育て相談を行います。	年32回【受付】10:00～11:00
小児慢性特定疾病児童日常生活用具給付事業	対象児	対象児に対し，特殊寝台等の日常生活用具を給付します。	窓口随時

期がみられ，第二次性徴が始まる。学校給食以外の食事は保護者に委ねられ管理されることが多いが，高学年に入ると活動範囲もさまざまなライフスタイルとなり，塾通いなどで不規則な食事時間や買い食い，また食物アレルギーなどの問題もあらわれる。支援・指導対象は，子どもだけでなく保護者も含まれる。展開場所は，学童保育，小学校，なかよし学級，子供会，公民館，市町村健康センターなどである。

プログラム事例は，「学童のアレルギー相談，早寝・早起き・朝ご飯の推奨，郷土料理教室訪問・訪問，食育推進教室，楽しい歯みがき教室，はだか麦パン作り教室，小児慢性特定疾病児童」など，学童が楽しみながら学び活動できることである。

プログラム展開事例「早寝・早起き・朝ご飯推進」の目標例をあげると，「朝ご飯の大切さを知る，早寝・早起き・朝ご飯の重要性まで啓発・普及に努める，朝ご飯を家族と一緒に食べる回数を増やす」などである。

その栄養支援・指導のポイントは，学童期の課題である小児生活習慣病やアレルギーなどの対応を踏まえた食育などが，生涯にわたり間断のない食育の推進が続けられるように，また，プログラムが子どもだけでなく，ライフステージのそれぞれに対応可能であるようにすることである。特に小児生活習慣病やアレルギーなどは，医療機関での指導の情報を把握し，学級担任，養護教諭など関連部署と情報を共有し連携して行う。大半が学校給食であるため，除去食などによる仲間外れなどが起こらないよう，児童への配慮などを考慮して進めることが必要である。

（3）思春期・青年期の特徴と指導のポイント

思春期は，10〜16歳ころの義務教育機関の中学生時代である。青年期はそれから19歳くらいまでの高校から大学，社会人への時期である。身体的状況は，第二次性徴による精神的不安定，特に女子では痩身傾向が目立って多く見られる。男子では成人に向けて心身の発達がまだみられる時期である。ライフスタイルでは，中学・高校生の間は規則的な生活が中心であるが，買い食いや友人との外食の機会なども増えてきやすい。大学生や社会人では，学業の他にアルバイト，課外活動（スポーツ）などにより生活時間が不規則になりやすい。この時期の支援・指導対象は，本人，保護者などである。

この時期の課題は，痩身志向，摂食障害，スポーツと食事管理など様々である。

課題解決プログラムの展開場所は，義務教育機関の保健室，市町村保健センター，医療機関，スポーツセンターなどである。

栄養支援・指導のポイントであるが，反抗的な態度をとりやすいこの年代には，本人が中心で，まず本人に承諾を得て確認と了解を得てから保護者への連絡，という順序で話を進めていくことが大切である。痩身傾向の生徒や女性の栄養支援・指導においては，摂食障害の疑いがある場合，校医や養護教諭，職場の福利厚生職員などと連携・相談して進める。

（4）成人期の特徴と指導のポイント

　成人期は，20〜64歳の青・壮・実年期の時期である。身体は，心身ともに成熟し，徐々に代謝機能や体力・筋力なども減少してくる。女性では，50歳前後で更年期を迎える。

　勤労状況によってライフスタイルは大きく異なる。就職，結婚などのライフイベントも多く，ライフスタイルもそれらを機会に変わる。栄養支援・指導は，成人期にある本人や配偶者，関わりのある家族などである。

　この時期の課題は，メタボリックシンドロームの予防，減量，生活習慣病の予防（耐糖能異常・高血圧。狭心症）などである。プログラム展開事例は，健康相談，健康づくり 料理講習会，糖尿病予防 教室などである（表6-11）。

　栄養支援・指導ポイントは，1人暮らしや単身赴任などソーシャルサポートが少ないケースなどである。食品選択や調理技術などの教育的支援・指導も必要である勤労者の場合には，社会的な位置付けや状況も考慮して行う。

（5）高齢期の特徴と指導のポイント

　高齢期は，65歳以上，人生の最後までの時期である。この時期の身体的特徴は，加齢に伴う代謝能や筋力の低下がみられることである。また認知能力の低下も徐々に現れることである。ライフスタイル面では，退職，疾病の罹患，死別などのライフイベントの影響もみられる。この高齢期の課題は，低栄養，介護予防，メタボリックシンドロームなどである。支援・指導の対象は，元気高齢者や二次予防の介護予防高齢者，要支援・要介護高齢者，本人やその家族（介護者）などである。高齢者本人と家族一緒に行うことが望ましい。高齢者のプログラム展開対象は，その区分けがさまざまであり，高齢者に対する栄養改善対策として一括りの対応を行うことは困難である。

　プログラムの展開場所は，保健センター，公民館，福祉施設などである。これらで展開する事例は，筋力アップ教室，体操教室，病態別栄養相談などさまざまである。

　栄養支援・指導のポイントは，高齢者は健康課題や健康状態の個人差が大きいことである。自立して生活ができる高齢相談者には，成人期に近い支援・指導ができるが，介護が必要な高齢相談者では，家族と介護者を対象とした支援対応になる。介護者の負担軽減も，一緒に取り上げられることの多い課題である。また，配食サービス利用などの支援も視野に入れての対応が必要である。

❷ 生活習慣病ハイリスク集団

　生活習慣病の発症・重症化予防のプログラムとして，平成19（2007）年に厚生労働省より，標準的な健診・保健指導プログラム（確定版）が示され，これはハイリスクアプローチに位置づけられる。このプログラムの特徴は，内臓脂肪症候群（メタボリックシンドローム）の概念を導入したことである。

表6-11　高齢者・成人期健康増進事業（東温市市民福祉部）

事業名	内容	時間・回数・実施方法等
健康相談	生活習慣病等を予防するため，健康に関する個別の相談に応じます。	
定例健康相談	気軽に相談できるよう，毎週水曜日に健康相談を行います。	血圧測定・体重測定・尿検査及び健康相談 東温市役所・川内健康センター隣健康ハウス
地区健康相談	身近な地区公民館等で，健康相談を行います。 地区の衛生委員等と協議し希望のある地区に出向きます。	血圧測定・尿検査・健康相談・健康教育・健康体操等
健康相談 （健診後指導）	健康検査結果に基づいて生活習慣病の予防及び改善のための相談を行います。	健康検査診察相談日 年33回
病態別栄養相談	主治医の食事指導処方箋に基づいて個人の生活に応じた個別栄養相談を行います。	月2回　金曜日 午前9時〜午後2時　要予約
健康教育	健康についての意識を高め，健康を自ら守ることが出来るよう，心身の健康に関する正しい知識の普及を図ります。	
いきいき健康講座	生活習慣病予防や健康づくりに関する講演を行います。	年4回
糖尿病予防教室	糖尿病予備群を対象に，6か月間を通して，食生活・運動等の生活習慣改善ができるよう，講話，実技，グループワーク，個別相談を行います。	6回コース 血液検査（HbA1c），身体測定，講話，調理実習，運動実技等
筋力アップ教室	生活習慣病及びフレイル予防のため，運動習慣を身につけて筋肉の保持増進を図り，運動に対する意識を高めます。	10回コース　運動前後の体力測定，運動実技，結果説明会
東温市オリジナル体操 TOON サーキットトレーニング普及啓発事業	東温市オリジナル体操を実施することにより筋力の低下を防ぎ，日常生活の活動性を高めていきます。	健康講座や地区健康教室などの機会をとらえ，DVDやパンフレットを用いて体操の普及啓発に努めます。
健康づくり料理講習会	地区公民館等で生活習慣病予防についての講話と調理実習を行います。	講話及び調理実習（実施日は地区と調整） 希望のある各地区公民館（集会所）
地区健康講座 （出前講座）	身近な公民館等で生活習慣病予防等についての講話を行います。	講話及び健康体操等（実施日は地区と調整） 希望のある各地区公民館（集会所）
健康教育展示	健康診査相談日会場で食生活改善推進員が，生活習慣病予防，特に食生活についての情報提供を行います。	健康診査診察相談日 年33回
食生活改善地区講習会	食生活改善推進員が，研修会で得た生活習慣病予防の知識を地域で普及するため，公民館等で伝達講習・調理実習を行います。	年10回 午前9時30分〜午後1時30分 各地区公民館（集会所）
地区組織活動支援	健康づくりに関する自主組織やボランティア活動を支援し，地域ぐるみの自主的な健康づくりを支援します。 とうおん健康づくりの会支援　会の活動を広げるための支援 班活動を広げるための支援　健康づくりに関する情報提供や会員の活動への支援　食生活改善推進協議会支援　ボランティア活動支援	研修会：年4回 午前9時30分〜午後1時30分 県組織との連絡調整等
上林健康会議	健康会議及び健康座談会での健康づくりに関する情報提供等の活動支援　健康診査及び診察相談支援	
健康づくりイベント（健康フォーラム）	市民による主体的な健康づくり推進のため，医師会，歯科医師会，愛媛医療センター，愛媛大学医学部附属病院他と共催して，健康づくりに関するイベントを実施する。	
訪問指導	療養上の保健指導が必要と認められる者及びその家族に対して，生活習慣病予防等必要な指導を行い，心身機能低下の防止と，健康の保持増進を図ります。	
健康診査	健康診査・ドック健診・肝炎ウイルス検査・がん検診・骨粗鬆症検診・歯周疾患検診等	

（1）これまでの健診・保健指導

　早期発見・早期治療を目的とし，健診後の保健指導は「要精検」や「要治療」となった者に対する受診勧奨や，高血圧，糖尿病，脂質異常症などの疾患を中心とした保健指導を行ってきた。

（2）平成20（2008）年からの健診・保健指導

　平成20（2008）年4月から，高齢者の医療の確保に関する法律（高齢者医療確保法）が施行され，健診受診者全員に必要性に応じた保健指導が行われている。健診結果から受診者本人が身体状況を理解し，生活習慣改善の必要性を認識でき，行動目標を自らが設定し実行できるように，早期に介入して個人の行動変容を目指した「保健指導」に重点をおいている（図6-10）。

（3）標準的な健診・保健指導プログラム

　生活習慣病予防の徹底を図るため，「医療制度改革大綱」[平成17（2005）年12月]を踏まえ，保険者に対して，生活習慣病に対する健康診査（特定健康診査），特定健診結果による保健指導（特定保健指導）の実施が義務付けられた。平成20年度から，40〜74歳の全国民（医療被保険者および被扶養者）に対して行われており，事業の実施者は医療保険者である。

健診・保健指導の関係	かつての健診・保健指導	最新の科学的知識と，課題抽出のための分析	現在の健診・保健指導
	健診に付加した保健指導		内臓脂肪蓄積に着目した生活習慣病予防のための保健指導を必要とする者を抽出する健診
特　徴	プロセス（過程）重視の保健指導		結果を出す保健指導
目　的	個別疾患の早期発見・早期治療		内臓脂肪の蓄積に着目した早期介入・行動変容 リスクの重複がある対象者に対し，医師，保健師，管理栄養士等が早期に介入し，生活習慣の改善につながる保健指導を行う
内　容	健診結果の伝達，理想的な生活習慣に係る一般的な情報提供		自己選択と行動変容 対象者が代謝等の身体のメカニズムと生活習慣との関係を理解し，生活習慣の改善を自らが選択し，行動変容につなげる
保健指導の対象者	健診結果で「要指導」と指摘された者		健診受診者全員に対し情報提供，必要度に応じ，階層化された保健指導を提供 リスクに基づく優先順位をつけ，保健指導の必要性に応じて「動機付け支援」「積極的支援」を行う
方　法	主に健診結果に基づく保健指導 画一的な保健指導	行動変容を促す手法	健診結果の経年変化及び将来予測を踏まえた保健指導データ分析等を通じて集団としての健康課題を設定し，目標に沿った保健指導を計画的に実施 個人の健診結果を読み解くと共に，ライフスタイルを考慮した保健指導
評　価	アウトプット（事業実施量）評価を重視		アウトプット評価に加え，ストラクチャー評価，プロセス評価，アウトカム評価を含めた総合的な評価
実施主体	市町村		保険者

図6-10　内臓脂肪の蓄積に着目した生活習慣病予防のための健診・保健指導の基本的な考え方

資料）厚生労働省「標準的な健診・保健指導プログラム（平成20年度版）」

　平成27（2015）年に効果的・効率的な健診・保健指導を実施する必要があることから，「標準的な健診・保健指導プログラム」が示され，平成30（2018）年に平成30年度版が示された（図6-11）。

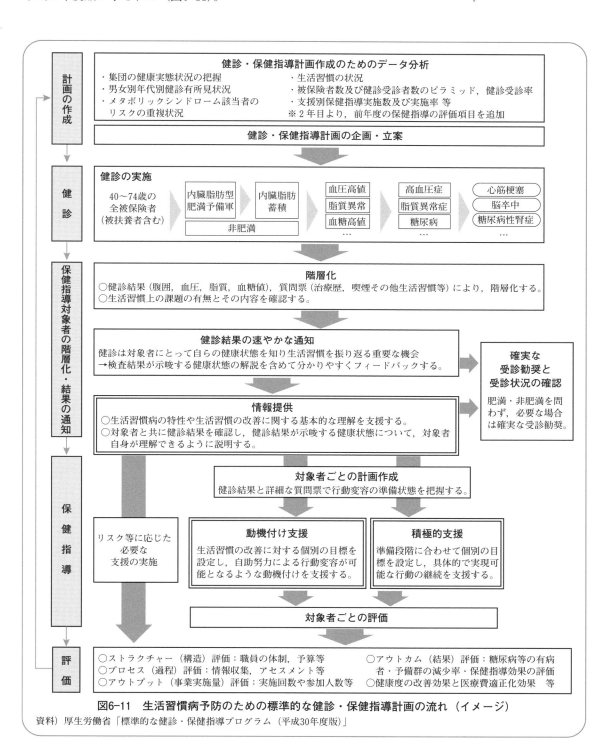

図6-11　生活習慣病予防のための標準的な健診・保健指導計画の流れ（イメージ）

資料）厚生労働省「標準的な健診・保健指導プログラム（平成30年度版)」

このプログラムは，メタボリックシンドロームに着目した保健指導を健診者全員に行うこととし，医療保険者に所属する医師・保健師・管理栄養士との連携や地域・職域・行政をはじめ，さまざまな社会資源を活用し企画・調整をはかる。指導終了後も，ポピュレーションアプローチによる支援を継続することになっている。健診・保健指導の事業の企画及び評価については，医療保険者自らが行い外部機関に委託（アウトソーシング）できないが，健診や保健指導の実施は委託可能である。

（ａ）特定健康診査（特定健診）

　メタボリックシンドロームに着目した健診のことである。項目を表6-12に示した。

（ｂ）特定保健指導対象者の選定と階層化

　健診結果から生活習慣改善の必要性に応じた保健指導の階層化を行う（表6-13）。

（ｃ）特定保健指導対象者の選定と階層化

　健診結果から生活習慣改善の必要性に応じた保健指導の階層化（表6-13）を行う。

（ｄ）特定保健指導

　「動機付け支援」「積極的支援」の実施にあたっては，健診結果やその経年変化等から，対象者に対し，身体に起こっている変化の理解を促し，面接や詳細な質問項目により対象者の生活習慣や行動変容ステージを把握する。

　次に，対象者の健康に関する考えを受け止め，対象者が自分の生活習慣の改善

表6-12　特定健診における項目

基本的な項目	○質問票（服薬歴，喫煙歴等） ○身体計測（身長，体重，BMI，腹囲（内臓脂肪面積）） ○血圧測定 ○理学的所見（身体診察） ○検尿（尿糖，尿たんぱく） ○血液検査 ・脂質検査（中性脂肪，HDL コレステロール，LDL コレステロール，中性脂肪が400mg/dL 以上の場合又は食後採血の場合には，LDL コレステロールに代えて Non-HDL コレステロール（総コレステロールから HDL コレステロールを除いたもの）でも可） ・血糖検査（空腹時血糖または HbA1c，やむを得ない場合は随時血糖） ・肝機能検査（AST（GOT），ALT（GPT），γ-GTP）
詳細な健診の項目	※一定の基準のもと，医師が必要と認めた場合に実施 ○心電図検査 ○眼底検査 ○貧血検査（赤血球数，ヘモグロビン値，ヘマトクリット値） ○血清クレアチニン検査

資料）厚生労働省「標準的な健診・保健指導プログラム（平成30年度版）」

表6-13 具体的な階層化の方法

ステップ1 （内臓脂肪蓄積のリスク判定）

○腹囲とBMIで内臓脂肪蓄積のリスクを判定する。
・腹囲　男性85cm以上，女性90cm以上　→　(1)
・腹囲　(1)以外　かつ　BMl≧25kg/m^2　→　(2)

ステップ2 （追加リスクの数の判定と特定保健指導の対象者の選定）

○検査結果及び質問票より追加リスクをカウントする。
○①〜③はメタボリックシンドロームの判定項目，④はそのほかの関連リスクとし，
　④喫煙歴については①から③までのリスクが1つ以上の場合にのみカウントする。
○⑤に該当する者は特定保健指導の対象にならない。
　①血圧高値　a　収縮期血圧　130mmHg以上　又は
　　　　　　　b　拡張期血圧　85mmHg以上
　②脂質異常　a　中性脂肪　150mg/dL以上　又は
　　　　　　　b　HDLコレステロール　40mg/dL未満
　③血糖高値　a　空腹時血糖（やむを得ない場合は随時血糖）　100mg/dL以上　又は
　　　　　　　b　HbA1c（NGSP）　5.6%以上
　④質問票　　喫煙歴あり
　⑤質問票　　①，②又は③の治療に係る薬剤を服用している

ステップ3 （保健指導レベルの分類）

ステップ1，2の結果を踏まえて，保健指導レベルをグループ分けする。なお，前述の通り，④喫煙歴については①から③のリスクが1つ以上の場合にのみカウントする。
(1)の場合
　①〜④のリスクのうち
　追加リスクが　2以上の対象者は　積極的支援レベル
　　　　　　　　1の対象者は　　　動機付け支援レベル
　　　　　　　　0の対象者は　　　情報提供レベル　　　　　　　　　　とする。
(2)の場合
　①〜④のリスクのうち
　追加リスクが　3以上の対象者は　積極的支援レベル
　　　　　　　　1又は2の対象者は　動機付け支援レベル
　　　　　　　　0の対象者は　　　情報提供レベル　　　　　　　　　　とする。

ステップ4 （特定保健指導における例外的対応等）

○前期高齢者（65歳以上75歳未満の者）については，日常生活動作能力，運動機能等を踏まえ，QOL（Quality of Life）の低下予防に配慮した生活習慣の改善が重要であること等から，「積極的支援」の対象となった場合でも「動機付け支援」とする。
○降圧薬等を服薬中の者については，継続的に医療機関を受診しているはずなので，生活習慣の改善支援については，医療機関において継続的な医学的管理の一環として行われることが適当である。そのため，保険者による特定保健指導を義務とはしない。しかしながら，きめ細かな生活習慣改善支援や治療中断防止の観点から，かかりつけ医と連携した上で保健指導を行うことも可能である。

資料）厚生労働省「標準的な健診・保健指導プログラム（平成30年度版）」

点・継続すべき行動等に気付き，自ら目標を設定し，行動に移すことができる内容とする。

・動機付け支援

初回面接1回の支援を行い，3カ月以上経過後に評価を行う。支援は，1人20分以上の個別支援（情報通信技術を活用した遠隔面接は30分以上），または1グループおおむね80分以上のグループ支援（1グループはおおむね8名以下）を行い，評価は6カ月後に面接や通信等を利用して実施する。

・**積極的支援**

　初回面接1回の支援に加えて，3カ月以上の継続的な支援をする。支援内容は支援A（積極的関与）と支援B（励まし）によるポイント制となっており，決められたポイント数となるよう，面接，グループ支援，通信等を利用して実施する。評価は6カ月後に面接や通信等を利用して実施する。

・**情報提供**

　特定保健指導の対象とならない者に対しても，個々のリスク等の状況に応じ，必要な情報提供や保健指導を行う。

（e）特定保健指導の実施者

　医師・保健師・管理栄養士が中心となって担う，食生活や身体活動の実践的指導は，それらの専門知識・技術を有すると認められる者も実施できることになっている。なお，①初回面接，②支援計画の立案，③保健指導の評価は，医師・保健師・管理栄養士が行う。

（f）特定健康診査（特定健診）・特定保健指導の評価

　保健指導の評価は，「個人」，「集団」，「事業」，「最終評価」を対象として行う。

・**ストラクチャー（構造）評価**：保健指導を実施するための仕組みや体制を評価
　例）保健指導に従事する職員の体制（職種・職員数・職員の資質等），保健指導の実施に係る予算，施設・設備の状況，他職種との連携体制，社会資源の活用状況

・**プロセス（過程）評価**：事業の目的や目標の達成に向けた過程（手順）や活動状況の評価
　例）保健指導の実施過程（情報収集，アセスメント，問題の分析，目標の設定，指導手段〈コミュニケーション，教材を含む〉，保健指導実施者の態度，記録状況）

・**アウトプット（事業実施量）**：目標の達成のために行われる事業の結果の評価
　例）健診受診率，保健指導実施率，保健指導の継続率

・**アウトカム（結果）評価**：対象者の行動（態度，記録，満足度），事業の目的・目標の達成度の評価
　例）肥満度や血液検査等の健診結果の変化，生活習慣病の有病者や予備群，死亡率，要介護率，医療費の変化

・**最終評価**……対象者全体における生活習慣病対策の評価（有病率，医療費等）を行う。医療機関のレセプトデータを活用し，生活習慣病関連の医療費の削減などの観点からの評価が可能である。

（4）第3期（平成30～令和5年度）特定健診・特定保健指導

　平成30年度から第3期特定健診・特定保健指導が実施された。

　　・特定健康診査の検査項目……質問票の項目に歯科口腔の保健指導や受診勧奨となるよう「食事をかんで食べるときの状態」を追加。

　　・糖尿病腎症の重症化予防を促進するため，医師が必要と認める場合に実施す

る詳細健診に血清クレアチン検査を追加。

・非肥満者に対する生活習慣改善指導（非肥満者でも脳・心血管疾患の危険因子を有する者）

特定保健指導は，以下の見直しを行った。

・行動計画の実施評価時期を「6か月以降」から「3か月以降」でも可とする。

・初回面接と実施評価の「同一機関要件」を廃止。

・初回面接の分割実施を可能とする（健診当日に結果がそろっていない時）。

・2年連続で積極的支援に該当→1年目に比べて2年目の状態が改善→2年目の特定保健指導は，動機付け支援相当で可。

・積極的支援の対象者への柔軟な運用でのモデル実施の導入

・情報通信技術を活用した初回面接（遠隔面接）の推進

【参考文献】

・花田信弘　他「高齢者の口腔および全身健康状態に関する疫学研究」，口腔衛生会誌，49，1999

・厚生省健康政策局歯科保健課「平成5年歯科疾患実態調査」1993

・厚生労働省「健康づくりのための食環境整備に関する検討会報告書」2014
https：//www.mhlw.go.jp/shingi/2004/12/s1202-4.html

・「健康な食事・食環境」認証制度，http：//smartmeal.jp/ninshokijun.html

・大坂府「食環境整備の整備」
http：//www.pref.osaka.lg.jp/kenkozukuri/syokuiku/syokukankyou.html

・村山伸子「自治体レベルのアドボカシー：自治体との協働による減塩政策立案のためのデータ分析とPDCA」日本健康教育学会誌，23，2015

・平成30年食育推進施策，第198回国会（常会）提出「住んでいるだけでおのずと健康になれるまちづくり，あだちベジタベライフ〜そうだ，野菜を食べよう〜，東京都足立区」

・山田和彦他「保健機能食品の課題と展望」栄養・食糧学会誌，70，2017

・消費者庁「健康や栄養に関する表示の制度について」
https：//www.caa.go.jp/policies/policy/food_labeling/health_promotion/

・厚生労働省「日本人の長寿を支える『健康な食事』の普及について」
https：//www.mhlw.go.jp/stf/houdou/0000096730.html

・井上浩一・草間かおる・村山伸子，全国栄養士養成施設協会・日本栄養士会監修『サクセス管理栄養士講座　公衆栄養学』第一出版，2019

・厚生労働省「標準的な健診・保健指導プログラム（平成30年度版）」

・前大道教子・松原知子編『ウエルネス　公衆栄養学』医歯薬出版，2017

・藤澤良知編『栄養・健康データハンドブック』同文書院，2019

・東京アカデミー編『2020年版オープンセサミシリーズ　管理栄養士国家試験対策完全合格教本　下巻』七賢出版

第6章の演習問題

Q6-1 最近の国民健康・栄養調査の結果からみた成人の健康状態に関する記述である。正しいのはどれか。1つ選べ。

(1)肥満者の割合は，男性より女性で高い。

(2)20歳代女性の低体重（やせ）の者の割合は，15％未満である。

(3)糖尿病が強く疑われる者の割合は，50歳代で最も高い。

(4)収縮期（最高）血圧の平均値は，男性より女性で高い。

(5)血清総コレステロール値の平均値は，50歳以上で男性より女性で高い。

A6-1 50～59歳の血清総コレステロール値の平均値は，男性212.7mg/dL，女性223.4mg/dLで，60歳以上でも男性より女性で高い（2017年）。

正解　(5)

（管理栄養士国家試験第28回 152）

Q6-2 地域における食環境づくりプログラムである。誤っているのはどれか。1つ選べ。

(1)食品の栄養成分表示の普及促進

(2)地域住民を対象とした減塩教室の開催

(3)スーパーマーケットと連携したヘルシーメニューコンテストの開催

(4)飲食店を対象とした減塩メニューの開発支援

(5)スーパーマーケットや飲食店のネットワークづくり

A6-2 食環境とは，「食物へのアクセス」と「情報へのアクセス」および両者の統合を意味し，食環境づくりは，食行動の望ましい行動変容を促すためのポピュレーション・アプローチである。(2)は特定対象者への栄養教育であり「食環境」をつくるプログラムとはいえない。

正解　(2)

（管理栄養士国家試験第31回 159）

関連法規

健康増進法

平成14年8月2日法律第103号
最終改正：令和元年6月7日法律第26号

第一章　総則

（目的）

第一条　この法律は，我が国における急速な高齢化の進展及び疾病構造の変化に伴い，国民の健康の増進の重要性が著しく増大していることにかんがみ，国民の健康の増進の総合的な推進に関し基本的な事項を定めるとともに，国民の栄養の改善その他の国民の健康の増進を図るための措置を講じ，もって国民保健の向上を図ることを目的とする。

（国民の責務）

第二条　国民は，健康な生活習慣の重要性に対する関心と理解を深め，生涯にわたって，自らの健康状態を自覚するとともに，健康の増進に努めなければならない。

（国及び地方公共団体の責務）

第三条　国及び地方公共団体は，教育活動及び広報活動を通じた健康の増進に関する正しい知識の普及，健康の増進に関する情報の収集，整理，分析及び提供並びに研究の推進並びに健康の増進に係る人材の養成及び資質の向上を図るとともに，健康増進事業実施者その他の関係者に対し，必要な技術的援助を与えることに努めなければならない。

（健康増進事業実施者の責務）

第四条　健康増進事業実施者は，健康教育，健康相談その他国民の健康の増進のために必要な事業（以下「健康増進事業」という。）を積極的に推進するよう努めなければならない。

（関係者の協力）

第五条　国，都道府県，市町村（特別区を含む。以下同じ。），健康増進事業実施者，医療機関その他の関係者は，国民の健康の増進の総合的な推進を図るため，相互に連携を図りながら協力するよう努めなければならない。

（定義）

第六条　この法律において「健康増進事業実施者」とは，次に掲げる者をいう。

一　健康保険法（大正十一年法律第七十号）の規定により健康増進事業を行う全国健康保険協会，健康保険組合又は健康保険組合連合会

二　船員保険法（昭和十四年法律第七十三号）の規定により健康増進事業を行う全国健康保険協会

三　国民健康保険法（昭和三十三年法律第百九十二号）の規定により健康増進事業を行う市町村，国民健康保険組合又は国民健康保険団体連合会

四　国家公務員共済組合法（昭和三十三年法律第百二十八号）の規定により健康増進事業を行う国家公務員共済組合又は

国家公務員共済組合連合会

五　地方公務員等共済組合法（昭和三十七年法律第百五十二号）の規定により健康増進事業を行う地方公務員共済組合又は全国市町村職員共済組合連合会

六　私立学校教職員共済法（昭和二十八年法律第二百四十五号）の規定により健康増進事業を行う日本私立学校振興・共済事業団

七　学校保健安全法（昭和三十三年法律第五十六号）の規定により健康増進事業を行う者

八　母子保健法（昭和四十年法律第百四十一号）の規定により健康増進事業を行う市町村

九　労働安全衛生法（昭和四十七年法律第五十七号）の規定により健康増進事業を行う事業者

十　高齢者の医療の確保に関する法律（昭和五十七年法律第八十号）の規定により健康増進事業を行う全国健康保険協会，健康保険組合，市町村，国民健康保険組合，共済組合，日本私立学校振興・共済事業団又は後期高齢者医療広域連合

十一　介護保険法（平成九年法律第百二十三号）の規定により健康増進事業を行う市町村

十二　この法律の規定により健康増進事業を行う市町村

十三　その他健康増進事業を行う者であって，政令で定めるもの

第二章　基本方針等

（基本方針）

第七条　厚生労働大臣は，国民の健康の増進の総合的な推進を図るための基本的な方針（以下「基本方針」という。）を定めるものとする。

2　基本方針は，次に掲げる事項について定めるものとする。

一　国民の健康の増進の推進に関する基本的な方向

二　国民の健康の増進の目標に関する事項

三　次条第一項の都道府県健康増進計画及び同条第二項の市町村健康増進計画の策定に関する基本的な事項

四　第十条第一項の国民健康・栄養調査その他の健康の増進に関する調査及び研究に関する基本的な事項

五　健康増進事業実施者間における連携及び協力に関する基本的な事項

六　食生活，運動，休養，飲酒，喫煙，歯の健康の保持その他の生活習慣に関する正しい知識の普及に関する事項

七　その他国民の健康の増進の推進に関する重要事項

3　厚生労働大臣は，基本方針を定め，又はこれを変更しようとするときは，あらかじめ，関係行政機関の長に協議するも

のとする。

4　厚生労働大臣は，基本方針を定め，又はこれを変更したときは，遅滞なく，これを公表するものとする。

（都道府県健康増進計画等）

第八条　都道府県は，基本方針を勘案して，当該都道府県の住民の健康の増進の推進に関する施策についての基本的な計画（以下「都道府県健康増進計画」という。）を定めるものとする。

2　市町村は，基本方針及び都道府県健康増進計画を勘案して，当該市町村の住民の健康の増進の推進に関する施策についての計画（以下「市町村健康増進計画」という。）を定めるよう努めるものとする。

3　国は，都道府県健康増進計画又は市町村健康増進計画に基づいて住民の健康増進のために必要な事業を行う都道府県又は市町村に対し，予算の範囲内において，当該事業に要する費用の一部を補助することができる。

（健康診査の実施等に関する指針）

第九条　厚生労働大臣は，生涯にわたる国民の健康の増進に向けた自主的な努力を促進するため，健康診査の実施及びその結果の通知，健康手帳（自らの健康管理のために必要な事項を記載する手帳をいう。）の交付その他の措置に関し，健康増進事業実施者に対する健康診査の実施等に関する指針（以下「健康診査等指針」という。）を定めるものとする。

2　厚生労働大臣は，健康診査等指針を定め，又はこれを変更しようとするときは，あらかじめ，総務大臣，財務大臣及び文部科学大臣に協議するものとする。

3　厚生労働大臣は，健康診査等指針を定め，又はこれを変更したときは，遅滞なく，これを公表するものとする。

第三章　国民健康・栄養調査等

（国民健康・栄養調査の実施）

第十条　厚生労働大臣は，国民の健康の増進の総合的な推進を図るための基礎資料として，国民の身体の状況，栄養摂取量及び生活習慣の状況を明らかにするため，国民健康・栄養調査を行うものとする。

2　厚生労働大臣は，国立研究開発法人医薬基盤・健康・栄養研究所（以下「研究所」という。）に，国民健康・栄養調査の実施に関する事務のうち集計その他の政令で定める事務の全部又は一部を行わせることができる。

3　都道府県知事（保健所を設置する市又は特別区にあっては，市長又は区長。以下同じ。）は，その管轄区域内の国民健康・栄養調査の執行に関する事務を行う。

（調査世帯）

第十一条　国民健康・栄養調査の対象の選定は，厚生労働省令で定めるところによ

181

り，毎年，厚生労働大臣が調査地区を定め，その地区内において都道府県知事が調査世帯を指定することによって行う。

2　前項の規定により指定された調査世帯に属する者は，国民健康・栄養調査の実施に協力しなければならない。

（国民健康・栄養調査員）
第十二条　都道府県知事は，その行う国民健康・栄養調査の実施のために必要があるときは，国民健康・栄養調査員を置くことができる。

2　前項に定めるもののほか，国民健康・栄養調査員に関し必要な事項は，厚生労働省令でこれを定める。

（国の負担）
第十三条　国は，国民健康・栄養調査に要する費用を負担する。

（調査票の使用制限）
第十四条　国民健康・栄養調査のために集められた調査票は，第十条第一項に定める調査の目的以外の目的のために使用してはならない。

（省令への委任）
第十五条　第十条から前条までに定めるもののほか，国民健康・栄養調査の方法及び調査項目その他国民健康・栄養調査の実施に関して必要な事項は，厚生労働省令で定める。

（生活習慣病の発生の状況の把握）
第十六条　国及び地方公共団体は，国民の健康の増進の総合的な推進を図るための基礎資料として，国民の生活習慣とがん，循環器病その他の政令で定める生活習慣病（以下単に「生活習慣病」という。）との相関関係を明らかにするため，生活習慣病の発生の状況の把握に努めなければならない。

（食事摂取基準）
第十六条の二　厚生労働大臣は，生涯にわたる国民の栄養摂取の改善に向けた自主的な努力を促進するため，国民健康・栄養調査その他の健康の保持増進に関する調査及び研究の成果を分析し，その分析の結果を踏まえ，食事による栄養摂取量の基準（以下この条において「食事摂取基準」という。）を定めるものとする。

2　食事摂取基準においては，次に掲げる事項を定めるものとする。

一　国民がその健康の保持増進を図る上で摂取することが望ましい熱量に関する事項

二　国民がその健康の保持増進を図る上で摂取することが望ましい次に掲げる栄養素の量に関する事項

イ　国民の栄養摂取の状況からみてその欠乏が国民の健康の保持増進を妨げているものとして厚生労働省令で定める栄養素

ロ　国民の栄養摂取の状況からみてその過剰な摂取が国民の健康の保持増進を妨げているものとして厚生労働省令で定める栄養素

3　厚生労働大臣は，食事摂取基準を定め，又は変更したときは，遅滞なく，これを公表するものとする。

第四章　保健指導等
（市町村による生活習慣相談等の実施）
第十七条　市町村は，住民の健康の増進を図るため，医師，歯科医師，薬剤師，保健師，助産師，看護師，准看護師，管理栄養士，栄養士，歯科衛生士その他の職員に，栄養の改善その他の生活習慣の改善に関する事項につき住民からの相談に応じさせ，及び必要な栄養指導その他の保健指導を行わせ，並びにこれらに付随する業務を行わせるものとする。

2　市町村は，前項に規定する業務の一部について，健康保険法第六十三条第三項各号に掲げる病院又は診療所その他適当と認められるものに対し，その実施を委託することができる。

（都道府県による専門的な栄養指導その他の保健指導の実施）
第十八条　都道府県，保健所を設置する市及び特別区は，次に掲げる業務を行うものとする。

一　住民の健康の増進を図るために必要な栄養指導その他の保健指導のうち，特に専門的な知識及び技術を必要とするものを行うこと。

二　特定かつ多数の者に対して継続的に食事を供給する施設に対し，栄養管理の実施について必要な指導及び助言を行うこと。

三　前二号の業務に付随する業務を行うこと。

2　都道府県は，前条第一項の規定により市町村が行う業務の実施に関し，市町村相互間の連絡調整を行い，及び市町村の求めに応じ，その設置する保健所による技術的事項についての協力その他当該市町村に対する必要な援助を行うものとする。

（栄養指導員）
第十九条　都道府県知事は，前条第一項に規定する業務（同項第一号及び第三号に掲げる業務については，栄養指導に係るものに限る。）を行う者として，医師又は管理栄養士の資格を有する都道府県，保健所を設置する市又は特別区の職員のうちから，栄養指導員を命ずるものとする。

（市町村による健康増進事業の実施）
第十九条の二　市町村は，第十七条第一項に規定する業務に係る事業以外の健康増進事業であって厚生労働省令で定めるものの実施に努めるものとする。

（都道府県による健康増進事業に対する技術的援助等の実施）
第十九条の三　都道府県は，前条の規定により市町村が行う事業の実施に関し，市町村相互間の連絡調整を行い，及び市町村の求めに応じ，その設置する保健所による技術的事項についての協力その他当該市町村に対する必要な援助を行うものとする。

（報告の徴収）
第十九条の四　厚生労働大臣又は都道府県知事は，市町村に対し，必要があると認めるときは，第十七条第一項に規定する業務及び第十九条の二に規定する事業の実施の状況に関する報告を求めることが

できる。

第五章　特定給食施設
（特定給食施設の届出）
第二十条　特定給食施設（特定かつ多数の者に対して継続的に食事を供給する施設のうち栄養管理が必要なものとして厚生労働省令で定めるものをいう。以下同じ。）を設置した者は，その事業の開始の日から一月以内に，その施設の所在地の都道府県知事に，厚生労働省令で定める事項を届け出なければならない。

2　前項の規定による届出をした者は，同項の厚生労働省令で定める事項に変更を生じたときは，変更の日から一月以内に，その旨を当該都道府県知事に届け出なければならない。その事業を休止し，又は廃止したときも，同様とする。

（特定給食施設における栄養管理）
第二十一条　特定給食施設であって特別の栄養管理が必要なものとして厚生労働省令で定めるところにより都道府県知事が指定するものの設置者は，当該特定給食施設に管理栄養士を置かなければならない。

2　前項に規定する特定給食施設以外の特定給食施設の設置者は，厚生労働省令で定めるところにより，当該特定給食施設に栄養士又は管理栄養士を置くように努めなければならない。

3　特定給食施設の設置者は，前二項に定めるもののほか，厚生労働省令で定める基準に従って，適切な栄養管理を行わなければならない。

（指導及び助言）
第二十二条　都道府県知事は，特定給食施設の設置者に対し，前条第一項又は第三項の規定による栄養管理の実施を確保するため必要があると認めるときは，当該栄養管理の実施に関し必要な指導及び助言をすることができる。

（勧告及び命令）
第二十三条　都道府県知事は，第二十一条第一項の規定に違反して管理栄養士を置かず，若しくは同条第三項の規定に違反して適切な栄養管理を行わず，又は正当な理由がなくて前条の栄養管理をしない特定給食施設の設置者があるときは，当該特定給食施設の設置者に対し，管理栄養士を置き，又は適切な栄養管理を行うよう勧告をすることができる。

2　都道府県知事は，前項に規定する勧告を受けた特定給食施設の設置者が，正当な理由がなくてその勧告に係る措置をとらなかったときは，当該特定給食施設の設置者に対し，その勧告に係る措置をとるべきことを命ずることができる。

（立入検査等）
第二十四条　都道府県知事は，第二十一条第一項又は第三項の規定による栄養管理の実施を確保するため必要があると認めるときは，特定給食施設の設置者若しくは管理者に対し，その業務に関し報告をさせ，又は栄養指導員に，当該施設に立ち入り，業務の状況若しくは帳簿，書類その他の物件を検査させ，若しくは関係者に質問させることができる。

2　前項の規定により立入検査又は質問をする栄養指導員は、その身分を示す証明書を携帯し、関係者に提示しなければならない。

3　第一項の規定による権限は、犯罪捜査のために認められたものと解釈してはならない。

第二節　受動喫煙の防止

第二十五条　学校、体育館、病院、劇場、観覧場、集会場、展示場、百貨店、事務所、官公庁施設、飲食店その他の多数の者が利用する施設を管理する者は、これらを利用する者について、受動喫煙（室内又はこれに準ずる環境において、他人のたばこの煙を吸わされることをいう。）を防止するために必要な措置を講ずるように努めなければならない。

第六章　受動喫煙防止

第一節　総則

（国及び地方公共団体の責務）

第二十五条　国及び地方公共団体は、望まない受動喫煙が生じないよう、受動喫煙に関する知識の普及、受動喫煙の防止に関する意識の啓発、受動喫煙の防止に必要な環境の整備その他の受動喫煙を防止するための措置を総合的かつ効果的に推進するよう努めなければならない。

（関係者の協力）

第二十五条の二　国、都道府県、市町村、多数の者が利用する施設（敷地を含む。以下この章において同じ。）の管理権原者（施設の管理について権原を有する者をいう。以下この章において同じ。）その他の関係者は、望まない受動喫煙が生じないよう、受動喫煙を防止するための措置の総合的かつ効果的な推進を図るため、相互に連携を図りながら協力するよう努めなければならない。

（喫煙をする際の配慮義務等）

第二十五条の三　何人も、特定施設の第二十五条の五第一項に規定する喫煙禁止場所以外の場所において喫煙をする際、望まない受動喫煙を生じさせることがないよう周囲の状況に配慮しなければならない。

2　多数の者が利用する施設の管理権原者は、喫煙をすることができる場所を定めようとするときは、望まない受動喫煙を生じさせることがない場所とするよう配慮しなければならない。

（定義）

第二十五条の四　この章において、次の各号に掲げる用語の意義は、当該各号に定めるところによる。

一　たばこ　たばこ事業法（昭和五十九年法律第六十八号）第二条第三号に掲げる製造たばこであって、同号に規定する喫煙用に供されるもの及び同法第三十八条第二項に規定する製造たばこ代用品をいう。

二　喫煙　人が吸入するため、たばこを燃焼させ、又は加熱することにより煙（蒸気を含む。次号において同じ。）を発生させることをいう。

三　受動喫煙　人が他人の喫煙によりたばこから発生した煙にさらされることを

いう。

四　特定施設　多数の者が利用する施設のうち、次に掲げるものをいう。

イ　学校、病院、児童福祉施設その他の受動喫煙により健康を損なうおそれが高い者が主として利用する施設として政令で定めるもの

ロ　国及び地方公共団体の行政機関の庁舎（行政機関がその事務を処理するために使用する施設に限る。）

五　特定屋外喫煙場所　特定施設の屋外の場所の一部の場所のうち、当該特定施設の管理権原者によって区画され、厚生労働省令で定めるところにより、喫煙をすることができる場所である旨を記載した標識の掲示その他の厚生労働省令で定める受動喫煙を防止するために必要な措置がとられた場所をいう。

六　喫煙関連研究場所　たばこに関する研究開発（喫煙を伴うものに限る。）の用に供する場所をいう。

第二節　受動喫煙を防止するための措置

（特定施設における喫煙の禁止等）

第二十五条の五　何人も、正当な理由がなくて、特定施設においては、特定屋外喫煙場所及び喫煙関連研究場所以外の場所（以下この節において「喫煙禁止場所」という。）で喫煙をしてはならない。

2　都道府県知事は、前項の規定に違反して喫煙をしている者に対し、喫煙の中止又は特定施設の喫煙禁止場所からの退出を命ずることができる。

（特定施設の管理権原者等の責務）

第二十五条の六　特定施設の管理権原者等（管理権原者及び施設の管理者をいう。以下この節において同じ。）は、当該特定施設の喫煙禁止場所に専ら喫煙の用に供させるための器具及び設備を喫煙の用に供することができる状態で設置してはならない。

2　特定施設の管理権原者等は、当該特定施設の喫煙禁止場所において、喫煙をし、又は喫煙をしようとする者に対し、喫煙の中止又は当該喫煙禁止場所からの退出を求めるよう努めなければならない。

3　前項に定めるもののほか、特定施設の管理権原者等は、当該特定施設における受動喫煙を防止するために必要な措置をとるよう努めなければならない。

（特定施設の管理権原者等に対する指導及び助言）

第二十五条の七　都道府県知事は、特定施設の管理権原者等に対し、当該特定施設における受動喫煙を防止するために必要な指導及び助言をすることができる。

（特定施設の管理権原者等に対する勧告、命令等）

第二十五条の八　都道府県知事は、特定施設の管理権原者等が第二十五条の六第一項の規定に違反して器具又は設備を喫煙の用に供することができる状態で設置しているときは、当該管理権原者等に対し、期限を定めて、当該器具又は設備の撤去その他当該器具又は設備を喫煙の用に供することができないようにするための措置をとるべきことを勧告することができる。

2　都道府県知事は、前項の規定による勧告を受けた特定施設の管理権原者等が、同項の期限内にこれに従わなかったときは、その旨を公表することができる。

3　都道府県知事は、第一項の規定による勧告を受けた特定施設の管理権原者等が、その勧告に係る措置をとらなかったときは、当該管理権原者等に対し、期限を定めて、その勧告に係る措置をとるべきことを命ずることができる。

（立入検査等）

第二十五条の九　都道府県知事は、この節の規定の施行に必要な限度において、特定施設の管理権原者等に対し、当該特定施設の喫煙禁止場所における専ら喫煙の用に供させるための器具及び設備の撤去その他の受動喫煙を防止するための措置の実施状況に関し報告をさせ、又はその職員に、特定施設に立ち入り、当該措置の実施状況若しくは帳簿、書類その他の物件を検査させ、若しくは関係者に質問させることができる。

2　前項の規定により立入検査又は質問をする職員は、その身分を示す証明書を携帯し、関係者に提示しなければならない。

3　第一項の規定による権限は、犯罪捜査のために認められたものと解釈してはならない。

（多数の者が利用する施設における受動喫煙の防止）

第二十五条の十　多数の者が利用する施設（特定施設を除く。）の管理権原者等は、当該施設を利用する者について、望まない受動喫煙を防止するために必要な措置を講ずるように努めなければならない。

（適用除外）

第二十五条の十一　次に掲げる場所については、この節の規定（第二十五条の六第三項、前条及びこの条の規定を除く。以下この条において同じ。）は、適用しない。

一　人の居住の用に供する場所

二　その他前号に掲げる場所に準ずる場所として政令で定めるもの

2　特定施設の場所に前項各号に掲げる場所に該当する場所がある場合においては、当該特定施設の場所（当該同項各号に掲げる場所に該当する場所に限る。）については、この節の規定は、適用しない。

3　特定施設の場所において現に運行している自動車の内部の場所については、この節の規定は、適用しない。

（受動喫煙に関する調査研究）

第二十五条の十二　国は、受動喫煙に関する調査研究その他の受動喫煙の防止に関する施策の策定に必要な調査研究を推進するよう努めなければならない。

（経過措置）

第二十五条の十三　この章の規定に基づき政令又は厚生労働省令を制定し、又は改廃する場合においては、それぞれ、政令又は厚生労働省令で、その制定又は改廃に伴い合理的に必要と判断される範囲内において、所要の経過措置（罰則に関する経過措置を含む。）を定めることができる。

第七章　特別用途表示等
（特別用途表示の許可）
第二十六条　販売に供する食品につき，乳児用，幼児用，妊産婦用，病者用その他内閣府令で定める特別の用途に適する旨の表示（以下「特別用途表示」という。）をしようとする者は，内閣総理大臣の許可を受けなければならない。

2　前項の許可を受けようとする者は，製品見本を添え，商品名，原材料の配合割合及び当該製品の製造方法，成分分析表，許可を受けようとする特別用途表示の内容その他内閣府令で定める事項を記載した申請書を内閣総理大臣に提出しなければならない。

3　内閣総理大臣は，研究所又は内閣総理大臣の登録を受けた法人（以下「登録試験機関」という。）に，第一項の許可を行うについて必要な試験（以下「許可試験」という。）を行わせるものとする。

4　第一項の許可を申請する者は，実費（許可試験に係る実費を除く。）を勘案して政令で定める額の手数料を国に，研究所の行う許可試験にあっては許可試験に係る実費を勘案して政令で定める額の手数料を研究所に，登録試験機関の行う許可試験にあっては当該登録試験機関が内閣総理大臣の認可を受けた額の手数料を当該登録試験機関に納めなければならない。

5　内閣総理大臣は，第一項の許可をしようとするときは，あらかじめ，厚生労働大臣の意見を聴かなければならない。

6　第一項の許可を受けて特別用途表示をする者は，当該許可に係る食品（以下「特別用途食品」という。）につき，内閣府令で定める事項を内閣府令で定めるところにより表示しなければならない。

7　内閣総理大臣は，第一項又は前項の内閣府令を制定し，又は改廃しようとするときは，あらかじめ，厚生労働大臣に協議しなければならない。

（登録試験機関の登録）
第二十六条の二　登録試験機関の登録を受けようとする者は，内閣府令で定める手続に従い，実費を勘案して政令で定める額の手数料を納めて，内閣総理大臣に登録の申請をしなければならない。

（欠格条項）
第二十六条の三　次の各号のいずれかに該当する法人は，第二十六条第三項の登録を受けることができない。
一　その法人又はその業務を行う役員がこの法律の規定に違反し，罰金以上の刑に処せられ，その執行を終わり，又はその執行を受けることのなくなった日から二年を経過しないもの
二　第二十六条の十三の規定により登録を取り消され，その取消しの日から二年を経過しない法人
三　第二十六条の十三の規定による登録の取消しの日前三十日以内にその取消しに係る法人の業務を行う役員であった者でその取消しの日から二年を経過しないものがその業務を行う役員となっている法人

（登録の基準）
第二十六条の四　内閣総理大臣は，第二十六条の二の規定により登録を申請した者（以下この項において「登録申請者」という。）が次に掲げる要件のすべてに適合しているときは，その登録をしなければならない。この場合において，登録に関して必要な手続は，内閣府令で定める。
一　別表の上欄に掲げる機械器具その他の設備を有し，かつ，許可試験は同表の中欄に掲げる条件に適合する知識経験を有する者が実施し，その人数が同表の下欄に掲げる数以上であること。
二　次に掲げる許可試験の信頼性の確保のための措置がとられていること。
イ　試験を行う部門に許可試験の種類ごとにそれぞれ専任の管理者を置くこと。
ロ　許可試験の業務の管理及び精度の確保に関する文書が作成されていること。
ハ　ロに掲げる文書に記載されたところに従い許可試験の業務の管理及び精度の確保を行う専任の部門を置くこと。
三　登録申請者が，第二十六条第一項若しくは第二十九条第一項の規定により許可若しくは承認を受けなければならないこととされる食品を製造し，輸入し，又は販売する食品衛生法（昭和二十二年法律第二百三十三号）第四条第八項に規定する営業者（以下この号及び第二十六条の十第二項において「特別用途食品営業者」という。）に支配されているものとして次のいずれかに該当するものでないこと。
イ　登録申請者が株式会社である場合にあっては，特別用途食品営業者がその親法人（会社法（平成十七年法律第八十六号）第八百七十九条第一項に規定する親法人をいう。）であること。
ロ　登録申請者の役員（持分会社（会社法第五百七十五条第一項に規定する持分会社をいう。）にあっては，業務を執行する社員）に占める特別用途食品営業者の役員又は職員（過去二年間に当該特別用途食品営業者の役員又は職員であった者を含む。）の割合が二分の一を超えていること。
ハ　登録申請者の代表権を有する役員が，特別用途食品営業者の役員又は職員（過去二年間に当該特別用途食品営業者の役員又は職員であった者を含む。）であること。

2　登録は，次に掲げる事項を登録台帳に記帳して行う。
一　登録年月日及び登録番号
二　登録試験機関の名称，代表者の氏名及び主たる事務所の所在地
三　登録試験機関が許可試験を行う事業所の名称及び所在地

（登録の更新）
第二十六条の五　登録試験機関の登録は，五年以上十年以内において政令で定める期間ごとにその更新を受けなければ，その期間の経過によって，その効力を失う。
2　前三条の規定は，前項の登録の更新について準用する。

（試験の義務）
第二十六条の六　登録試験機関は，許可試験を行うことを求められたときは，正当な理由がある場合を除き，遅滞なく，許可試験を行わなければならない。

（事業所の変更の届出）
第二十六条の七　登録試験機関は，許可試験を行う事業所の所在地を変更しようとするときは，変更しようとする日の二週間前までに，内閣総理大臣に届け出なければならない。

（試験業務規程）
第二十六条の八　登録試験機関は，許可試験の業務に関する規程（以下「試験業務規程」という。）を定め，許可試験の業務の開始前に，内閣総理大臣の認可を受けなければならない。これを変更しようとするときも，同様とする。

2　試験業務規程には，許可試験の実施方法，許可試験の手数料その他の内閣府令で定める事項を定めておかなければならない。

3　内閣総理大臣は，第一項の認可をした試験業務規程が許可試験の適正かつ確実な実施上不適当となったと認めるときは，登録試験機関に対し，その試験業務規程を変更すべきことを命ずることができる。

（業務の休廃止）
第二十六条の九　登録試験機関は，内閣総理大臣の許可を受けなければ，許可試験の業務の全部又は一部を休止し，又は廃止してはならない。

（財務諸表等の備付け及び閲覧等）
第二十六条の十　登録試験機関は，毎事業年度経過後三月以内に，その事業年度の財産目録，貸借対照表及び損益計算書又は収支計算書並びに事業報告書（その作成に代えて電磁的記録（電子的方式，磁気的方式その他の人の知覚によっては認識することができない方式で作られる記録であって，電子計算機による情報処理の用に供されるものをいう。以下この条において同じ。）の作成がされている場合における当該電磁的記録を含む。次項及び第四十二条第二号において「財務諸表等」という。）を作成し，五年間事業所に備えて置かなければならない。

2　特別用途食品営業者その他の利害関係人は，登録試験機関の業務時間内は，いつでも，次に掲げる請求をすることができる。ただし，第二号又は第四号の請求をするには，登録試験機関の定めた費用を支払わなければならない。
一　財務諸表等が書面をもって作成されているときは，当該書面の閲覧又は謄写の請求
二　前号の書面の謄本又は抄本の請求
三　財務諸表等が電磁的記録をもって作成されているときは，当該電磁的記録に記録された事項を内閣府令で定める方法により表示したものの閲覧又は謄写の請求
四　前号の電磁的記録に記録された事項を電磁的方法であって内閣府令で定めるものにより提供することの請求又は当該事項を記載した書面の交付の請求

（秘密保持義務等）
第二十六条の十一　登録試験機関の役員若しくは職員又はこれらの職にあった者は，

許可試験の業務に関して知り得た秘密を漏らしてはならない。

2　許可試験の業務に従事する登録試験機関の役員又は職員は，刑法（明治四十年法律第四十五号）その他の罰則の適用については，法令により公務に従事する職員とみなす。

（適合命令）

第二十六条の十二　内閣総理大臣は，登録試験機関が第二十六条の四第一項各号のいずれかに適合しなくなったと認めるときは，その登録試験機関に対し，これらの規定に適合するため必要な措置をとるべきことを命ずることができる。

（登録の取消し等）

第二十六条の十三　内閣総理大臣は，登録試験機関が次の各号のいずれかに該当するときは，その登録を取り消し，又は期間を定めて許可試験の業務の全部若しくは一部の停止を命ずることができる。

一　第二十六条の三第一号又は第三号に該当するに至ったとき。

二　第二十六条の六，第二十六条の七，第二十六条の九，第二十六条の十第一項又は次条の規定に違反したとき。

三　正当な理由がないのに第二十六条の十第二項各号の規定による請求を拒んだとき。

四　第二十六条の八第一項の認可を受けた試験業務規程によらないで許可試験を行ったとき。

五　第二十六条の八第三項又は前条の規定による命令に違反したとき。

六　不正の手段により第二十六条第三項の登録（第二十六条の五第一項の登録の更新を含む。）を受けたとき。

（帳簿の記載）

第二十六条の十四　登録試験機関は，内閣府令で定めるところにより，帳簿を備え，許可試験に関する業務に関し内閣府令で定める事項を記載し，これを保存しなければならない。

（登録試験機関以外の者による人を誤認させる行為の禁止）

第二十六条の十五　登録試験機関以外の者は，その行う業務が許可試験であると人を誤認させるような表示その他の行為をしてはならない。

2　内閣総理大臣は，登録試験機関以外の者に対し，その行う業務が許可試験であると人を誤認させないようにするための措置をとるべきことを命ずることができる。

（報告の徴収）

第二十六条の十六　内閣総理大臣は，この法律の施行に必要な限度において，登録試験機関に対し，その業務又は経理の状況に関し報告をさせることができる。

（立入検査）

第二十六条の十七　内閣総理大臣は，この法律の施行に必要な限度において，その職員に，登録試験機関の事務所又は事業所に立ち入り，業務の状況又は帳簿，書類その他の物件を検査させることができる。

2　前項の規定により立入検査をする職員は，その身分を示す証明書を携帯し，関

係者に提示しなければならない。

3　第一項の立入検査の権限は，犯罪捜査のために認められたものと解釈してはならない。

（公示）

第二十六条の十八　内閣総理大臣は，次の場合には，その旨を官報に公示しなければならない。

一　第二十六条第三項の登録をしたとき。

二　第二十六条の五第一項の規定により登録試験機関の登録がその効力を失ったとき。

三　第二十六条の七の規定による届出があったとき。

四　第二十六条の九の規定による許可をしたとき。

五　第二十六条の十三の規定により登録試験機関の登録を取り消し，又は許可試験の業務の停止を命じたとき。

（特別用途食品の検査及び収去）

第二十七条　内閣総理大臣又は都道府県知事は，必要があると認めるときは，当該職員に特別用途食品の製造施設，貯蔵施設又は販売施設に立ち入らせ，販売の用に供する当該特別用途食品を検査させ，又は試験の用に供するために必要な限度において当該特別用途食品を収去させることができる。

2　前項の規定により立入検査又は収去をする職員は，その身分を示す証明書を携帯し，関係者に提示しなければならない。

3　第一項に規定する当該職員の権限は，食品衛生法第三十条第一項に規定する食品衛生監視員が行うものとする。

4　第一項の規定による権限は，犯罪捜査のために認められたものと解釈してはならない。

5　内閣総理大臣は，研究所に，第一項の規定により収去された食品の試験を行わせるものとする。

（特別用途表示の許可の取消し）

第二十八条　内閣総理大臣は，第二十六条第一項の許可を受けた者が次の各号のいずれかに該当するときは，当該許可を取り消すことができる。

一　第二十六条第六項の規定に違反したとき。

二　当該許可に係る食品につき虚偽の表示をしたとき。

三　当該許可を受けた日以降における科学的知見の充実により当該許可に係る食品について当該許可に係る特別用途表示をすることが適切でないことが判明するに至ったとき。

（特別用途表示の承認）

第二十九条　本邦において販売に供する食品につき，外国において特別用途表示をしようとする者は，内閣総理大臣の承認を受けることができる。

2　第二十六条第二項から第七項まで及び前条の規定は前項の承認について，第二十七条の規定は同項の承認に係る食品について，それぞれ準用する。この場合において，同条第一項中「製造施設，貯蔵施設」とあるのは，「貯蔵施設」と読み替えるものとする。

（特別用途表示がされた食品の輸入の許可）

第三十条　本邦において販売に供する食品であって，第二十六条第一項の規定による許可又は前条第一項の規定による承認を受けずに特別用途表示がされたものを輸入しようとする者については，その者を第二十六条第一項に規定する特別用途表示をしようとする者とみなして，同条及び第三十条第二号の規定を適用する。

（誇大表示の禁止）

第三十一条　何人も，食品として販売に供する物に関して広告その他の表示をするときは，健康の保持増進の効果その他内閣府令で定める事項（次条第三項において「健康保持増進効果等」という。）について，著しく事実に相違する表示をし，又は著しく人を誤認させるような表示をしてはならない。

2　内閣総理大臣は，前項の内閣府令を制定し，又は改廃しようとするときは，あらかじめ，厚生労働大臣に協議しなければならない。

（勧告等）

第三十二条　内閣総理大臣又は都道府県知事は，前条第一項の規定に違反して表示をした者がある場合において，国民の健康の保持増進及び国民に対する正確な情報の伝達に重大な影響を与えるおそれがあると認めるときは，その者に対し，当該表示に関し必要な措置をとるべき旨の勧告をすることができる。

2　内閣総理大臣又は都道府県知事は，前項の規定する勧告を受けた者が，正当な理由がなくてその勧告に係る措置をとらなかったときは，その者に対し，その勧告に係る措置をとるべきことを命ずることができる。

3　第二十七条の規定は，食品として販売に供する物であって健康保持増進効果等についての表示がされたもの（特別用途食品及び第二十九条第一項の承認を受けた食品を除く。）について準用する。

4　都道府県知事は，第一項又は第二項の規定によりその権限を行使したときは，その旨を内閣総理大臣に通知するものとする。

（再審査請求等）

第三十三条　第二十七条第一項（第二十九条第二項において準用する場合を含む。）の規定により保健所を設置する市又は特別区の長が行う処分についての審査請求の裁決に不服がある者は，内閣総理大臣に対して再審査請求をすることができる。

2　保健所を設置する市又は特別区の長が第二十七条第一項（第二十九条第二項において準用する場合を含む。）の規定による処分をする権限をその補助機関である職員又はその管理に属する行政機関の長に委任した場合において，委任を受けた職員又は行政機関の長がその委任に基づいてした処分につき，地方自治法（昭和二十二年法律第六十七号）第二百五十五条の二第二項の再審査請求の裁決があったときは，当該裁決に不服がある者は，同法第二百五十二条の十七の四第五項から第七項までの規定の例により，内閣総理大臣に対して再々審査請求をすることができる。

第八章　雑則

（事務の区分）

第三十四条　第十条第三項，第十一条第一項及び第二十七条第一項（第二十九条第二項において準用する場合を含む。）の規定により都道府県，保健所を設置する市又は特別区が処理することとされている事務は，地方自治法第二条第九項第一号に規定する第一号法定受託事務とする。

（権限の委任）

第三十五条　この法律に規定する厚生労働大臣の権限は，厚生労働省令で定めるところにより，地方厚生局長に委任することができる。

2　前項の規定により地方厚生局長に委任された権限は，厚生労働省令で定めるところにより，地方厚生支局長に委任することができる。

3　内閣総理大臣は，この法律による権限（政令で定めるものを除く。）を消費者庁長官に委任する。

4　消費者庁長官は，政令で定めるところにより，前項の規定により委任された権限の一部を地方厚生局長又は地方厚生支局長に委任することができる。

5　地方厚生局長又は地方厚生支局長は，前項の規定により委任された権限を行使したときは，その結果について消費者庁長官に報告するものとする。

第九章　罰則

第三十六条　国民健康・栄養調査に関する事務に従事した公務員，研究所の職員若しくは国民健康・栄養調査員又はこれらの職にあった者が，その職務の執行に関して知り得た人の秘密を正当な理由がなく漏らしたときは，一年以下の懲役又は百万円以下の罰金に処する。

2　職務上前項の秘密を知り得た他の公務員又は公務員であった者が，正当な理由がなくその秘密を漏らしたときも，同項と同様とする。

3　第二十六条の十一第一項の規定に違反してその職務に関して知り得た秘密を漏らした者は，一年以下の懲役又は百万円以下の罰金に処する。

4　第二十六条の十三の規定による業務の停止の命令に違反したときは，その違反行為をした登録試験機関の役員又は職員は，一年以下の懲役又は百万円以下の罰金に処する。

第三十六条の二　第三十二条第二項の規定に基づく命令に違反した者は，六月以下の懲役又は百万円以下の罰金に処する。

第三十七条　次の各号のいずれかに該当する者は，五十万円以下の罰金に処する。

一　第二十三条第二項の規定に基づく命令に違反した者

二　第二十六条第一項の規定に違反した者

三　第二十六条の十五第二項の規定による命令に違反した者

第三十七条の二　次に掲げる違反があった場合においては，その行為をした登録試験機関の代表者，代理人，使用人その他の従業者は，五十万円以下の罰金に処す

る。

一　第二十六条の九の規定による許可を受けないで，許可試験の業務を廃止したとき。

二　第二十六条の十四の規定による帳簿の記載をせず，虚偽の記載をし，又は帳簿を保存しなかったとき。

三　第二十六条の十六の規定による報告をせず，又は虚偽の報告をしたとき。

四　第二十六条の十七第一項の規定による検査を拒み，妨げ，又は忌避したとき。

第三十八条　次の各号のいずれかに該当する者は，三十万円以下の罰金に処する。

一　第二十四条第一項の規定による報告をせず，若しくは虚偽の報告をし，又は同項の規定による検査を拒み，妨げ，若しくは忌避し，若しくは同項の規定による質問に対して答弁をせず，若しくは虚偽の答弁をした者

二　第二十七条第一項（第二十九条第二項において準用する場合を含む。）の規定による検査を収去を拒み，妨げ，又は忌避した者

第三十九条　法人の代表者又は法人若しくは人の代理人，使用人その他の従業者が，その法人又は人の業務に関し，第三十七条又は前条の違反行為をしたときは，行為者を罰するほか，その法人又は人に対して各本条の刑を科する。

第四十条　第二十五条の八第三項の規定に基づく命令に違反した者は，五十万円以下の過料に処する。

第四十一条　第二十五条の五第二項の規定に基づく命令に違反した者は，三十万円以下の過料に処する。

第四十二条　次の各号のいずれかに該当する者は，二十万円以下の過料に処する。

一　第二十五条の九第一項の規定による報告をせず，若しくは虚偽の報告をし，又は同項の規定による検査を拒み，妨げ，若しくは忌避し，若しくは同項の規定による質問に対して答弁をせず，若しくは虚偽の答弁をした者

二　第二十六条の十第一項の規定に違反して財務諸表等を備えて置かず，財務諸表等に記載すべき事項を記載せず，若しくは虚偽の記載をし，又は正当な理由がないのに同条第二項各号の規定による請求を拒んだ者

附則抄

（施行期日）

第一条　この法律は，公布の日から起算して九月を超えない範囲内において政令で定める日から施行する。ただし，第九条及び附則第八条から第十九条までの規定は，公布の日から起算して二年を超えない範囲内において政令で定める日から施行する。

（栄養改善法の廃止）

第二条　栄養改善法（昭和二十七年法律第二百四十八号）は，廃止する。

（経過措置）

第三条　この法律の施行の際現に存する特定給食施設の設置者は，この法律の施行の日（以下「施行日」という。）から三月を経過する日までの間は，第二十条第

一項の届出をしないで，引き続きその事業を行うことができる。

第四条　施行日前にした附則第二条の規定による廃止前の栄養改善法の規定による許可，承認その他の処分又は申請その他の手続は，この附則に別段の定めがある場合を除き，この法律の相当の規定によってした許可，承認その他の処分又は申請その他の手続とみなす。

（罰則に関する経過措置）

第五条　施行日前にした行為に対する罰則の適用については，なお従前の例による。

（政令への委任）

第六条　前三条に規定するもののほか，この法律の施行に伴い必要な経過措置は，政令で定める。

（検討）

第七条　政府は，この法律の施行後五年を経過した場合において，この法律の施行の状況を勘案し，必要があると認めるときは，この法律の規定について検討を加え，その結果に基づいて必要な措置を講ずるものとする。

附則　（平成15年5月30日法律第55号）

抄

（施行期日）

第一条　この法律は，公布の日から起算して三月を超えない範囲内において政令で定める日から施行する。ただし，次の各号に掲げる規定は，当該各号に定める日から施行する。

一及び二　略

三　第二条（次号に掲げる改正規定を除く。），第六条（次号に掲げる改正規定を除く。），第八条（次号に掲げる改正規定を除く。）及び第十条並びに附則第二条から第五条まで，第八条，第十六条から第十八条まで，第二十一条から第二十六条まで，第三十一条，第三十三条及び第三十五条の規定　公布の日から起算して九月を超えない範囲内において政令で定める日

附則　（平成15年5月30日法律第56号）

（施行期日）

第一条　この法律は，公布の日から起算して九月を超えない範囲内において政令で定める日から施行する。ただし，目次の改正規定（「第三十九条」を「第四十条」に改める部分を除く。），第六章の章名の改正規定，第三十二条の次に二条を加える改正規定，第三十三条の改正規定，第三十六条の次に一条を加える改正規定及び附則第三条の規定は，公布の日から起算して三月を超えない範囲内において政令で定める日から施行する。

（施行前の準備）

第二条　この法律による改正後の健康増進法（以下「新法」という。）第二十六条第三項の登録を受けようとする者は，この法律の施行前においても，その申請を行うことができる。新法第二十六条の八第一項の規定による試験業務規程の認可の申請についても，同様とする。

（政令への委任）

第三条　前条に定めるもののほか，この法

律の施行に関し必要となる経過措置は，政令で定める。

（検討）

第四条 政府は，この法律の施行後五年を経過した場合において，この法律の施行の状況を勘案し，必要があると認めるときは，この法律の規定について検討を加え，その結果に基づいて必要な措置を講ずるものとする。

附　則　（平成17年6月29日法律第77号）
抄

（施行期日）

第一条 この法律は，平成十八年四月一日から施行する。

（罰則に関する経過措置）

第五十五条 この法律の施行前にした行為及び附則第九条の規定によりなお従前の例によることとされる場合におけるこの法律の施行後にした行為に対する罰則の適用については，なお従前の例による。

附　則　（平成17年7月26日法律第87号）
抄

この法律は，会社法の施行の日から施行する。

附　則　（平成18年6月21日法律第83号）
抄

（施行期日）

第一条 この法律は，平成十八年十月一日から施行する。ただし，次の各号に掲げる規定は，それぞれ当該各号に定める日から施行する。

一　第十条並びに附則第四条，第三十三条から第三十六条まで，第五十二条第一項及び第二項，第百五条，第百二十四条並びに第百三十一条から第百三十三条までの規定　公布の日

二及び三　略

四　第三条，第七条，第十三条，第十六条，第十九条及び第二十四条並びに附則第二条第二項，第三十七条から第三十九条まで，第四十一条，第四十二条，第四十四条，第五十二条，第六十六条，第七十五条，第七十六条，第七十八条，第七十九条，第八十一条，第八十四条，第八十五条，第八十七条，第八十九条，第九十三条から第九十五条まで，第九十七条から第百条まで，第百三条，第百九条，第百十四条，第百十七条，第百二十条，第百二十三条，第百二十八条及び第百三十条の規定　平成二十年四月一日

五　第四条，第八条及び第二十五条並びに附則第十六条，第十七条，第十八条第一項及び第二項，第十九条から第三十一条まで，第八十三条，第八十六条，第八十八条，第九十二条，第百一条，第百四条，第百七条，第百八条，第百十五条，第百十六条，第百十八条，第百二十一条並びに第百二十九条の規定　平成二十年十月一日

（罰則に関する経過措置）

第百三十一条 この法律（附則第一条各号に掲げる規定については，当該各規定。以下同じ。）の施行前にした行為，この

附則の規定によりなお従前の例によることとされる場合及びこの附則の規定によりなおその効力を有することとされる場合におけるこの法律の施行後にした行為並びにこの法律の施行後前条第一項の規定によりなおその効力を有するものとされる同項に規定する法律の規定の失効前にした行為に対する罰則の適用については，なお従前の例による。

（処分，手続等に関する経過措置）

第百三十二条 この法律の施行前に改正前のそれぞれの法律（これに基づく命令を含む。以下この条において同じ。）の規定によってした処分，手続その他の行為であって，改正後のそれぞれの法律の規定に相当の規定があるものは，この附則に別段の定めがあるものを除き，改正後のそれぞれの法律の相当の規定によってしたものとみなす。

2　この法律の施行前に改正前のそれぞれの法律の規定により届出その他の手続をしなければならない事項で，この法律の施行の日前にその手続がされていないものについては，この法律及びこれに基づく命令に別段の定めがあるものを除き，これを，改正後のそれぞれの法律中の相当の規定により手続がされていないものとみなして，改正後のそれぞれの法律の規定を適用する。

（その他の経過措置の政令への委任）

第百三十三条 附則第三条から前条までに規定するもののほか，この法律の施行に伴い必要な経過措置は，政令で定める。

附　則　（平成19年4月23日法律第30号）
抄

（施行期日）

第一条 この法律は，公布の日から施行する。ただし，次の各号に掲げる規定は，当該各号に定める日から施行する。

一及び二　略

三　第二条，第四条，第六条及び第八条並びに附則第二十七条，第二十八条，第二十九条第一項及び第二項，第三十条から第五十四条まで，第六十条から第六十四条まで，第六十二条，第六十四条，第六十五条，第六十七条，第六十八条，第七十一条から第七十三条まで，第七十七条から第八十条まで，第八十二条，第八十四条，第八十五条，第九十条，第九十四条，第九十六条から第百条まで，第百三条，第百十五条から第百十八条まで，第百二十条，第百二十一条，第百二十三条から第百二十五条まで，第百二十八条，第百三十条から第百三十四条まで，第百三十七条，第百三十九条及び第百三十九条の二の規定　日本年金機構法の施行の日

（罰則に関する経過措置）

第百四十一条 この法律（附則第一条各号に掲げる規定については，当該各規定。以下この項において同じ。）の施行前にした行為及びこの附則の規定によりなお従前の例によることとされる場合におけるこの法律の施行後にした行為に対する罰則の適用については，なお従前の例による。

（政令への委任）

第百四十三条 この附則に規定するもののほか，この法律の施行に伴い必要な経過措置は，政令で定める。

附　則　（平成19年7月6日法律第109号）
抄

（施行期日）

第一条 この法律は，平成二十二年四月一日までの間において政令で定める日から施行する。ただし，次の各号に掲げる規定は，当該各号に定める日から施行する。

一　附則第三条から第六条まで，第八条，第九条，第十二条第三項及び第四項，第二十九条並びに第三十六条の規定，附則第六十三条中健康保険法等の一部を改正する法律（平成十八年法律第八十三号）附則第十八条第一項の改正規定，附則第六十四条中特別会計に関する法律（平成十九年法律第二十三号）附則第二十三条第一項，第六十七条第一項及び第百九十一条の改正規定並びに附則第六十六条及び第七十五条の規定　公布の日

附　則　（平成19年7月6日法律第111号）
抄

（施行期日）

第一条 この法律は，公布の日から施行する。

附　則　（平成20年6月18日法律第73号）
抄

（施行期日）

第一条 この法律は，平成二十一年四月一日から施行する。

附　則　（平成21年6月5日法律第49号）
抄

（施行期日）

第一条 この法律は，消費者庁及び消費者委員会設置法（平成二十一年法律第四十八号）の施行の日から施行する。ただし，次の各号に掲げる規定は，当該各号に定める日から施行する。

一　附則第九条の規定　この法律の公布の日

（処分等に関する経過措置）

第四条 この法律の施行前にこの法律による改正前のそれぞれの法律（これに基づく命令を含む。以下「旧法令」という。）の規定によりされた免許，許可，認可，承認，指定その他の処分又は通知その他の行為は，法令に別段の定めがあるもののほか，この法律の施行後は，この法律による改正後のそれぞれの法律（これに基づく命令を含む。以下「新法令」という。）の相当規定によりされた免許，許可，認可，承認，指定その他の処分又は通知その他の行為とみなす。

2　この法律の施行の際に旧法令の規定によりされている免許の申請，届出その他の行為は，法令に別段の定めがあるもののほか，この法律の施行後は，新法令の相当規定によりされた免許の申請，届出その他の行為とみなす。

3　この法律の施行前に旧法令の規定によ

り報告，届出，提出その他の手続をしなければならない事項で，この法律の施行日前にその手続がされていないものについては，法令に別段の定めがあるもののほか，この法律の施行後は，これを，新法令の相当規定によりその手続がされていないものとみなして，新法令の規定を適用する。

（命令の効力に関する経過措置）

第五条 旧法令の規定により発せられた内閣府設置法第七条第三項の内閣府令又は国家行政組織法第十二条第一項の省令は，法令に別段の定めがあるもののほか，この法律の施行後は，新法令の相当規定に基づいて発せられた相当の内閣府設置法第七条第三項の内閣府令又は国家行政組織法第十二条第一項の省令としての効力を有するものとする。

（罰則の適用に関する経過措置）

第八条 この法律の施行前にした行為及びこの法律の附則においてなお従前の例によることとされる場合におけるこの法律の施行後にした行為に対する罰則の適用については，なお従前の例による。

（政令への委任）

第九条 附則第二条から前条までに定めるもののほか，この法律の施行に関し必要な経過措置（罰則に関する経過措置を含む。）は，政令で定める。

附　則　（平成23年6月22日法律第72号）
抄

（施行期日）

第一条 この法律は，平成二十四年四月一日から施行する。ただし，次の各号に掲げる規定は，当該各号に定める日から施行する。

一　第二条（老人福祉法目次の改正規定，同法第四章の二を削る改正規定，同法第四章の三を第四章の二とする改正規定及び同法第四十条第一号の改正規定（「第二十八条の十二第一項若しくは」を削る部分に限る。）に限る。），第四条，第六条及び第七条の規定並びに附則第九条，第十一条，第十五条，第二十二条，第四十一条，第四十七条（東日本大震災に対処するための特別の財政援助及び助成に関する法律（平成二十三年法律第四十号）附則第一条ただし書の改正規定及び同法附則各号を削る改正規定並びに同法附則第十四条の改正規定に限る。）及び第五十条から第五十二条までの規定　公布の日

（検討）

第二条 政府は，この法律の施行後五年を目途として，この法律の規定による改正後の規定の施行の状況について検討を加え，必要があると認めるときは，その結果に基づいて所要の措置を講ずるものとする。

（罰則に関する経過措置）

第五十一条 この法律（附則第一条第一号に掲げる規定にあっては，当該規定）の施行前にした行為に対する罰則の適用については，なお従前の例による。

（政令への委任）

第五十二条 この附則に定めるもののほか，

この法律の施行に関し必要な経過措置（罰則に関する経過措置を含む。）は，政令で定める。

附　則　（平成23年8月30日法律第105号）
抄

（施行期日）

第一条 この法律は，公布の日から施行する。

（罰則に関する経過措置）

第八十一条 この法律（附則第一条各号に掲げる規定にあっては，当該規定。以下この条において同じ。）の施行前にした行為及びこの附則の規定によりなお従前の例によることとされる場合におけるこの法律の施行後にした行為に対する罰則の適用については，なお従前の例による。

（政令への委任）

第八十二条 この附則に規定するもののほか，この法律の施行に関し必要な経過措置（罰則に関する経過措置を含む。）は，政令で定める。

附　則　（平成25年6月28日法律第70号）
抄

（施行期日）

第一条 この法律は，公布の日から起算して二年を超えない範囲内において政令で定める日から施行する。ただし，次条及び附則第十八条の規定については，公布の日から施行する。

（経過措置）

第十六条 この法律の施行前に附則第四条の規定による改正前の食品衛生法，附則第六条の規定による改正前の農林物資の規格化及び品質表示の適正化に関する法律又は附則第十一条の規定による改正前の健康増進法の規定によってした処分その他の行為であって，この法律に相当の規定があるものは，当該規定によってした相当の規定によってしたものとみなす。

（罰則の適用に関する経過措置）

第十七条 この法律の施行前にした行為に対する罰則の適用については，なお従前の例による。

（政令への委任）

第十八条 この附則に規定するもののほか，この法律の施行に関し必要な経過措置は，政令で定める。

附　則　（平成26年5月21日法律第38号）
抄

（施行期日）

第一条 この法律は，公布の日から起算して一年を超えない範囲内において政令で定める日から施行する。

附　則　（平成26年6月4日法律第51号）
抄

（施行期日）

第一条 この法律は，平成二十七年四月一日から施行する。ただし，次の各号に掲げる規定は，当該各号に定める日から施行する。

一及び二　略

三　第一条から第三条まで，第三十四条及び第三十五条の規定並びに附則第十六条

（登録免許税法（昭和四十二年法律第三十五号）別表第一第八十号の改正規定に限る。）の規定　平成二十八年四月一日

（処分，申請等に関する経過措置）

第七条 この法律（附則第一条各号に掲げる規定については，当該各号。以下この条及び次条において同じ。）の施行前にこの法律による改正前のそれぞれの法律の規定によりされた許可等の処分その他の行為（以下この項において「処分等の行為」という。）又はこの法律の施行の際現にこの法律による改正前のそれぞれの法律の規定によりされている許可等の申請その他の行為（以下この項において「申請等の行為」という。）で，この法律の施行の日においてこれらの行為に係る行政事務を行うべき者が異なることとなるものは，附則第二条から前条までの規定又はこの法律による改正後のそれぞれの法律（これに基づく命令を含む。）の経過措置に関する規定に定めるものを除き，この法律の施行の日以後におけるこの法律による改正後のそれぞれの法律の適用については，この法律による改正後のそれぞれの法律の相当規定によりされた処分等の行為又は申請等の行為とみなす。

2　この法律の施行前にこの法律による改正前のそれぞれの法律の規定により国又は地方公共団体の機関に対し報告，届出，提出その他の手続をしなければならない事項で，この法律の施行の日前にその手続がされていないものについては，この法律及びこれに基づく政令に別段の定めがあるもののほか，これを，この法律による改正後のそれぞれの法律の相当規定により国又は地方公共団体の相当の機関に対して報告，届出，提出その他の手続をしなければならない事項についてその手続がされていないものとみなして，この法律による改正後のそれぞれの法律の規定を適用する。

（罰則に関する経過措置）

第八条 この法律の施行前にした行為に対する罰則の適用については，なお従前の例による。

（政令への委任）

第九条 附則第二条から前条までに規定するもののほか，この法律の施行に関し必要な経過措置（罰則に関する経過措置を含む。）は，政令で定める。

附　則　（平成26年6月13日法律第67号）
抄

（施行期日）

第一条 この法律は，独立行政法人通則法の一部を改正する法律（平成二十六年法律第六十六号。以下「通則法改正法」という。）の施行の日から施行する。ただし，次の各号に掲げる規定は，当該各号に定める日から施行する。

一　附則第十四条第二項，第十八条及び第三十条の規定　公布の日

（処分等の効力）

第二十八条 この法律の施行前にこの法律による改正前のそれぞれの法律（これに

基づく命令を含む。）の規定によってした又はすべき処分，手続その他の行為であってこの法律による改正後のそれぞれの法律（これに基づく命令を含む。以下この条において「新法令」という。）に相当の規定があるものは，法律（これに基づく政令を含む。）に別段の定めのあるものを除き，新法令の相当の規定によってした又はすべき処分，手続その他の行為とみなす。

（罰則に関する経過措置）

第二十九条 この法律の施行前にした行為及びこの附則の規定によりなおその効力を有することとされる場合におけるこの法律の施行後にした行為に対する罰則の適用については，なお従前の例による。

（その他の経過措置の政令等への委任）

第三十条 附則第三条から前条までに定めるもののほか，この法律の施行に関し必要な経過措置（罰則に関する経過措置を含む。）は，政令（人事院の所掌する事項については，人事院規則）で定める。

　附　則　（平成26年6月13日法律第69号）抄

（施行期日）

第一条 この法律は，行政不服審査法（平成二十六年法律第六十八号）の施行の日から施行する。

（経過措置の原則）

第五条 行政庁の処分その他の行為又は不作為についての不服申立てであってこの法律の施行前にされた行政庁の処分その他の行為又はこの法律の施行前にされた申請に係る行政庁の不作為に係るものについては，この附則に特別の定めがある場合を除き，なお従前の例による。

（訴訟に関する経過措置）

第六条 この法律による改正前の法律の規定により不服申立てに対する行政庁の裁決，決定その他の行為を経た後でなければ訴えを提起できないこととされる事項であって，当該不服申立てを提起しないでこの法律の施行前にこれを提起すべき期間を経過したもの（当該不服申立てが他の不服申立てに対する行政庁の裁決，決定その他の行為を経た後でなければ提起できないとされる場合にあっては，当該他の不服申立てを提起しないでこの法律の施行前にこれを提起すべき期間を経過したものを含む。）の訴えの提起については，なお従前の例による。

2　この法律の規定による改正前の法律の規定（前条の規定によりなお従前の例によることとされる場合を含む。）により異議申立てが提起された処分その他の行為であって，この法律の規定による改正後の法律の規定により審査請求に対する裁決を経た後でなければ取消しの訴えを提起することができないこととされるものの取消しの訴えの提起については，なお従前の例による。

3　不服申立てに対する行政庁の裁決，決定その他の行為の取消しの訴えであって，この法律の施行前に提起されたものについては，なお従前の例による。

（罰則に関する経過措置）

第九条 この法律の施行前にした行為並びに附則第五条及び前二条の規定によりなお従前の例によることとされる場合におけるこの法律の施行後にした行為に対する罰則の適用については，なお従前の例による。

（その他の経過措置の政令への委任）

第十条 附則第五条から前条までに定めるもののほか，この法律の施行に関し必要な経過措置（罰則に関する経過措置を含む。）は，政令で定める。

　附　則　（平成29年5月31日法律第41号）抄

（施行期日）

第一条 この法律は，平成三十一年四月一日から施行する。ただし，次条及び附則第四十八条の規定は，公布の日から施行する。

（政令への委任）

第四十八条 この附則に規定するもののほか，この法律の施行に関し必要な経過措置は，政令で定める。

　附　則　（平成30年7月25日法律第78号）抄

（施行期日）

第一条 この法律は，平成三十二年四月一日から施行する。ただし，次の各号に掲げる規定は，当該各号に定める日から施行する。

一　附則第七条の規定　公布の日

二　第一条及び附則第十一条の規定　公布の日から起算して六月を超えない範囲内において政令で定める日

三　第二条並びに附則第五条第一項及び第六条の規定　公布の日から起算して一年六月を超えない範囲内において政令で定める日

（特定施設等において現に業務に従事する者を使用する者の責務）

第五条 第二条の規定による改正後の健康増進法第二十五条の四第四号に規定する特定施設において附則第一条第三号に掲げる規定の施行の際現に業務に従事する者を使用する者は，当該業務に従事する者の望まない受動喫煙（第二条の規定による改正後の健康増進法第二十五条の四第三号に規定する受動喫煙をいう。）を防止するため，当該使用する者又は当該特定施設の実情に応じ適切な措置をとるよう努めなければならない。

（罰則に関する経過措置）

第六条 附則（附則第一条第三号に掲げる規定にあっては，当該規定）の施行前にした行為に対する罰則の適用については，なお従前の例による。

（政令への委任）

第七条 附則第二条から前条までに規定するもののほか，この法律の施行に関し必要な経過措置（罰則に関する経過措置を含む。）は，政令で定める。

　附　則　（令和元年6月7日法律第26号）抄

（施行期日）

第一条 この法律は，公布の日から施行する。ただし，次の各号に掲げる規定は，当該各号に定める日から施行する。

一　第一条及び第三条の規定並びに附則第六条（別表第一健康増進法（平成十四年法律第百三号）の項の改正規定に限る。）及び第八条の規定　公布の日から起算して三月を経過した日

（政令への委任）

第四条 前二条に規定するもののほか，この法律の施行に関し必要な経過措置（罰則に関する経過措置を含む。）は，政令で定める。

（健康増進法の一部を改正する法律の一部改正）

第八条 健康増進法の一部を改正する法律（平成三十年法律第七十八号）の一部を次のように改正する。

第三条のうち，健康増進法第三十四条の改正規定中「「第二十六条第二項」を「第四十三条第二項」に，」を削り，同法第二十九条第二項の改正規定中「の」を「」を「」に改め，「の」に，「第二十七条第一項」を「第六十一条第一項」及び「，「，前条第一号中「第二十六条第六項」とあるのは「次条第二項において準用する第二十六条第六項」と」を削り」を削る。

附則第九条のうち地方自治法別表第一健康増進法（平成十四年法律第百三号）の項の改正規定中「第二十六条第二項及び」及び「第四十三条第二項及び」を削る。

別表（第二十六条の四関係）

一　遠心分離機 二　純水製造装置 三　超低温槽 四　ホモジナイザー 五　ガスクロマトグラフ 六　原子吸光分光光度計 七　高速液体クロマトグラフ 八　乾熱滅菌器 九　光学顕微鏡 十　高圧滅菌器 十一　ふ卵器	次の各号のいずれかに該当すること。 一　学校教育法（昭和二十二年法律第二十六号）に基づく大学（短期大学を除く。）、旧大学令（大正七年勅令第三百八十八号）に基づく大学又は旧専門学校令（明治三十六年勅令第六十一号）に基づく専門学校において医学、歯学、薬学、獣医学、畜産学、水産学、農芸化学若しくは応用化学の課程又はこれらに相当する課程を修めて卒業した後、一年以上理化学的検査の業務に従事した経験を有する者であること。 二　学校教育法に基づく短期大学（同法に基づく専門職大学の前期課程を含む。）又は高等専門学校において工業化学の課程又はこれに相当する課程を修めて卒業した後（同法に基づく専門職大学の前期課程にあっては、修了した後）、三年以上理化学的検査の業務に従事した経験を有する者であること。 三　前二号に掲げる者と同等以上の知識経験を有する者であること。 四　学校教育法に基づく大学（短期大学を除く。）、旧大学令に基づく大学又は旧専門学校令に基づく専門学校において医学、歯学、薬学、獣医学、畜産学、水産学、農芸化学若しくは生物学の課程又はこれらに相当する課程を修めて卒業した後、一年以上細菌学的検査の業務に従事した経験を有する者であること。 五　学校教育法に基づく短期大学（同法に基づく専門職大学の前期課程を含む。）又は高等専門学校において生物学の課程又はこれに相当する課程を修めて卒業した後（同法に基づく専門職大学の前期課程にあっては、修了した後）、三年以上細菌学的検査の業務に従事した経験を有する者であること。 六　前二号に掲げる者と同等以上の知識経験を有する者であること。	中欄の第一号から第三号までのいずれかに該当する者三名及び同欄の第四号から第六号までのいずれかに該当する者三名

栄養士法

昭和22年法律第245号

最終改正：平成19年6月27日法律第96号

第一条　この法律で栄養士とは都道府県知事の免許を受けて、栄養士の名称を用いて栄養の指導に従事することを業とする者をいう。

2　この法律で管理栄養士とは、厚生労働大臣の免許を受けて、管理栄養士の名称を用いて、傷病者に対する療養のため必要な栄養の指導、個人の身体の状況、栄養状態等に応じた高度の専門的知識及び技術を要する健康の保持増進のための栄養の指導並びに特定多数人に対して継続的に食事を供給する施設における利用者の身体の状況、栄養状態、利用の状況等に応じた特別の配慮を必要とする給食管理及びこれらの施設に対する栄養改善上必要な指導等を行うことを業とする者をいう。

第二条　栄養士の免許は、厚生労働大臣の指定した栄養士の養成施設（以下「養成施設」という。）において二年以上栄養士として必要な知識及び技能を修得した者に対して、都道府県知事が与える。

2　養成施設に入所することができる者は、学校教育法（昭和二十二年法律第二十六号）第九十条に規定する者とする。

3　管理栄養士の免許は、管理栄養士国家試験に合格した者に対して、厚生労働大臣が与える。

第三条　次の各号のいずれかに該当する者には、栄養士又は管理栄養士の免許を与えないことがある。

一　罰金以上の刑に処せられた者

二　前号に該当する者を除くほか、第一条に規定する業務に関し犯罪又は不正の行

為があつた者

第三条の二　都道府県に栄養士名簿を備え、栄養士の免許に関する事項を登録する。

2　厚生労働省に管理栄養士名簿を備え、管理栄養士の免許に関する事項を登録する。

第四条　栄養士の免許は、都道府県知事が栄養士名簿に登録することによって行う。

2　都道府県知事は、栄養士の免許を与えたときは、栄養士免許証を交付する。

3　管理栄養士の免許は、厚生労働大臣が管理栄養士名簿に登録することによって行う。

4　厚生労働大臣は、管理栄養士の免許を与えたときは、管理栄養士免許証を交付する。

第五条　栄養士が第三条各号のいずれかに該当するに至つたときは、都道府県知事は、当該栄養士に対する免許を取り消し、又は一年以内の期間を定めて栄養士の名称の使用の停止を命ずることができる。

2　管理栄養士が第三条各号のいずれかに該当するに至つたときは、厚生労働大臣は、当該管理栄養士に対する免許を取り消し、又は一年以内の期間を定めて管理栄養士の名称の使用の停止を命ずることができる。

3　都道府県知事は、第一項の規定により栄養士の免許を取り消し、又は栄養士の名称の使用の停止を命じたときは、速やかに、その旨を厚生労働大臣に通知しなければならない。

4　厚生労働大臣は、第二項の規定により管理栄養士の免許を取り消し、又は管理栄養士の名称の使用の停止を命じたときは、速やかに、その旨を当該処分を受けた者が受けている栄養士の免許を与えた都道府県知事に通知しなければならない。

第五条の二　厚生労働大臣は、毎年少なくとも一回、管理栄養士として必要な知識及び技能について、管理栄養士国家試験を行う。

第五条の三　管理栄養士国家試験は、栄養士であって次の各号のいずれかに該当するものでなければ、受けることができない。

一　修業年限が二年である養成施設を卒業して栄養士の免許を受けた後厚生労働省令で定める施設において三年以上栄養の指導に従事した者

二　修業年限が三年である養成施設を卒業して栄養士の免許を受けた後厚生労働省令で定める施設において二年以上栄養の指導に従事した者

三　修業年限が四年である養成施設を卒業して栄養士の免許を受けた後厚生労働省令で定める施設において一年以上栄養の指導に従事した者

四　修業年限が四年である養成施設であって、学校（学校教育法第一条の学校並びに同条の学校の設置者が設置している同法第百二十四条の専修学校及び同法第百三十四条の各種学校をいう。以下この号において同じ。）であるものにあっては文部科学大臣及び厚生労働大臣が、学校以外のものにあっては厚生労働大臣が、政令で定める基準により指定したもの（以下「管理栄養士養成施設」という。）を卒業した者

第五条の四　管理栄養士国家試験に関して不正の行為があつた場合には、当該不正行為に関係のある者について、その受験を停止させ、又はその試験を無効とすることができる。この場合においては、なお、その者について、期間を定めて管理栄養士国家試験を受けることを許さない

ことができる。

第五条の五 管理栄養士は、傷病者に対する療養のため必要な栄養の指導を行うに当たっては、主治の医師の指導を受けなければならない。

第六条 栄養士でなければ、栄養士又はこれに類似する名称を用いて第一条第一項に規定する業務を行つてはならない。

2 管理栄養士でなければ、管理栄養士又はこれに類似する名称を用いて第一条第二項に規定する業務を行つてはならない。

第六条の二 管理栄養士国家試験に関する事務をつかさどらせるため、厚生労働省に管理栄養士試験委員を置く。

第六条の三 管理栄養士国家試験委員その他管理栄養士国家試験に関する事務をつかさどる者は、その事務の施行に当たって厳正を保持し、不正の行為がないようにしなければならない。

第六条の四 この法律に規定する厚生労働大臣の権限は、厚生労働省令で定めるところにより、地方厚生局長に委任することができる。

2 前項の規定により地方厚生局長に委任された権限は、厚生労働省令で定めるところにより、地方厚生支局長に委任することができる。

第七条 この法律に定めるもののほか、栄養士の免許及び免許証、養成施設、管理栄養士の免許及び免許証、管理栄養士養成施設、管理栄養士国家試験並びに管理栄養士国家試験委員に関し必要な事項は、政令でこれを定める。

第七条の二 第六条の三の規定に違反して、故意若しくは重大な過失により事前に試験問題を漏らし、又は故意に不正の採点をした者は、六月以下の懲役又は五十万円以下の罰金に処する。

第八条 次の各号のいずれかに該当する者は、三十万円以下の罰金に処する。

一 第五条第一項の規定により栄養士の名称の使用の停止を命ぜられた者で、当該停止を命ぜられた期間中に、栄養士の名称を使用して第一条第一項に規定する業務を行つたもの

二 第五条第二項の規定により管理栄養士の名称の使用の停止を命ぜられた者で、当該停止を命ぜられた期間中に、管理栄養士の名称を使用して第一条第二項に規定する業務を行つたもの

三 第六条第一項の規定に違反して、栄養士又はこれに類似する名称を用いて第一条第一項に規定する業務を行った者

四 第六条第二項の規定に違反して、管理栄養士又はこれに類似する名称を用いて第一条第二項に規定する業務を行った者

地域保健法
(昭和22年法律第101号)

第一条 この法律は、地域保健対策の推進に関する基本指針、保健所の設置その他地域保健対策の推進に関し基本となる事項を定めることにより、母子保健法(昭和四十年法律第百四十一号)その他の地域保健対策に関する法律による対策が地域において総合的に推進されることを確保し、もつて地域住民の健康の保持及び増進に寄与することを目的とする。

第二条 地域住民の健康の保持及び増進を目的として国及び地方公共団体が講ずる施策は、我が国における急速な高齢化の進展、保健医療を取り巻く環境の変化等に即応し、地域における公衆衛生の向上及び増進を図るとともに、地域住民の多様化し、かつ、高度化する保健、衛生、生活環境等に関する需要に適確に対応することができるように、地域の特性及び社会福祉等の関連施策との有機的な連携に配慮しつつ、総合的に推進されることを基本理念とする。

第三条 市町村(特別区を含む。以下同じ。)は、当該市町村が行う地域保健対策が円滑に実施できるように、必要な施設の整備、人材の確保及び資質の向上等に努めなければならない。

2 都道府県は、当該都道府県が行う地域保健対策が円滑に実施できるように、必要な施設の整備、人材の確保及び資質の向上、調査及び研究等に努めるとともに、市町村に対し、前項の責務が十分に果たされるように、その求めに応じ、必要な技術的援助を与えることに努めなければならない。

3 国は、地域保健に関する情報の収集、整理及び活用並びに調査及び研究並びに地域保健対策に係る人材の養成及び資質の向上に努めるとともに、市町村及び都道府県に対し、前二項の責務が十分に果たされるように必要な技術的及び財政的援助を与えることに努めなければならない。

第二章 地域保健対策の推進に関する基本指針

第四条 厚生労働大臣は、地域保健対策の円滑な実施及び総合的な推進を図るため、地域保健対策の推進に関する基本的な指針(以下「基本指針」という。)を定めなければならない。

2 基本指針は、次に掲げる事項について定めるものとする。

一 地域保健対策の推進の基本的な方向

二 保健所及び市町村保健センターの整備及び運営に関する基本的事項

三 地域保健対策に係る人材の確保及び資質の向上並びに第二十一条第一項の人材確保支援計画の策定に関する基本的事項

四 地域保健に関する調査及び研究に関する基本的事項

五 社会福祉等の関連施策との連携に関する基本的事項

六 その他地域保健対策の推進に関する重要事項

3 厚生労働大臣は、基本指針を定め、又はこれを変更したときは、遅滞なく、これを公表しなければならない。

第三章 保健所

第五条 保健所は、都道府県、地方自治法(昭和二十二年法律第六十七号)第二百五十二条の十九第一項の指定都市、同法第二百五十二条の二十二第一項の中核市その他の政令で定める市又は特別区が、これを設置する。

2 都道府県は、前項の規定により保健所を設置する場合においては、保健医療に係る施策と社会福祉に係る施策との有機的な連携を図るため、医療法(昭和二十三年法律第二百五号)第三十条の四第二項第十二号に規定する区域及び介護保険法(平成九年法律第百二十三号)第百十八条第二項に規定する区域を参酌して、保健所の所管区域を設定しなければならない。

第六条 保健所は、次に掲げる事項につき、企画、調整、指導及びこれらに必要な事業を行う。

一 地域保健に関する思想の普及及び向上に関する事項

二 人口動態統計その他地域保健に係る統計に関する事項

三 栄養の改善及び食品衛生に関する事項

四 住宅、水道、下水道、廃棄物の処理、清掃その他の環境の衛生に関する事項

五 医事及び薬事に関する事項

六 保健師に関する事項

七 公共医療事業の向上及び増進に関する事項

八 母性及び乳幼児並びに老人の保健に関する事項

九 歯科保健に関する事項

十 精神保健に関する事項

十一 治療方法が確立していない疾病その他の特殊の疾病により長期に療養を必要とする者の保健に関する事項

十二 エイズ、結核、性病、伝染病その他の疾病の予防に関する事項

十三 衛生上の試験及び検査に関する事項

十四 その他地域住民の健康の保持及び増進に関する事項

第七条 保健所は、前条に定めるもののほか、地域住民の健康の保持及び増進を図るため必要があるときは、次に掲げる事業を行うことができる。

一 所管区域に係る地域保健に関する情報を収集し、整理し、及び活用すること。

二 所管区域に係る地域保健に関する調査及び研究を行うこと。

三 歯科疾患その他厚生労働大臣の指定する疾病の治療を行うこと。

四 試験及び検査を行い、並びに医師、歯科医師、薬剤師その他の者に試験及び検査に関する施設を利用させること。

第八条 都道府県の設置する保健所は、前二条に定めるもののほか、所管区域内の市町村の地域保健対策の実施に関し、市町村相互間の連絡調整を行い、及び市町村の求めに応じ、技術的助言、市町村職員の研修その他必要な援助を行うことができる。

第九条 第五条第一項に規定する地方公共団体の長は、その職権に属する第六条各号に掲げる事項に関する事務を保健所長に委任することができる。

第十条 保健所に、政令の定めるところに

より，所長その他所要の職員を置く。

第十一条　第五条第一項に規定する地方公共団体は，保健所の所管区域内の地域保健及び保健所の運営に関する事項を審議させるため，当該地方公共団体の条例で定めるところにより，保健所に，運営協議会を置くことができる。

第十二条　第五条第一項に規定する地方公共団体は，保健所の事業の執行の便を図るため，その支所を設けることができる。

第十三条　この法律による保健所でなければ，その名称中に，保健所たることを示すような文字を用いてはならない。

第十四条　保健所の施設の利用又は保健所で行う業務については，政令で定める場合を除いては，使用料，手数料又は治療料を徴収してはならない。

第十五条　国は，保健所の施設又は設備に要する費用を支出する地方公共団体に対し，予算の範囲内において，政令で定めるところにより，その費用の全部又は一部を補助することができる。

第十六条　厚生労働大臣は，政令の定めるところにより，第五条第一項に規定する地方公共団体の長に対し，保健所の運営に関し必要な報告を求めることができる。

2　厚生労働大臣は，第五条第一項に規定する地方公共団体に対し，保健所の設置及び運営に関し適切と認める技術的な助言又は勧告をすることができる。

第十七条　この章に定めるもののほか，保健所及び保健所支所の設置，廃止及び運営に関して必要な事項は，政令でこれを定める。

第四章　市町村保健センター

第十八条　市町村は，市町村保健センターを設置することができる。

2　市町村保健センターは，住民に対し，健康相談，保健指導及び健康診査その他地域保健に関し必要な事業を行うことを目的とする施設とする。

第十九条　国は，予算の範囲内において，市町村に対し，市町村保健センターの設置に要する費用の一部を補助することができる。

第二十条　国は，次条第一項の町村が市町村保健センターを整備しようとするときは，その整備が円滑に実施されるように適切な配慮をするものとする。

第五章　地域保健対策に係る人材確保の支援に関する計画

第二十一条　都道府県は，当分の間，基本指針に即して，政令で定めるところにより，地域保健対策の実施に当たり特にその人材の確保又は資質の向上を支援する必要がある町村について，町村の申出に基づき，地域保健対策を円滑に実施するための人材の確保又は資質の向上の支援に関する計画（以下「人材確保支援計画」という。）を定めることができる。

2　人材確保支援計画は，次に掲げる事項について定めるものとする。

一　人材確保支援計画の対象となる町村（以下「特定町村」という。）

二　都道府県が実施する特定町村の地域

保健対策を円滑に実施するための人材の確保又は資質の向上に資する事業の内容に関する事項

3　前項各号に掲げる事項のほか，人材確保支援計画を定める場合には，特定町村の地域保健対策を円滑に実施するための人材の確保又は資質の向上の基本的方針に関する事項について定めるよう努めるものとする。

4　都道府県は，人材確保支援計画を定め，又はこれを変更しようとするときは，あらかじめ，特定町村の意見を聴かなければならない。

5　都道府県は，人材確保支援計画を定め，又はこれを変更したときは，遅滞なく，厚生労働大臣にこれを通知しなければならない。

第二十二条　国は，政令で定めるところにより，予算の範囲内において，人材確保支援計画に定められた前条第二項第二号の事業を実施する都道府県に対し，当該事業に要する費用の一部を補助することができる。

2　国は，前項に規定するもののほか，人材確保支援計画を定めた都道府県が，当該人材確保支援計画に定められた事業を実施しようとするときは，当該事業が円滑に実施されるように必要な助言，指導その他の援助の実施に努めるものとする。

（以降略）

高齢者の医療の確保に関する法律
（昭和57年法律第80号）
令和元年5月22日公布（令和元年法律第9号）
改正

第一章　総則
（目的）

第一条　この法律は，国民の高齢期における適切な医療の確保を図るため，医療費の適正化を推進するための計画の作成及び保険者による健康診査等の実施に関する措置を講ずるとともに，高齢者の医療について，国民の共同連帯の理念等に基づき，前期高齢者に係る保険者間の費用負担の調整，後期高齢者に対する適切な医療の給付等を行うために必要な制度を設け，もつて国民保健の向上及び高齢者の福祉の増進を図ることを目的とする。

（基本的理念）

第二条　国民は，自助と連帯の精神に基づき，自ら加齢に伴つて生ずる心身の変化を自覚して常に健康の保持増進に努めるとともに，高齢者の医療に要する費用を公平に負担するものとする。

2　国民は，年齢，心身の状況等に応じ，職域若しくは地域又は家庭において，高齢期における健康の保持を図るための適切な保健サービスを受ける機会を与えられるものとする。

（国の責務）

第三条　国は，国民の高齢期における医療に要する費用の適正化を図るための取組が円滑に実施され，高齢者医療制度（第三章に規定する前期高齢者に係る保険者間の費用負担の調整及び第四章に規定す

る後期高齢者医療制度をいう。以下同じ。）の運営が健全に行われるよう必要な各般の措置を講ずるとともに，第一条に規定する目的の達成に資するため，医療，公衆衛生，社会福祉その他の関連施策を積極的に推進しなければならない。

（地方公共団体の責務）

第四条　地方公共団体は，この法律の趣旨を尊重し，住民の高齢期における医療に要する費用の適正化を図るための取組及び高齢者医療制度の運営が適切かつ円滑に行われるよう所要の施策を実施しなければならない。

（保険者の責務）

第五条　保険者は，加入者の高齢期における健康の保持のために必要な事業を積極的に推進するよう努めるとともに，高齢者医療制度の運営が健全かつ円滑に実施されるよう協力しなければならない。

（医療の担い手等の責務）

第六条　医師，歯科医師，薬剤師，看護師その他の医療の担い手並びに医療法（昭和二十三年法律第二百五号）第一条の二第二項に規定する医療提供施設の開設者及び管理者は，前三条に規定する各般の措置，施策及び事業に協力しなければならない。

（定義）

第七条　この法律において「医療保険各法」とは，次に掲げる法律をいう。

一　健康保険法（大正十一年法律第七十号）

二　船員保険法（昭和十四年法律第七十三号）

三　国民健康保険法（昭和三十三年法律第百九十二号）

四　国家公務員共済組合法（昭和三十三年法律第百二十八号）

五　地方公務員等共済組合法（昭和三十七年法律第百五十二号）

六　私立学校教職員共済法（昭和二十八年法律第二百四十五号）

2　この法律において「保険者」とは，医療保険各法の規定により医療に関する給付を行う全国健康保険協会，健康保険組合，都道府県及び市町村（特別区を含む。以下同じ。），国民健康保険組合，共済組合又は日本私立学校振興・共済事業団をいう。

3　この法律において「被用者保険等保険者」とは，保険者（健康保険法第百二十三条第一項の規定による保険者としての全国健康保険協会，都道府県及び市町村並びに国民健康保険組合を除く。）又は健康保険法第三条第一項第八号の規定による承認を受けて同法の被保険者とならない者を組合員とする国民健康保険組合であつて厚生労働大臣が定めるものをいう。

4　この法律において「加入者」とは，次に掲げる者をいう。

一　健康保険法の規定による被保険者。ただし，同法第三条第二項の規定による日雇特例被保険者を除く。

二　船員保険法の規定による被保険者

三　国民健康保険法の規定による被保険者

四　国家公務員共済組合法又は地方公務員等共済組合法に基づく共済組合の組合員

五　私立学校教職員共済法の規定による私立学校教職員共済制度の加入者

六　健康保険法，船員保険法，国家公務員共済組合法（他の法律において準用する場合を含む。）又は地方公務員等共済組合法の規定による被扶養者。ただし，健康保険法第三条第二項の規定による日雇特例被保険者の同法の規定による被扶養者を除く。

七　健康保険法第百二十六条の規定により日雇特例被保険者手帳の交付を受け，その手帳に健康保険印紙をはり付けるべき余白がなくなるに至るまでの間にある者及び同法の規定によるその者の被扶養者。ただし，同法第三条第二項ただし書の規定による承認を受けて同項の規定による日雇特例被保険者とならない期間内にある者及び同法第百二十六条第三項の規定により当該日雇特例被保険者手帳を返納した者並びに同法の規定によるその者の被扶養者を除く。

（以降略）

次世代育成支援対策推進法
平成29年3月31日公布（平成29年法律第14号）
改正

第一章　総則
（目的）
第一条　この法律は，我が国における急速な少子化の進行並びに家庭及び地域を取り巻く環境の変化にかんがみ，次世代育成支援対策に関し，基本理念を定め，並びに国，地方公共団体，事業主及び国民の責務を明らかにするとともに，行動計画策定指針並びに地方公共団体及び事業主の行動計画の策定その他の次世代育成支援対策を推進するために必要な事項を定めることにより，次世代育成支援対策を迅速かつ重点的に推進し，もって次代の社会を担う子どもが健やかに生まれ，かつ，育成される社会の形成に資することを目的とする。

（定義）
第二条　この法律において「次世代育成支援対策」とは，次代の社会を担う子どもを育成し，又は育成しようとする家庭に対する支援その他の次代の社会を担う子どもが健やかに生まれ，かつ，育成される環境の整備のための国若しくは地方公共団体が講ずる施策又は事業主が行う雇用環境の整備その他の取組をいう。

（基本理念）
第三条　次世代育成支援対策は，父母その他の保護者が子育てについての第一義的責任を有するという基本的認識の下に，家庭その他の場において，子育ての意義についての理解が深められ，かつ，子育てに伴う喜びが実感されるように配慮して行われなければならない。

（国及び地方公共団体の責務）
第四条　国及び地方公共団体は，前条の基本理念（次条及び第七条第一項において

「基本理念」という。）にのっとり，相互に連携を図りながら，次世代育成支援対策を総合的かつ効果的に推進するよう努めなければならない。

（事業主の責務）
第五条　事業主は，基本理念にのっとり，その雇用する労働者に係る多様な労働条件の整備その他の労働者の職業生活と家庭生活との両立が図られるようにするために必要な雇用環境の整備を行うことにより自ら次世代育成支援対策を実施するよう努めるとともに，国又は地方公共団体が講ずる次世代育成支援対策に協力しなければならない。

（国民の責務）
第六条　国民は，次世代育成支援対策の重要性に対する関心と理解を深めるとともに，国又は地方公共団体が講ずる次世代育成支援対策に協力しなければならない。

（以降略）

母子保健法
平成28年6月3日公布（平成28年法律第63号）
改正

第一章　総則
（目的）
第一条　この法律は，母性並びに乳児及び幼児の健康の保持及び増進を図るため，母子保健に関する原理を明らかにするとともに，母性並びに乳児及び幼児に対する保健指導，健康診査，医療その他の措置を講じ，もって国民保健の向上に寄与することを目的とする。

（母性の尊重）
第二条　母性は，すべての児童がすこやかに生まれ，かつ，育てられる基盤であることにかんがみ，尊重され，かつ，保護されなければならない。

（乳幼児の健康の保持増進）
第三条　乳児及び幼児は，心身ともに健全な人として成長してゆくために，その健康が保持され，かつ，増進されなければならない。

（母性及び保護者の努力）
第四条　母性は，みずからすすんで，妊娠，出産又は育児についての正しい理解を深め，その健康の保持及び増進に努めなければならない。

2　乳児又は幼児の保護者は，みずからすすんで，育児についての正しい理解を深め，乳児又は幼児の健康の保持及び増進に努めなければならない。

（国及び地方公共団体の責務）
第五条　国及び地方公共団体は，母性並びに乳児及び幼児の健康の保持及び増進に努めなければならない。

2　国及び地方公共団体は，母性並びに乳児及び幼児の健康の保持及び増進に関する施策を講ずるに当たつては，当該施策が乳児及び幼児に対する虐待の予防及び早期発見に資するものであることに留意するとともに，その施策を通じて，前三条に規定する母子保健の理念が具現されるように配慮しなければならない。

（用語の定義）

第六条　この法律において「妊産婦」とは，妊娠中又は出産後一年以内の女子をいう。

2　この法律において「乳児」とは，一歳に満たない者をいう。

3　この法律において「幼児」とは，満一歳から小学校就学の始期に達するまでの者をいう。

4　この法律において「保護者」とは，親権を行う者，未成年後見人その他の者で，乳児又は幼児を現に監護する者をいう。

5　この法律において「新生児」とは，出生後二十八日を経過しない乳児をいう。

6　この法律において「未熟児」とは，身体の発育が未熟のまま出生した乳児であつて，正常児が出生時に有する諸機能を得るに至るまでのものをいう。

（都道府県児童福祉審議会等の権限）
第七条　児童福祉法（昭和二十二年法律第百六十四号）第八条第二項に規定する都道府県児童福祉審議会（同条第一項ただし書に規定する都道府県にあつては，地方社会福祉審議会。以下この条において同じ。）及び同条第四項に規定する市町村児童福祉審議会は，母子保健に関する事項につき，調査審議するほか，同条第二項に規定する都道府県児童福祉審議会は都道府県知事の，同条第四項に規定する市町村児童福祉審議会は市町村長の諮問にそれぞれ答え，又は関係行政機関に意見を具申することができる。

（都道府県の援助等）
第八条　都道府県は，この法律の規定により市町村が行う母子保健に関する事業の実施に関し，市町村相互間の連絡調整を行い，及び市町村の求めに応じ，その設置する保健所による技術的事項についての指導，助言その他当該市町村に対する必要な技術的援助を行うものとする。

（実施の委託）
第八条の二　市町村は，この法律に基づく母子保健に関する事業の一部について，病院若しくは診療所又は医師，助産師その他適当と認められる者に対し，その実施を委託することができる。

（連携及び調和の確保）
第八条の三　都道府県及び市町村は，この法律に基づく母子保健に関する事業の実施に当たつては，学校保健安全法（昭和三十三年法律第五十六号），児童福祉法その他の法令に基づく母性及び児童の保健及び福祉に関する事業との連携及び調和の確保に努めなければならない。

第二章　母子保健の向上に関する措置
（知識の普及）
第九条　都道府県及び市町村は，母性又は乳児若しくは幼児の健康の保持及び増進のため，妊娠，出産又は育児に関し，相談に応じ，個別的又は集団的に，必要な指導及び助言を行い，並びに地域住民の活動を支援すること等により，母子保健に関する知識の普及に努めなければならない。

（保健指導）
第十条　市町村は，妊産婦若しくはその配偶者又は乳児若しくは幼児の保護者に対して，妊娠，出産又は育児に関し，必要

な保健指導を行い、又は医師、歯科医師、助産師若しくは保健師について保健指導を受けることを勧奨しなければならない。

（新生児の訪問指導）

第十一条　市町村長は、前条の場合において、当該乳児が新生児であつて、育児上必要があると認めるときは、医師、保健師、助産師又はその他の職員をして当該新生児の保護者を訪問させ、必要な指導を行わせるものとする。ただし、当該新生児につき、第十九条の規定による指導が行われるときは、この限りでない。

2　前項の規定による新生児に対する訪問指導は、当該新生児が新生児でなくなつた後においても、継続することができる。

（健康診査）

第十二条　市町村は、次に掲げる者に対し、厚生労働省令の定めるところにより、健康診査を行わなければならない。

一　満一歳六か月を超え満二歳に達しない幼児

二　満三歳を超え満四歳に達しない幼児

2　前項の厚生労働省令は、健康増進法（平成十四年法律第百三号）第九条第一項に規定する健康診査等指針（第十六条第四項において単に「健康診査等指針」という。）と調和が保たれたものでなければならない。

第十三条　前条の健康診査のほか、市町村は、必要に応じ、妊産婦又は乳児若しくは幼児に対して、健康診査を行い、又は健康診査を受けることを勧奨しなければならない。

2　厚生労働大臣は、前項の規定による妊婦に対する健康診査についての望ましい基準を定めるものとする。

（栄養の摂取に関する援助）

第十四条　市町村は、妊産婦又は乳児若しくは幼児に対して、栄養の摂取につき必要な援助をするように努めるものとする。

（妊娠の届出）

第十五条　妊娠した者は、厚生労働省令で定める事項につき、速やかに、市町村長に妊娠の届出をするようにしなければならない。

（母子健康手帳）

第十六条　市町村は、妊娠の届出をした者に対して、母子健康手帳を交付しなければならない。

2　妊産婦は、医師、歯科医師、助産師又は保健師について、健康診査又は保健指導を受けたときは、その都度、母子健康手帳に必要な事項の記載を受けなければならない。乳児又は幼児の健康診査又は保健指導を受けた当該乳児又は幼児の保護者についても、同様とする。

3　母子健康手帳の様式は、厚生労働省令で定める。

4　前項の厚生労働省令は、健康診査等指針と調和が保たれたものでなければならない。

（妊産婦の訪問指導等）

第十七条　第十三条第一項の規定による健康診査を行つた市町村の長は、その結果に基づき、当該妊産婦の健康状態に応じ、保健指導を要する者については、医師、助産師、保健師又はその他の職員をして、

その妊産婦を訪問させて必要な指導を行わせ、妊娠又は出産に支障を及ぼすおそれがある疾病にかかつている疑いのある者については、医師又は歯科医師の診療を受けることを勧奨するものとする。

2　市町村は、妊産婦が前項の勧奨に基づいて妊娠又は出産に支障を及ぼすおそれがある疾病につき医師又は歯科医師の診療を受けるために必要な援助を与えるように努めなければならない。

（低体重児の届出）

第十八条　体重が二千五百グラム未満の乳児が出生したときは、その保護者は、速やかに、その旨をその乳児の現在地の市町村に届け出なければならない。

（未熟児の訪問指導）

第十九条　市町村長は、その区域内に現在地を有する未熟児について、養育上必要があると認めるときは、医師、保健師、助産師又はその他の職員をして、その未熟児の保護者を訪問させ、必要な指導を行わせるものとする。

2　第十一条第二項の規定は、前項の規定による訪問指導に準用する。

（養育医療）

第二十条　市町村は、養育のため病院又は診療所に入院することを必要とする未熟児に対し、その養育に必要な医療（以下「養育医療」という。）の給付を行い、又はこれに代えて養育医療に要する費用を支給することができる。

2　前項の規定による費用の支給は、養育医療の給付が困難であると認められる場合に限り、行なうことができる。

3　養育医療の給付の範囲は、次のとおりとする。

一　診察

二　薬剤又は治療材料の支給

三　医学的処置、手術及びその他の治療

四　病院又は診療所への入院及びその療養に伴う世話その他の看護

五　移送

4　養育医療の給付は、都道府県知事が次項の規定により指定する病院若しくは診療所又は薬局（以下「指定養育医療機関」という。）に委託して行うものとする。

5　都道府県知事は、病院若しくは診療所又は薬局の開設者の同意を得て、第一項の規定による養育医療を担当させる機関を指定する。

6　第一項の規定により支給する費用の額は、次項の規定により準用する児童福祉法第十九条の十二の規定により指定養育医療機関が請求することができる診療報酬の例により算定した額のうち、本人及びその扶養義務者（民法（明治二十九年法律第八十九号）に定める扶養義務者をいう。第二十一条の四第一項において同じ。）が負担することができないと認められる額とする。

7　児童福祉法第十九条の十二、第十九条の二十及び第二十一条の三の規定は養育医療の給付について、同法第二十条第七項及び第八項並びに第二十一条の規定は指定養育医療機関について、それぞれ準用する。この場合において、同法第十九

条の十二中「診療方針」とあるのは「診療方針及び診療報酬」と、同法第十九条の二十（第二項を除く。）中「小児慢性特定疾病医療費」とあるのは「診療報酬の」と、同条第一項中「第十九条の三第十項」とあるのは「母子保健法第二十条第七項において読み替えて準用する第十九条の十二」と、同条第四項中「都道府県」とあるのは「市町村」と、同法第二十一条の三第二項中「都道府県の」とあるのは「市町村の」と読み替えるものとする。

（医療施設の整備）

第二十条の二　国及び地方公共団体は、妊産婦並びに乳児及び幼児の心身の特性に応じた高度の医療が適切に提供されるよう、必要な医療施設の整備に努めなければならない。

（調査研究の推進）

第二十条の三　国は、乳児及び幼児の障害の予防のための研究その他母性並びに乳児及び幼児の健康の保持及び増進のため必要な調査研究の推進に努めなければならない。

（費用の支弁）

第二十一条　市町村が行う第十二条第一項の規定による健康診査に要する費用及び第二十条の規定による措置に要する費用は、当該市町村の支弁とする。

（都道府県の負担）

第二十一条の二　都道府県は、政令の定めるところにより、前条の規定により市町村が支弁する費用のうち、第二十条の規定による措置に要する費用については、その四分の一を負担するものとする。

（国の負担）

第二十一条の三　国は、政令の定めるところにより、第二十一条の規定により市町村が支弁する費用のうち、第二十条の規定による措置に要する費用については、その二分の一を負担するものとする。

（費用の徴収）

第二十一条の四　第二十条の規定による養育医療の給付に要する費用を支弁した市町村長は、当該措置を受けた者又はその扶養義務者から、その負担能力に応じて、当該措置に要する費用の全部又は一部を徴収することができる。

2　前項の規定による費用の徴収は、徴収されるべき者の居住地又は財産所在地の市町村に嘱託することができる。

3　第一項の規定により徴収される費用を、指定の期限内に納付しない者があるときは、地方税の滞納処分の例により処分することができる。この場合における徴収金の先取特権の順位は、国税及び地方税に次ぐものとする。

（以降略）

食育基本法

平成27年9月11日公布（平成27年法律第66号）改正

前文

二十一世紀における我が国の発展のためには、子どもたちが健全な心と身体を培い、

未来や国際社会に向かって羽ばたくことができるようにするとともに、すべての国民が心身の健康を確保し、生涯にわたって生き生きと暮らすことができるようにすることが大切である。

子どもたちが豊かな人間性をはぐくみ、生きる力を身に付けていくためには、何よりも「食」が重要である。今、改めて、食育を、生きる上での基本であって、知育、徳育及び体育の基礎となるべきものと位置付けるとともに、様々な経験を通じて「食」に関する知識と「食」を選択する力を習得し、健全な食生活を実践することができる人間を育てる食育を推進することが求められている。もとより、食育はあらゆる世代の国民に必要なものであるが、子どもたちに対する食育は、心身の成長及び人格の形成に大きな影響を及ぼし、生涯にわたって健全な心と身体を培い豊かな人間性をはぐくんでいく基礎となるものである。

一方、社会経済情勢がめまぐるしく変化し、日々忙しい生活を送る中で、人々は、毎日の「食」の大切さを忘れがちである。国民の食生活においては、栄養の偏り、不規則な食事、肥満や生活習慣病の増加、過度の痩身志向などの問題に加え、新たな「食」の安全上の問題や、「食」の海外への依存の問題が生じており、「食」に関する情報が社会に氾濫する中で、人々は、食生活の改善の面からも、「食」の安全の確保の面からも、自ら「食」のあり方を学ぶことが求められている。また、豊かな緑と水に恵まれた自然の下で先人からはぐくまれてきた、地域の多様性と豊かな味覚や文化の香りあふれる日本の「食」が失われる危機にある。

こうした「食」をめぐる環境の変化の中で、国民の「食」に関する考え方を育て、健全な食生活を実現することが求められるとともに、都市と農山漁村の共生・対流を進め、「食」に関する消費者と生産者との信頼関係を構築して、地域社会の活性化、豊かな食文化の継承及び発展、環境と調和のとれた食料の生産及び消費の推進並びに食料自給率の向上に寄与することが期待されている。

国民一人一人が「食」について改めて意識を高め、自然の恩恵や「食」に関わる人々の様々な活動への感謝の念や理解を深めつつ、「食」に関して信頼できる情報に基づく適切な判断を行う能力を身に付けることによって、心身の健康を増進する健全な食生活を実践するために、今こそ、家庭、学校、保育所、地域等を中心に、国民運動として、食育の推進に取り組んでいくことが、我々に課せられている課題である。さらに、食育の推進に関する我が国の取組が、海外との交流等を通じて食育に関して国際的に貢献することにつながることも期待される。

ここに、食育について、基本理念を明らかにしてその方向性を示し、国、地方公共団体及び国民の食育の推進に関する取組を総合的かつ計画的に推進するため、この法律を制定する。

第一章　総則

（目的）

第一条　この法律は、近年における国民の食生活をめぐる環境の変化に伴い、国民が生涯にわたって健全な心身を培い、豊かな人間性をはぐくむための食育を推進することが緊要な課題となっていることにかんがみ、食育に関し、基本理念を定め、及び国、地方公共団体等の責務を明らかにするとともに、食育に関する施策の基本となる事項を定めることにより、食育に関する施策を総合的かつ計画的に推進し、もって現在及び将来にわたる健康で文化的な国民の生活と豊かで活力ある社会の実現に寄与することを目的とする。

（国民の心身の健康の増進と豊かな人間形成）

第二条　食育は、食に関する適切な判断力を養い、生涯にわたって健全な食生活を実現することにより、国民の心身の健康の増進と豊かな人間形成に資することを旨として、行われなければならない。

（食に関する感謝の念と理解）

第三条　食育の推進に当たっては、国民の食生活が、自然の恩恵の上に成り立っており、また、食に関する人々の様々な活動に支えられていることについて、感謝の念や理解が深まるよう配慮されなければならない。

（食育推進運動の展開）

第四条　食育を推進するための活動は、国民、民間団体等の自発的意思を尊重し、地域の特性に配慮し、地域住民その他の社会を構成する多様な主体の参加と協力を得るものとするとともに、その連携を図りつつ、あまねく全国において展開されなければならない。

（子どもの食育における保護者、教育関係者等の役割）

第五条　食育は、父母その他の保護者にあっては、家庭が食育において重要な役割を有していることを認識するとともに、子どもの教育、保育等を行う者にあっては、教育、保育等における食育の重要性を十分自覚し、積極的に子どもの食育の推進に関する活動に取り組むこととなるよう、行われなければならない。

（食に関する体験活動と食育推進活動の実践）

第六条　食育は、広く国民が家庭、学校、保育所、地域その他のあらゆる機会とあらゆる場所を利用して、食料の生産から消費等に至るまでの食に関する様々な体験活動を行うとともに、自ら食育の推進のための活動を実践することにより、食に関する理解を深めることを旨として、行われなければならない。

（伝統的な食文化、環境と調和した生産等への配意及び農山漁村の活性化と食料自給率の向上への貢献）

第七条　食育は、我が国の伝統のある優れた食文化、地域の特性を生かした食生活、環境と調和のとれた食料の生産とその消費等に配意し、我が国の食料の需要及び供給の状況についての国民の理解を深めるとともに、食料の生産者と消費者との交流等を図ることにより、農山漁村の活性化と我が国の食料自給率の向上に資するよう、推進されなければならない。

（食品の安全性の確保等における食育の役割）

第八条　食育は、食品の安全性が確保され安心して消費できることが健全な食生活の基礎であることにかんがみ、食品の安全性をはじめとする食に関する幅広い情報の提供及びこれについての意見交換が、食に関する知識と理解を深め、国民の適切な食生活の実践に資することを旨として、国際的な連携を図りつつ積極的に行われなければならない。

（国の責務）

第九条　国は、第二条から前条までに定める食育に関する基本理念（以下「基本理念」という。）にのっとり、食育の推進に関する施策を総合的かつ計画的に策定し、及び実施する責務を有する。

（地方公共団体の責務）

第十条　地方公共団体は、基本理念にのっとり、食育の推進に関し、国との連携を図りつつ、その地方公共団体の区域の特性を生かした自主的な施策を策定し、及び実施する責務を有する。

（教育関係者等及び農林漁業者等の責務）

第十一条　教育並びに保育、介護その他の社会福祉、医療及び保健（以下「教育等」という。）に関する職務に従事する者並びに教育等に関する関係機関及び関係団体（以下「教育関係者等」という。）は、食に関する関心及び理解の増進に果たすべき重要な役割にかんがみ、基本理念にのっとり、あらゆる機会とあらゆる場所を利用して、積極的に食育を推進するよう努めるとともに、他の者の行う食育の推進に関する活動に協力するよう努めるものとする。

2　農林漁業者及び農林漁業に関する団体（以下「農林漁業者等」という。）は、農林漁業に関する体験活動等が食に関する国民の関心及び理解を増進する上で重要な意義を有することにかんがみ、基本理念にのっとり、農林漁業に関する多様な体験の機会を積極的に提供し、自然の恩恵と食に関わる人々の活動の重要性について、国民の理解が深まるよう努めるとともに、教育関係者等と相互に連携して食育の推進に関する活動を行うよう努めるものとする。

（食品関連事業者等の責務）

第十二条　食品の製造、加工、流通、販売又は食事の提供を行う事業者及びその組織する団体（以下「食品関連事業者等」という。）は、基本理念にのっとり、その事業活動に関し、自主的かつ積極的に食育の推進に自ら努めるとともに、国又は地方公共団体が実施する食育の推進に関する施策その他の食育の推進に関する活動に協力するよう努めるものとする。

（国民の責務）

第十三条　国民は、家庭、学校、保育所、地域その他の社会のあらゆる分野において、基本理念にのっとり、生涯にわたり健全な食生活の実現に自ら努めるとともに、食育の推進に寄与するよう努めるも

のとする。
（法制上の措置等）
第十四条 政府は，食育の推進に関する施策を実施するため必要な法制上又は財政上の措置その他の措置を講じなければならない。
（年次報告）
第十五条 政府は，毎年，国会に，政府が食育の推進に関して講じた施策に関する報告書を提出しなければならない。

第二章　食育推進基本計画等
（食育推進基本計画）
第十六条 食育推進会議は，食育の推進に関する施策の総合的かつ計画的な推進を図るため，食育推進基本計画を作成するものとする。
2　食育推進基本計画は，次に掲げる事項について定めるものとする。
　一　食育の推進に関する施策についての基本的な方針
　二　食育の推進の目標に関する事項
　三　国民等の行う自発的な食育推進活動等の総合的な促進に関する事項
　四　前三号に掲げるもののほか，食育の推進に関する施策を総合的かつ計画的に推進するために必要な事項
3　食育推進会議は，第一項の規定により食育推進基本計画を作成したときは，速やかにこれを農林水産大臣に報告し，及び関係行政機関の長に通知するとともに，その要旨を公表しなければならない。
4　前項の規定は，食育推進基本計画の変更について準用する。
（都道府県食育推進計画）
第十七条 都道府県は，食育推進基本計画を基本として，当該都道府県の区域内における食育の推進に関する施策についての計画（以下「都道府県食育推進計画」という。）を作成するよう努めなければならない。
2　都道府県（都道府県食育推進会議が置かれている都道府県にあっては，都道府県食育推進会議）は，都道府県食育推進計画を作成し，又は変更したときは，速やかに，その要旨を公表しなければならない。
（市町村食育推進計画）
第十八条 市町村は，食育推進基本計画（都道府県食育推進計画が作成されているときは，食育推進基本計画及び都道府県食育推進計画）を基本として，当該市町村の区域内における食育の推進に関する施策についての計画（以下「市町村食育推進計画」という。）を作成するよう努めなければならない。
2　市町村（市町村食育推進会議が置かれている市町村にあっては，市町村食育推進会議）は，市町村食育推進計画を作成し，又は変更したときは，速やかに，その要旨を公表しなければならない。
（以降略）

《日本人の食事摂取基準（2020年版）》

付表1　エネルギーの食事摂取基準：推定エネルギー必要量（kcal/日）

性　別	男　性			女　性		
身体活動レベル[1]	Ⅰ	Ⅱ	Ⅲ	Ⅰ	Ⅱ	Ⅲ
0〜 5（月）	—	550	—	—	500	—
6〜 8（月）	—	650	—	—	600	—
9〜11（月）	—	700	—	—	650	—
1〜 2（歳）	—	950	—	—	900	—
3〜 5（歳）	—	1,300	—	—	1,250	—
6〜 7（歳）	1,350	1,550	1,750	1,250	1,450	1,650
8〜 9（歳）	1,600	1,850	2,100	1,500	1,700	1,900
10〜11（歳）	1,950	2,250	2,500	1,850	2,100	2,350
12〜14（歳）	2,300	2,600	2,900	2,150	2,400	2,700
15〜17（歳）	2,500	2,800	3,150	2,050	2,300	2,550
18〜29（歳）	2,300	2,650	3,050	1,700	2,000	2,300
30〜49（歳）	2,300	2,700	3,050	1,750	2,050	2,350
50〜64（歳）	2,200	2,600	2,950	1,650	1,950	2,250
65〜74（歳）	2,050	2,400	2,750	1,550	1,850	2,100
75以上（歳）[2]	1,800	2,100	—	1,400	1,650	—
妊婦（付加量）[3] 初期				+50	+50	+50
中期				+250	+250	+250
後期				+450	+450	+450
授乳婦（付加量）				+350	+350	+350

1　身体活動レベルは，低い，ふつう，高いの三つのレベルとして，それぞれⅠ，Ⅱ，Ⅲで示した。
2　レベルⅡは自立している者，レベルⅠは自宅にいてほとんど外出しない者に相当する。レベルⅠは高齢者施設で自立に近い状態で過ごしている者にも適用できる値である。
3　妊婦個々の体格や妊娠中の体重増加量及び胎児の発育状況の評価を行うことが必要である。
注1：活用に当たっては，食事摂取状況のアセスメント，体重及びBMIの把握を行い，エネルギーの過不足は，体重の変化又はBMIを用いて評価すること。
注2：身体活動レベルⅠの場合，少ないエネルギー消費量に見合った少ないエネルギー摂取量を維持することになるため，健康の保持・増進の観点からは，身体活動量を増加させる必要がある。

付表2 たんぱく質の食事摂取基準（推定平均必要量，推奨量，目安量：g/日，目標量：％エネルギー）

性　別	男　性				女　性			
年齢等	推定平均必要量	推奨量	目安量	目標量[1]	推定平均必要量	推奨量	目安量	目標量[1]
0～ 5（月）	—	—	10	—	—	—	10	—
6～ 8（月）	—	—	15	—	—	—	15	—
9～11（月）	—	—	25	—	—	—	25	—
1～ 2（歳）	15	20	—	13～20	15	20	—	13～20
3～ 5（歳）	20	25	—	13～20	20	25	—	13～20
6～ 7（歳）	25	30	—	13～20	25	30	—	13～20
8～ 9（歳）	30	40	—	13～20	30	40	—	13～20
10～11（歳）	40	45	—	13～20	40	50	—	13～20
12～14（歳）	50	60	—	13～20	45	55	—	13～20
15～17（歳）	50	65	—	13～20	45	55	—	13～20
18～29（歳）	50	65	—	13～20	40	50	—	13～20
30～49（歳）	50	65	—	13～20	40	50	—	13～20
50～64（歳）	50	65	—	14～20	40	50	—	14～20
65～74（歳）[2]	50	60	—	15～20	40	50	—	15～20
75以上（歳）[2]	50	60	—	15～20	40	50	—	15～20
妊婦（付加量）初期					+0	+0	—	—[3]
中期					+5	+5	—	—[3]
後期					+25	+25	—	—[4]
授乳婦（付加量）					+15	+20	—	—[4]

1　範囲に関しては，おおむねの値を示したものであり，弾力的に運用すること．
2　65歳以上の高齢者について，フレイル予防を目的とした量を定めることは難しいが，身長・体重が参照体位に比べて小さい者や，特に75歳以上であって加齢に伴い身体活動量が大きく低下した者など，必要エネルギー摂取量が低い者では，下限が推奨量を下回る場合があり得る．この場合でも，下限は推奨量以上とすることが望ましい．
3　妊婦（初期・中期）の目標量は，13～20％エネルギーとした．
4　妊婦（後期）及び授乳婦の目標量は，15～20％エネルギーとした．

付表3 脂質の食事摂取基準（％エネルギー）

性　別	男　性		女　性	
年齢等	目安量	目標量[1]	目安量	目標量[1]
0～ 5（月）	50	—	50	—
6～11（月）	40	—	40	—
1～ 2（歳）	—	20～30	—	20～30
3～ 5（歳）	—	20～30	—	20～30
6～ 7（歳）	—	20～30	—	20～30
8～ 9（歳）	—	20～30	—	20～30
10～11（歳）	—	20～30	—	20～30
12～14（歳）	—	20～30	—	20～30
15～17（歳）	—	20～30	—	20～30
18～29（歳）	—	20～30	—	20～30
30～49（歳）	—	20～30	—	20～30
50～64（歳）	—	20～30	—	20～30
65～74（歳）	—	20～30	—	20～30
75以上（歳）	—	20～30	—	20～30
妊　　婦			—	20～30
授 乳 婦			—	20～30

1　範囲に関しては，おおむねの値を示したものである．

付表4　飽和脂肪酸の食事摂取基準（%エネルギー）[1, 2]

性　別	男　性	女　性
年齢等	目標量	目標量
0〜 5（月）	—	—
6〜11（月）	—	—
1〜 2（歳）	—	—
3〜 5（歳）	10 以下	10 以下
6〜 7（歳）	10 以下	10 以下
8〜 9（歳）	10 以下	10 以下
10〜11（歳）	10 以下	10 以下
12〜14（歳）	10 以下	10 以下
15〜17（歳）	8 以下	8 以下
18〜29（歳）	7 以下	7 以下
30〜49（歳）	7 以下	7 以下
50〜64（歳）	7 以下	7 以下
65〜74（歳）	7 以下	7 以下
75以上（歳）	7 以下	7 以下
妊　婦		7 以下
授 乳 婦		7 以下

1　飽和脂肪酸と同じく，脂質異常症及び循環器疾患に関与する栄養素としてコレステロールがある。コレステロールに目標量は設定しないが，これは許容される摂取量に上限が存在しないことを保証するものではない。また，脂質異常症の重症化予防の目的からは，200mg/日未満に留めることが望ましい。
2　飽和脂肪酸と同じく，冠動脈疾患に関与する栄養素としてトランス脂肪酸がある。日本人の大多数は，トランス脂肪酸に関する世界保健機関（WHO）の目標（1%エネルギー未満）を下回っており，トランス脂肪酸の摂取による健康への影響は，飽和脂肪酸の摂取によるものと比べて小さいと考えられる。ただし，脂質に偏った食事をしている者では，留意する必要がある。トランス脂肪酸は人体にとって不可欠な栄養素ではなく，健康の保持・増進を図る上で積極的な摂取は勧められないことから，その摂取量は1%エネルギー未満に留めることが望ましく，1%エネルギー未満でもできるだけ低く留めることが望ましい。

付表5　n-6系脂肪酸の食事摂取基準（g/日）

性　別	男　性	女　性
年齢等	目安量	目安量
0〜 5（月）	4	4
6〜11（月）	4	4
1〜 2（歳）	4	4
3〜 5（歳）	6	6
6〜 7（歳）	8	7
8〜 9（歳）	8	7
10〜11（歳）	10	8
12〜14（歳）	11	9
15〜17（歳）	13	9
18〜29（歳）	11	8
30〜49（歳）	10	8
50〜64（歳）	10	8
65〜74（歳）	9	8
75以上（歳）	8	7
妊　婦		9
授 乳 婦		10

付表6　n-3系脂肪酸の食事摂取基準（g/日）

性　別	男　性	女　性
年齢等	目安量	目安量
0〜 5（月）	0.9	0.9
6〜11（月）	0.8	0.8
1〜 2（歳）	0.7	0.8
3〜 5（歳）	1.1	1.0
6〜 7（歳）	1.5	1.3
8〜 9（歳）	1.5	1.3
10〜11（歳）	1.6	1.6
12〜14（歳）	1.9	1.6
15〜17（歳）	2.1	1.6
18〜29（歳）	2.0	1.6
30〜49（歳）	2.0	1.6
50〜64（歳）	2.2	1.9
65〜74（歳）	2.2	2.0
75以上（歳）	2.1	1.8
妊　　婦		1.6
授 乳 婦		1.8

付表7　炭水化物の食事摂取基準（％エネルギー）

性　別	男　性	女　性
年齢等	目標量[1,2]	目標量[1,2]
0〜 5（月）	—	—
6〜11（月）	—	—
1〜 2（歳）	50〜65	50〜65
3〜 5（歳）	50〜65	50〜65
6〜 7（歳）	50〜65	50〜65
8〜 9（歳）	50〜65	50〜65
10〜11（歳）	50〜65	50〜65
12〜14（歳）	50〜65	50〜65
15〜17（歳）	50〜65	50〜65
18〜29（歳）	50〜65	50〜65
30〜49（歳）	50〜65	50〜65
50〜64（歳）	50〜65	50〜65
65〜74（歳）	50〜65	50〜65
75以上（歳）	50〜65	50〜65
妊　　婦		50〜65
授 乳 婦		50〜65

1　範囲に関しては，おおむねの値を示したものである。
2　アルコールを含む。ただし，アルコールの摂取を勧めるものではない。

付表8　食物繊維の食事摂取基準（g/日）

性　別	男　性	女　性
年齢等	目標量	目標量
0〜 5 （月）	―	―
6〜11 （月）	―	―
1〜 2 （歳）	―	―
3〜 5 （歳）	8 以上	8 以上
6〜 7 （歳）	10 以上	10 以上
8〜 9 （歳）	11 以上	11 以上
10〜11 （歳）	13 以上	13 以上
12〜14 （歳）	17 以上	17 以上
15〜17 （歳）	19 以上	18 以上
18〜29 （歳）	21 以上	18 以上
30〜49 （歳）	21 以上	18 以上
50〜64 （歳）	21 以上	18 以上
65〜74 （歳）	20 以上	17 以上
75以上 （歳）	20 以上	17 以上
妊　　婦		18 以上
授 乳 婦		18 以上

付表9　ビタミン A の食事摂取基準（μgRAE/日）[1]

性　別	男　性				女　性			
年齢等	推定平均必要量[2]	推奨量[2]	目安量[3]	耐容上限量[3]	推定平均必要量[2]	推奨量[2]	目安量[3]	耐容上限量[3]
0〜 5 （月）	―	―	300	600	―	―	300	600
6〜11 （月）	―	―	400	600	―	―	400	600
1〜 2 （歳）	300	400	―	600	250	350	―	600
3〜 5 （歳）	350	450	―	700	350	500	―	850
6〜 7 （歳）	300	400	―	950	300	400	―	1,200
8〜 9 （歳）	350	500	―	1,200	350	500	―	1,500
10〜11 （歳）	450	600	―	1,500	400	600	―	1,900
12〜14 （歳）	550	800	―	2,100	500	700	―	2,500
15〜17 （歳）	650	900	―	2,500	500	650	―	2,800
18〜29 （歳）	600	850	―	2,700	450	650	―	2,700
30〜49 （歳）	650	900	―	2,700	500	700	―	2,700
50〜64 （歳）	650	900	―	2,700	500	700	―	2,700
65〜74 （歳）	600	850	―	2,700	500	700	―	2,700
75以上 （歳）	550	800	―	2,700	450	650	―	2,700
妊婦（付加量）初期					+0	+0	―	―
中期					+0	+0	―	―
後期					+60	+80	―	―
授乳婦（付加量）					+300	+450	―	―

1　レチノール活性当量（μgRAE）
　＝レチノール（μg）＋β-カロテン（μg）×1/12＋α-カロテン（μg）×1/24
　＋β-クリプトキサンチン（μg）×1/24＋その他のプロビタミン A カロテノイド（μg）×1/24
2　プロビタミン A カロテノイドを含む。
3　プロビタミン A カロテノイドを含まない。

付表10　ビタミンDの食事摂取基準（μg/日）[1]

性　別	男　性		女　性	
年齢等	目安量	耐容上限量	目安量	耐容上限量
0〜 5 （月）	5.0	25	5.0	25
6〜11 （月）	5.0	25	5.0	25
1〜 2 （歳）	3.0	20	3.5	20
3〜 5 （歳）	3.5	30	4.0	30
6〜 7 （歳）	4.5	30	5.0	30
8〜 9 （歳）	5.0	40	6.0	40
10〜11 （歳）	6.5	60	8.0	60
12〜14 （歳）	8.0	80	9.5	80
15〜17 （歳）	9.0	90	8.5	90
18〜29 （歳）	8.5	100	8.5	100
30〜49 （歳）	8.5	100	8.5	100
50〜64 （歳）	8.5	100	8.5	100
65〜74 （歳）	8.5	100	8.5	100
75以上 （歳）	8.5	100	8.5	100
妊　　婦			8.5	―
授 乳 婦			8.5	―

1　日照により皮膚でビタミンDが産生されることを踏まえ，フレイル予防を図る者はもとより，全年齢区分を通じて，日常生活において可能な範囲内での適度な日光浴を心掛けるとともに，ビタミンDの摂取については，日照時間を考慮に入れることが重要である。

付表11　ビタミンEの食事摂取基準（mg/日）[1]

性　別	男　性		女　性	
年齢等	目安量	耐容上限量	目安量	耐容上限量
0〜 5 （月）	3.0	―	3.0	―
6〜11 （月）	4.0	―	4.0	―
1〜 2 （歳）	3.0	150	3.0	150
3〜 5 （歳）	4.0	200	4.0	200
6〜 7 （歳）	5.0	300	5.0	300
8〜 9 （歳）	5.0	350	5.0	350
10〜11 （歳）	5.5	450	5.5	450
12〜14 （歳）	6.5	650	6.0	600
15〜17 （歳）	7.0	750	5.5	650
18〜29 （歳）	6.0	850	5.0	650
30〜49 （歳）	6.0	900	5.5	700
50〜64 （歳）	7.0	850	6.0	700
65〜74 （歳）	7.0	850	6.5	650
75以上 （歳）	6.5	750	6.5	650
妊　　婦			6.5	―
授 乳 婦			7.0	―

1　α-トコフェロールについて算定した。α-トコフェロール以外のビタミンEは含んでいない。

付表12　ビタミンKの食事摂取基準（μg/日）

性　別	男　性	女　性
年齢等	目安量	目安量
0〜 5 （月）	4	4
6〜11 （月）	7	7
1〜 2 （歳）	50	60
3〜 5 （歳）	60	70
6〜 7 （歳）	80	90
8〜 9 （歳）	90	110
10〜11 （歳）	110	140
12〜14 （歳）	140	170
15〜17 （歳）	160	150
18〜29 （歳）	150	150
30〜49 （歳）	150	150
50〜64 （歳）	150	150
65〜74 （歳）	150	150
75以上 （歳）	150	150
妊　　婦		150
授 乳 婦		150

付表13　ビタミンB_1の食事摂取基準（mg/日）[1,2]

性　別	男　性			女　性		
年齢等	推定平均必要量	推奨量	目安量	推定平均必要量	推奨量	目安量
0〜 5 （月）	—	—	0.1	—	—	0.1
6〜11 （月）	—	—	0.2	—	—	0.2
1〜 2 （歳）	0.4	0.5	—	0.4	0.5	—
3〜 5 （歳）	0.6	0.7	—	0.6	0.7	—
6〜 7 （歳）	0.7	0.8	—	0.7	0.8	—
8〜 9 （歳）	0.8	1.0	—	0.8	0.9	—
10〜11 （歳）	1.0	1.2	—	0.9	1.1	—
12〜14 （歳）	1.2	1.4	—	1.1	1.3	—
15〜17 （歳）	1.3	1.5	—	1.0	1.2	—
18〜29 （歳）	1.2	1.4	—	0.9	1.1	—
30〜49 （歳）	1.2	1.4	—	0.9	1.1	—
50〜64 （歳）	1.1	1.3	—	0.9	1.1	—
65〜74 （歳）	1.1	1.3	—	0.9	1.1	—
75以上 （歳）	1.0	1.2	—	0.8	0.9	—
妊　婦 （付加量）				+0.2	+0.2	—
授乳婦 （付加量）				+0.2	+0.2	—

1　チアミン塩化物塩酸塩（分子量＝337.3）の重量として示した。
2　身体活動レベルIIの推定エネルギー必要量を用いて算定した。
特記事項：推定平均必要量は，ビタミンB_1の欠乏症である脚気を予防するに足る最小必要量からではなく，尿中にビタミンB_1の排泄量が増大し始める摂取量（体内飽和量）から算定。

付表14 ビタミン B2の食事摂取基準（mg/日）[1]

性　別	男　性			女　性		
年齢等	推定平均必要量	推奨量	目安量	推定平均必要量	推奨量	目安量
0～ 5 （月）	—	—	0.3	—	—	0.3
6～11 （月）	—	—	0.4	—	—	0.4
1～ 2 （歳）	0.5	0.6	—	0.5	0.5	—
3～ 5 （歳）	0.7	0.8	—	0.6	0.8	—
6～ 7 （歳）	0.8	0.9	—	0.7	0.9	—
8～ 9 （歳）	0.9	1.1	—	0.9	1.0	—
10～11 （歳）	1.1	1.4	—	1.0	1.3	—
12～14 （歳）	1.3	1.6	—	1.2	1.4	—
15～17 （歳）	1.4	1.7	—	1.2	1.4	—
18～29 （歳）	1.3	1.6	—	1.0	1.2	—
30～49 （歳）	1.3	1.6	—	1.0	1.2	—
50～64 （歳）	1.2	1.5	—	1.0	1.2	—
65～74 （歳）	1.2	1.5	—	1.0	1.2	—
75以上 （歳）	1.1	1.3	—	0.9	1.0	—
妊　婦（付加量）				+0.2	+0.3	
授乳婦（付加量）				+0.5	+0.6	

1　身体活動レベルⅡの推定エネルギー必要量を用いて算定した。
特記事項：推定平均必要量は、ビタミン B2の欠乏症である口唇炎、口角炎、舌炎などの皮膚炎を予防するに足る最小量からではなく、尿中にビタミン B2の排泄量が増大し始める摂取量（体内飽和量）から算定。

付表15 ナイアシンの食事摂取基準（mgNE/日）[1,2]

性　別	男　性				女　性			
年齢等	推定平均必要量	推奨量	目安量	耐容上限量[3]	推定平均必要量	推奨量	目安量	耐容上限量[3]
0～ 5 （月）[4]	—	—	2	—	—	—	2	—
6～11 （月）	—	—	3	—	—	—	3	—
1～ 2 （歳）	5	6	—	60 (15)	4	5	—	60 (15)
3～ 5 （歳）	6	8	—	80 (20)	6	7	—	80 (20)
6～ 7 （歳）	7	9	—	100 (30)	7	8	—	100 (30)
8～ 9 （歳）	9	11	—	150 (35)	8	10	—	150 (35)
10～11 （歳）	11	13	—	200 (45)	10	10	—	150 (45)
12～14 （歳）	12	15	—	250 (60)	12	14	—	250 (60)
15～17 （歳）	14	17	—	300 (70)	11	13	—	250 (65)
18～29 （歳）	13	15	—	300 (80)	9	11	—	250 (65)
30～49 （歳）	13	15	—	350 (85)	10	12	—	250 (65)
50～64 （歳）	12	14	—	350 (85)	9	11	—	250 (65)
65～74 （歳）	12	14	—	300 (80)	9	11	—	250 (65)
75以上 （歳）	11	13	—	300 (75)	9	10	—	250 (60)
妊　婦（付加量）					+0	+0	—	—
授乳婦（付加量）					+3	+3	—	—

1　ナイアシン当量（NE）＝ナイアシン＋1/60トリプトファンで示した。
2　身体活動レベルⅡの推定エネルギー必要量を用いて算定した。
3　ニコチンアミドの重量（mg/日）、（　）内はニコチン酸の重量（mg/日）。
4　単位は mg/日。

204

付表16　ビタミンB₆の食事摂取基準（mg/日）[1]

性　別	男　性				女　性			
年齢等	推定平均必要量	推奨量	目安量	耐容上限量[2]	推定平均必要量	推奨量	目安量	耐容上限量[2]
0〜 5 （月）	—	—	0.2	—	—	—	0.2	—
6〜11 （月）	—	—	0.3	—	—	—	0.3	—
1〜 2 （歳）	0.4	0.5	—	10	0.4	0.5	—	10
3〜 5 （歳）	0.5	0.6	—	15	0.5	0.6	—	15
6〜 7 （歳）	0.7	0.8	—	20	0.6	0.7	—	20
8〜 9 （歳）	0.8	0.9	—	25	0.8	0.9	—	25
10〜11 （歳）	1.0	1.1	—	30	1.0	1.1	—	30
12〜14 （歳）	1.2	1.4	—	40	1.0	1.3	—	40
15〜17 （歳）	1.2	1.5	—	50	1.0	1.3	—	45
18〜29 （歳）	1.1	1.4	—	55	1.0	1.1	—	45
30〜49 （歳）	1.1	1.4	—	60	1.0	1.1	—	45
50〜64 （歳）	1.1	1.4	—	55	1.0	1.1	—	45
65〜74 （歳）	1.1	1.4	—	50	1.0	1.1	—	40
75以上 （歳）	1.1	1.4	—	50	1.0	1.1	—	40
妊　婦 （付加量）					+0.2	+0.2	—	—
授乳婦 （付加量）					+0.3	+0.3	—	—

1　たんぱく質の推奨量を用いて算定した（妊婦・授乳婦の付加量は除く）。
2　ピリドキシン（分子量＝169.2）の重量として示した。

付表17　ビタミンB₁₂の食事摂取基準（μg/日）[1]

性　別	男　性			女　性		
年齢等	推定平均必要量	推奨量	目安量	推定平均必要量	推奨量	目安量
0〜 5 （月）	—	—	0.4	—	—	0.4
6〜11 （月）	—	—	0.5	—	—	0.5
1〜 2 （歳）	0.8	0.9	—	0.8	0.9	—
3〜 5 （歳）	0.9	1.1	—	0.9	1.1	—
6〜 7 （歳）	1.1	1.3	—	1.1	1.3	—
8〜 9 （歳）	1.3	1.6	—	1.3	1.6	—
10〜11 （歳）	1.6	1.9	—	1.6	1.9	—
12〜14 （歳）	2.0	2.4	—	2.0	2.4	—
15〜17 （歳）	2.0	2.4	—	2.0	2.4	—
18〜29 （歳）	2.0	2.4	—	2.0	2.4	—
30〜49 （歳）	2.0	2.4	—	2.0	2.4	—
50〜64 （歳）	2.0	2.4	—	2.0	2.4	—
65〜74 （歳）	2.0	2.4	—	2.0	2.4	—
75以上 （歳）	2.0	2.4	—	2.0	2.4	—
妊　婦 （付加量）				+0.3	+0.4	—
授乳婦 （付加量）				+0.7	+0.8	—

1　シアノコバラミン（分子量＝1,355.37）の重量として示した。

付表18 葉酸の食事摂取基準（μg/日）[1]

性　別	男　性				女　性			
年齢等	推定平均必要量	推奨量	目安量	耐容上限量[2]	推定平均必要量	推奨量	目安量	耐容上限量[2]
0〜 5（月）	—	—	40	—	—	—	40	—
6〜11（月）	—	—	60	—	—	—	60	—
1〜 2（歳）	80	90	—	200	90	90	—	200
3〜 5（歳）	90	110	—	300	90	110	—	300
6〜 7（歳）	110	140	—	400	110	140	—	400
8〜 9（歳）	130	160	—	500	130	160	—	500
10〜11（歳）	160	190	—	700	160	190	—	700
12〜14（歳）	200	240	—	900	200	240	—	900
15〜17（歳）	220	240	—	900	200	240	—	900
18〜29（歳）	200	240	—	900	200	240	—	900
30〜49（歳）	200	240	—	1,000	200	240	—	1,000
50〜64（歳）	200	240	—	1,000	200	240	—	1,000
65〜74（歳）	200	240	—	900	200	240	—	900
75以上（歳）	200	240	—	900	200	240	—	900
妊婦（付加量）[3,4]					+200	+240	—	—
授乳婦（付加量）					+80	+100	—	—

1　プテロイルモノグルタミン酸（分子量＝441.40）の重量として示した。
2　通常の食品以外の食品に含まれる葉酸（狭義の葉酸）に適用する。
3　妊娠を計画している女性，妊娠の可能性がある女性及び妊娠初期の妊婦は，胎児の神経管閉鎖障害のリスク低減のために，通常の食品以外の食品に含まれる葉酸（狭義の葉酸）を400μg/日摂取することが望まれる。
4　付加量は，中期及び後期にのみ設定した。

付表19　パントテン酸の食事摂取基準（mg/日）

性　別	男　性	女　性
年齢等	目安量	目安量
0〜 5（月）	4	4
6〜11（月）	5	5
1〜 2（歳）	3	4
3〜 5（歳）	4	4
6〜 7（歳）	5	5
8〜 9（歳）	6	5
10〜11（歳）	6	6
12〜14（歳）	7	6
15〜17（歳）	7	6
18〜29（歳）	5	5
30〜49（歳）	5	5
50〜64（歳）	6	5
65〜74（歳）	6	5
75以上（歳）	6	5
妊　婦		5
授乳婦		6

付表20　ビオチンの食事摂取基準（μg/日）

性　別	男　性	女　性
年齢等	目安量	目安量
0〜 5（月）	4	4
6〜11（月）	5	5
1〜 2（歳）	20	20
3〜 5（歳）	20	20
6〜 7（歳）	30	30
8〜 9（歳）	30	30
10〜11（歳）	40	40
12〜14（歳）	50	50
15〜17（歳）	50	50
18〜29（歳）	50	50
30〜49（歳）	50	50
50〜64（歳）	50	50
65〜74（歳）	50	50
75以上（歳）	50	50
妊　　婦		50
授 乳 婦		50

付表21　ビタミンCの食事摂取基準（mg/日）[1]

性　別	男　性			女　性		
年齢等	推定平均必要量	推奨量	目安量	推定平均必要量	推奨量	目安量
0〜 5（月）	―	―	40	―	―	40
6〜11（月）	―	―	40	―	―	40
1〜 2（歳）	35	40	―	35	40	―
3〜 5（歳）	40	50	―	40	50	―
6〜 7（歳）	50	60	―	50	60	―
8〜 9（歳）	60	70	―	60	70	―
10〜11（歳）	70	85	―	70	85	―
12〜14（歳）	85	100	―	85	100	―
15〜17（歳）	85	100	―	85	100	―
18〜29（歳）	85	100	―	85	100	―
30〜49（歳）	85	100	―	85	100	―
50〜64（歳）	85	100	―	85	100	―
65〜74（歳）	80	100	―	80	100	―
75以上（歳）	80	100	―	80	100	―
妊　婦（付加量）				+10	+10	―
授乳婦（付加量）				+40	+45	―

1　L−アスコルビン酸（分子量＝176.12）の重量で示した。
特記事項：推定平均必要量は，ビタミンCの欠乏症である壊血病を予防するに足る最小量からではなく，心臓血管系の疾病予防効果及び抗酸化作用の観点から算定。

付表22　ナトリウムの食事摂取基準（mg/日，（　）は食塩相当量［g/日］）[1]

性　別	男　性			女　性		
年齢等	推定平均必要量	目安量	目標量	推定平均必要量	目安量	目標量
0〜 5（月）	—	100（0.3）	—	—	100（0.3）	—
6〜11（月）	—	600（1.5）	—	—	600（1.5）	—
1〜 2（歳）	—	—	（3.0 未満）	—	—	（3.0 未満）
3〜 5（歳）	—	—	（3.5 未満）	—	—	（3.5 未満）
6〜 7（歳）	—	—	（4.5 未満）	—	—	（4.5 未満）
8〜 9（歳）	—	—	（5.0 未満）	—	—	（5.0 未満）
10〜11（歳）	—	—	（6.0 未満）	—	—	（6.0 未満）
12〜14（歳）	—	—	（7.0 未満）	—	—	（6.5 未満）
15〜17（歳）	—	—	（7.5 未満）	—	—	（6.5 未満）
18〜29（歳）	600（1.5）	—	（7.5 未満）	600（1.5）	—	（6.5 未満）
30〜49（歳）	600（1.5）	—	（7.5 未満）	600（1.5）	—	（6.5 未満）
50〜64（歳）	600（1.5）	—	（7.5 未満）	600（1.5）	—	（6.5 未満）
65〜74（歳）	600（1.5）	—	（7.5 未満）	600（1.5）	—	（6.5 未満）
75以上（歳）	600（1.5）	—	（7.5 未満）	600（1.5）	—	（6.5 未満）
妊　　婦				600（1.5）	—	（6.5 未満）
授 乳 婦				600（1.5）	—	（6.5 未満）

1　高血圧及び慢性腎臓病（CKD）の重症化予防のための食塩相当量の量は，男女とも6.0g/日未満とした。

付表23　カリウムの食事摂取基準（mg/日）

性　別	男　性		女　性	
年齢等	目安量	目標量	目安量	目標量
0〜 5（月）	400	—	400	—
6〜11（月）	700	—	700	—
1〜 2（歳）	900	—	900	—
3〜 5（歳）	1,000	1,400 以上	1,000	1,400 以上
6〜 7（歳）	1,300	1,800 以上	1,200	1,800 以上
8〜 9（歳）	1,500	2,000 以上	1,500	2,000 以上
10〜11（歳）	1,800	2,200 以上	1,800	2,000 以上
12〜14（歳）	2,300	2,400 以上	1,900	2,400 以上
15〜17（歳）	2,700	3,000 以上	2,000	2,600 以上
18〜29（歳）	2,500	3,000 以上	2,000	2,600 以上
30〜49（歳）	2,500	3,000 以上	2,000	2,600 以上
50〜64（歳）	2,500	3,000 以上	2,000	2,600 以上
65〜74（歳）	2,500	3,000 以上	2,000	2,600 以上
75以上（歳）	2,500	3,000 以上	2,000	2,600 以上
妊　　婦			2,000	2,600 以上
授 乳 婦			2,200	2,600 以上

付表24　カルシウムの食事摂取基準（mg/日）

性　別	男　性				女　性			
年齢等	推定 平均 必要量	推奨量	目安量	耐容 上限量	推定 平均 必要量	推奨量	目安量	耐容 上限量
0〜 5 （月）	—	—	200	—	—	—	200	—
6〜11 （月）	—	—	250	—	—	—	250	—
1〜 2 （歳）	350	450	—	—	350	400	—	—
3〜 5 （歳）	500	600	—	—	450	550	—	—
6〜 7 （歳）	500	600	—	—	450	550	—	—
8〜 9 （歳）	550	650	—	—	600	750	—	—
10〜11 （歳）	600	700	—	—	600	750	—	—
12〜14 （歳）	850	1,000	—	—	700	800	—	—
15〜17 （歳）	650	800	—	—	550	650	—	—
18〜29 （歳）	650	800	—	2,500	550	650	—	2,500
30〜49 （歳）	600	750	—	2,500	550	650	—	2,500
50〜64 （歳）	600	750	—	2,500	550	650	—	2,500
65〜74 （歳）	600	750	—	2,500	550	650	—	2,500
75以上 （歳）	600	700	—	2,500	500	600	—	2,500
妊　婦 （付加量）					+0	+0	—	—
授乳婦 （付加量）					+0	+0	—	—

付表25　マグネシウムの食事摂取基準（mg/日）

性　別	男　性				女　性			
年齢等	推定 平均 必要量	推奨量	目安量	耐容 上限量[1]	推定 平均 必要量	推奨量	目安量	耐容 上限量[1]
0〜 5 （月）	—	—	20	—	—	—	20	—
6〜11 （月）	—	—	60	—	—	—	60	—
1〜 2 （歳）	60	70	—	—	60	70	—	—
3〜 5 （歳）	80	100	—	—	80	100	—	—
6〜 7 （歳）	110	130	—	—	110	130	—	—
8〜 9 （歳）	140	170	—	—	140	160	—	—
10〜11 （歳）	180	210	—	—	180	220	—	—
12〜14 （歳）	250	290	—	—	240	290	—	—
15〜17 （歳）	300	360	—	—	260	310	—	—
18〜29 （歳）	280	340	—	—	230	270	—	—
30〜49 （歳）	310	370	—	—	240	290	—	—
50〜64 （歳）	310	370	—	—	240	290	—	—
65〜74 （歳）	290	350	—	—	230	280	—	—
75以上 （歳）	270	320	—	—	220	260	—	—
妊　婦 （付加量）					+30	+40	—	—
授乳婦 （付加量）					+0	+0	—	—

1　通常の食品以外からの摂取量の耐容上限量は，成人の場合350mg/日，小児では5mg/kg体重/日とした。それ以外の通常の食品からの摂取の場合，耐容上限量は設定しない。

付表26　リンの食事摂取基準（mg/日）

性　別	男　性		女　性	
年齢等	目安量	耐容上限量	目安量	耐容上限量
0〜 5（月）	120	—	120	—
6〜11（月）	260	—	260	—
1〜 2（歳）	500	—	500	—
3〜 5（歳）	700	—	700	—
6〜 7（歳）	900	—	800	—
8〜 9（歳）	1,000	—	1,000	—
10〜11（歳）	1,100	—	1,000	—
12〜14（歳）	1,200	—	1,000	—
15〜17（歳）	1,200	—	900	—
18〜29（歳）	1,000	3,000	800	3,000
30〜49（歳）	1,000	3,000	800	3,000
50〜64（歳）	1,000	3,000	800	3,000
65〜74（歳）	1,000	3,000	800	3,000
75以上（歳）	1,000	3,000	800	3,000
妊　　婦			800	—
授 乳 婦			800	—

付表27　鉄の食事摂取基準（mg/日）

性　別	男　性				女　性					
					月経なし		月経あり			
年齢等	推定平均必要量	推奨量	目安量	耐容上限量	推定平均必要量	推奨量	推定平均必要量	推奨量	目安量	耐容上限量
0〜 5（月）	—	—	0.5	—	—	—	—	—	0.5	—
6〜11（月）	3.5	5.0	—	—	3.5	4.5	—	—	—	—
1〜 2（歳）	3.0	4.5	—	25	3.0	4.5	—	—	—	20
3〜 5（歳）	4.0	5.5	—	25	4.0	5.5	—	—	—	25
6〜 7（歳）	5.0	5.5	—	30	4.5	5.5	—	—	—	30
8〜 9（歳）	6.0	7.0	—	35	6.0	7.5	—	—	—	35
10〜11（歳）	7.0	8.5	—	35	7.0	8.5	10.0	12.0	—	35
12〜14（歳）	8.0	10.0	—	40	7.0	8.5	10.0	12.0	—	40
15〜17（歳）	8.0	10.0	—	50	5.5	7.0	8.5	10.5	—	40
18〜29（歳）	6.5	7.5	—	50	5.5	6.5	8.5	10.5	—	40
30〜49（歳）	6.5	7.5	—	50	5.5	6.5	9.0	10.5	—	40
50〜64（歳）	6.5	7.5	—	50	5.5	6.5	9.0	11.0	—	40
65〜74（歳）	6.0	7.5	—	50	5.0	6.0	—	—	—	40
75以上（歳）	6.0	7.0	—	50	5.0	6.0	—	—	—	40
妊婦（付加量）初期					+2.0	+2.5	—	—	—	—
中期・後期					+8.0	+9.5	—	—	—	—
授乳婦（付加量）					+2.0	+2.5	—	—	—	—

付表28　亜鉛の食事摂取基準（mg/日）

性　別	男　性				女　性			
年齢等	推定 平均 必要量	推奨量	目安量	耐容 上限量	推定 平均 必要量	推奨量	目安量	耐容 上限量
0〜 5（月）	—	—	2	—	—	—	2	—
6〜11（月）	—	—	3	—	—	—	3	—
1〜 2（歳）	3	3	—	—	2	3	—	—
3〜 5（歳）	3	4	—	—	3	3	—	—
6〜 7（歳）	4	5	—	—	3	4	—	—
8〜 9（歳）	5	6	—	—	4	5	—	—
10〜11（歳）	6	7	—	—	5	6	—	—
12〜14（歳）	9	10	—	—	7	8	—	—
15〜17（歳）	10	12	—	—	7	8	—	—
18〜29（歳）	9	11	—	40	7	8	—	35
30〜49（歳）	9	11	—	45	7	8	—	35
50〜64（歳）	9	11	—	45	7	8	—	35
65〜74（歳）	9	11	—	40	7	8	—	35
75以上（歳）	9	10	—	40	6	8	—	30
妊　婦（付加量）					+1	+2	—	—
授乳婦（付加量）					+3	+4	—	—

付表29　銅の食事摂取基準（mg/日）

性　別	男　性				女　性			
年齢等	推定 平均 必要量	推奨量	目安量	耐容 上限量	推定 平均 必要量	推奨量	目安量	耐容 上限量
0〜 5（月）	—	—	0.3	—	—	—	0.3	—
6〜11（月）	—	—	0.3	—	—	—	0.3	—
1〜 2（歳）	0.3	0.3	—	—	0.2	0.3	—	—
3〜 5（歳）	0.3	0.4	—	—	0.3	0.3	—	—
6〜 7（歳）	0.4	0.4	—	—	0.4	0.4	—	—
8〜 9（歳）	0.4	0.5	—	—	0.4	0.5	—	—
10〜11（歳）	0.5	0.6	—	—	0.5	0.6	—	—
12〜14（歳）	0.7	0.8	—	—	0.6	0.8	—	—
15〜17（歳）	0.8	0.9	—	—	0.6	0.7	—	—
18〜29（歳）	0.7	0.9	—	7	0.6	0.7	—	7
30〜49（歳）	0.7	0.9	—	7	0.6	0.7	—	7
50〜64（歳）	0.7	0.9	—	7	0.6	0.7	—	7
65〜74（歳）	0.7	0.9	—	7	0.6	0.7	—	7
75以上（歳）	0.7	0.8	—	7	0.6	0.7	—	7
妊　婦（付加量）					+0.1	+0.1	—	—
授乳婦（付加量）					+0.5	+0.6	—	—

付表30　マンガンの食事摂取基準（mg/日）

性　別	男　性		女　性	
年齢等	目安量	耐容上限量	目安量	耐容上限量
0～ 5（月）	0.01	—	0.01	—
6～11（月）	0.5	—	0.5	—
1～ 2（歳）	1.5	—	1.5	—
3～ 5（歳）	1.5	—	1.5	—
6～ 7（歳）	2.0	—	2.0	—
8～ 9（歳）	2.5	—	2.5	—
10～11（歳）	3.0	—	3.0	—
12～14（歳）	4.0	—	4.0	—
15～17（歳）	4.5	—	3.5	—
18～29（歳）	4.0	11	3.5	11
30～49（歳）	4.0	11	3.5	11
50～64（歳）	4.0	11	3.5	11
65～74（歳）	4.0	11	3.5	11
75以上（歳）	4.0	11	3.5	11
妊　　婦			3.5	—
授　乳　婦			3.5	—

付表31　ヨウ素の食事摂取基準（μg/日）

性　別	男　性				女　性			
年齢等	推定平均必要量	推奨量	目安量	耐容上限量	推定平均必要量	推奨量	目安量	耐容上限量
0～ 5（月）	—	—	100	250	—	—	100	250
6～11（月）	—	—	130	250	—	—	130	250
1～ 2（歳）	35	50	—	300	35	50	—	300
3～ 5（歳）	45	60	—	400	45	60	—	400
6～ 7（歳）	55	75	—	550	55	75	—	550
8～ 9（歳）	65	90	—	700	65	90	—	700
10～11（歳）	80	110	—	900	80	110	—	900
12～14（歳）	95	140	—	2,000	95	140	—	2,000
15～17（歳）	100	140	—	3,000	100	140	—	3,000
18～29（歳）	95	130	—	3,000	95	130	—	3,000
30～49（歳）	95	130	—	3,000	95	130	—	3,000
50～64（歳）	95	130	—	3,000	95	130	—	3,000
65～74（歳）	95	130	—	3,000	95	130	—	3,000
75以上（歳）	95	130	—	3,000	95	130	—	3,000
妊　婦（付加量）					+75	+110	—	—[1]
授乳婦（付加量）					+100	+140	—	—[1]

1　妊婦及び授乳婦の耐容上限量は，2,000μg/日とした。

付表32　セレンの食事摂取基準（μg/日）

性　別	男　性				女　性			
年齢等	推定平均必要量	推奨量	目安量	耐容上限量	推定平均必要量	推奨量	目安量	耐容上限量
0〜 5（月）	—	—	15	—	—	—	15	—
6〜11（月）	—	—	15	—	—	—	15	—
1〜 2（歳）	10	10	—	100	10	10	—	100
3〜 5（歳）	10	15	—	100	10	10	—	100
6〜 7（歳）	15	15	—	150	15	15	—	150
8〜 9（歳）	15	20	—	200	15	20	—	200
10〜11（歳）	20	25	—	250	20	25	—	250
12〜14（歳）	25	30	—	350	25	30	—	300
15〜17（歳）	30	35	—	400	20	25	—	350
18〜29（歳）	25	30	—	450	20	25	—	350
30〜49（歳）	25	30	—	450	20	25	—	350
50〜64（歳）	25	30	—	450	20	25	—	350
65〜74（歳）	25	30	—	450	20	25	—	350
75以上（歳）	25	30	—	400	20	25	—	350
妊　婦（付加量）					+5	+5	—	—
授乳婦（付加量）					+15	+20	—	—

付表33　クロムの食事摂取基準（μg/日）

性　別	男　性		女　性	
年齢等	目安量	耐容上限量	目安量	耐容上限量
0〜 5（月）	0.8	—	0.8	—
6〜11（月）	1.0	—	1.0	—
1〜 2（歳）	—	—	—	—
3〜 5（歳）	—	—	—	—
6〜 7（歳）	—	—	—	—
8〜 9（歳）	—	—	—	—
10〜11（歳）	—	—	—	—
12〜14（歳）	—	—	—	—
15〜17（歳）	—	—	—	—
18〜29（歳）	10	500	10	500
30〜49（歳）	10	500	10	500
50〜64（歳）	10	500	10	500
65〜74（歳）	10	500	10	500
75以上（歳）	10	500	10	500
妊　　婦			10	—
授　乳　婦			10	—

付表34 モリブデンの食事摂取基準（μg/日）

性　別	男　性				女　性			
年齢等	推定 平均 必要量	推奨量	目安量	耐容 上限量	推定 平均 必要量	推奨量	目安量	耐容 上限量
0〜 5（月）	—	—	2	—	—	—	2	—
6〜11（月）	—	—	5	—	—	—	5	—
1〜 2（歳）	10	10	—	—	10	10	—	—
3〜 5（歳）	10	10	—	—	10	10	—	—
6〜 7（歳）	10	15	—	—	10	15	—	—
8〜 9（歳）	15	20	—	—	15	15	—	—
10〜11（歳）	15	20	—	—	15	20	—	—
12〜14（歳）	20	25	—	—	20	25	—	—
15〜17（歳）	25	30	—	—	20	25	—	—
18〜29（歳）	20	30	—	600	20	25	—	500
30〜49（歳）	25	30	—	600	20	25	—	500
50〜64（歳）	25	30	—	600	20	25	—	500
65〜74（歳）	20	30	—	600	20	25	—	500
75以上（歳）	20	25	—	600	20	25	—	500
妊　婦（付加量）					+0	+0	—	—
授乳婦（付加量）					+3	+3	—	—

付）　食事摂取状況に関する調査法のまとめ

	概　要	長　所	短　所	習慣的な摂取量を評価できるか	利用に当たって特に留意すべき点
食事記録法	・摂取した食物を調査対象者が自分で調査票に記入する。重量を測定する場合（秤量法）と，目安量を記入する場合がある（目安量法）。食品成分表を用いて栄養素摂取量を計算する。	・対象者の記憶に依存しない。 ・ていねいに実施できれば精度が高い。	・対象者の負担が大きい。 ・対象者のやる気や能力に結果が依存しやすい。 ・調査期間中の食事が，通常と異なる可能性がある。 ・データ整理に手間がかかり，技術を要する。 ・食品成分表の精度に依存する。	・多くの栄養素で長期間の調査を行わないと不可能。	・データ整理能力に結果が依存する。 ・習慣的な摂取量を把握するには適さない。 ・対象者の負担が大きい。
24時間食事思い出し法	・前日の食事，又は調査時点からさかのぼって24時間分の食物摂取を，調査員が対象者に問診する。フードモデルや写真を使って，目安量を尋ねる。食品成分表を用いて，栄養素摂取量を計算する。	・対象者の負担は，比較的小さい。 ・比較的高い参加率を得られる。	・熟練した調査員が必要。 ・対象者の記憶に依存する。 ・データ整理に時間がかかり，技術を要する。 ・食品成分表の精度に依存する。	・多くの栄養素で複数回の調査を行わないと不可能。	・聞き取り者に特別の訓練を要する。 ・データ整理能力に結果が依存する。 ・習慣的な摂取量を把握するには適さない。
陰膳法	・摂取した食物の実物と同じものを，同量集める。食物試料を化学分析して，栄養素摂取量を計算する。	・対象者の記憶に依存しない。 ・食品成分表の精度に依存しない。	・対象者の負担が大きい。 ・調査期間中の食事が通常と異なる可能性がある。 ・実際に摂取した食品のサンプルを，全部集められない可能性がある。 ・試料の分析に，手間と費用がかかる。		・習慣的な摂取量を把握する能力は乏しい。
食物摂取頻度法	・数十～百数十項目の食品の摂取頻度を，質問票を用いて尋ねる。その回答を基に，食品成分表を用いて栄養素摂取量を計算する。	・対象者1人当たりのコストが安い。 ・データ処理に要する時間と労力が少ない。 ・標準化に長けている。	・対象者の漠然とした記憶に依存する。 ・得られる結果は質問項目や選択肢に依存する。 ・食品成分表の精度に依存する。 ・質問票の精度を評価するための，妥当性研究を行う必要がある。	・可能。	・妥当性を検証した論文が必須。また，その結果に応じた利用に留めるべき。 （注）ごく簡易な食物摂取頻度調査票でも妥当性を検証した論文はほぼ必須。
食事歴法	・上記（食物摂取頻度法）に加え，食行動，調理や調味などに関する質問も行い，栄養素摂取量を計算に用いる。				
生体指標	・血液，尿，毛髪，皮下脂肪などの生体試料を採取して，化学分析する。	・対象者の記憶に依存しない。 ・食品成分表の精度に依存しない。	・試料の分析に，手間と費用がかかる。 ・試料採取時の条件（空腹か否かなど）の影響を受ける場合がある。摂取量以外の要因（代謝・吸収，喫煙・飲酒など）の影響を受ける場合がある。	・栄養素によって異なる。	・利用可能な栄養素の種類が限られている。

資料）「日本人の食事摂取基準（2020年版）」策定検討会報告書総論より

公衆栄養学（国家試験ガイドライン）

〈出題のねらい〉

○わが国や諸外国の健康・栄養問題に関する動向とそれらに対応した主要な栄養政策についての理解を問う。

○地域診断を通じた集団・地域における人々の健康・栄養状態及び社会・生活環境の特徴に基づいた公衆栄養活動についての理解を問う。

大項目	中項目	小項目
1　公衆栄養の概念	A　公衆栄養の概念	a　公衆栄養の意義と目的 b　生態系と食料・栄養 c　保健・医療・福祉・介護システムと公衆栄養 d　コミュニティと公衆栄養活動
	B　公衆栄養活動の基本と展開過程	a　公衆栄養活動の歴史 b　少子・高齢社会における健康増進 c　疾病予防のための公衆栄養活動 d　ヘルスプロモーションのための公衆栄養活動 e　エンパワメントと公衆栄養活動 f　住民参加 g　ソーシャル・キャピタルの醸成と活用 h　持続可能性（サステナビリティ）を踏まえた公衆栄養活動
2　健康・栄養問題の現状と課題	A　食事の変化	a　エネルギー・栄養素摂取量 b　食品群別摂取量 c　料理・食事パターン
	B　食生活の変化	a　食行動 b　食知識，食態度，食スキル
	C　食環境の変化	a　食品生産・流通 b　食情報の提供 c　フードバランスシート（食料需給表） d　食料自給率
	D　諸外国の健康・栄養問題の現状と課題	a　先進諸国 b　開発途上国 c　地域間格差
3　栄養政策	A　わが国の公衆栄養活動	a　健康づくり施策と公衆栄養活動の役割 b　公衆栄養活動と組織・人材育成
	B　公衆栄養関連法規	a　地域保健法 b　健康増進法 c　食育基本法
	C　管理栄養士・栄養士制度と職業倫理	a　栄養士法 b　管理栄養士・栄養士の社会的役割 c　管理栄養士・栄養士制度の沿革 d　管理栄養士・栄養士養成制度 e　職業倫理
	D　国民健康・栄養調査	a　調査の目的・沿革 b　調査の内容・方法
	E　実施に関連する指針，ツール	a　食生活指針 b　食事バランスガイド

大項目	中項目	小項目
	F　国の健康増進基本方針と地方計画	a　国の基本方針策定の目的・内容 b　基本方針の推進と地方健康増進計画 c　食育推進基本計画策定の目的・内容 d　食育の推進と地方食育推進計画
	G　諸外国の健康・栄養政策	a　公衆栄養活動に関係する国際的な栄養行政組織 b　公衆栄養関連計画 c　食事摂取基準 d　食生活指針，フードガイド e　栄養士養成制度
4　栄養疫学	A　栄養疫学の概要	a　栄養疫学の役割 b　公衆栄養活動への応用
	B　曝露情報としての食事摂取量	a　食物と栄養素 b　食事摂取量の個人内変動と個人間変動 c　日常的な食事摂取量
	C　食事摂取量の測定方法	a　24時間食事思い出し法と食事記録法；秤量法，目安量法 b　食物摂取頻度調査法とその妥当性・再現性 c　食事摂取量を反映する身体計測値・生化学的指標
	D　食事摂取量の評価方法	a　総エネルギー調整栄養素摂取量 b　データの処理と解析
5　地域診断と公衆栄養マネジメント	A　公衆栄養マネジメント	a　地域診断 b　公衆栄養マネジメントの考え方・重要性 c　公衆栄養マネジメントの過程
	B　公衆栄養アセスメント	a　公衆栄養アセスメントの目的と方法 b　食事摂取基準の地域集団への活用 c　量的調査と質的調査の意義 d　観察法と活用 e　質問調査の方法と活用；質問紙法，インタビュー法 f　既存資料活用の方法と留意点 g　健康・栄養情報の収集と管理
	C　公衆栄養プログラムの目標設定	a　公衆栄養アセスメント結果からの状況把握 b　改善課題の抽出 c　課題設定の目的と相互の関連 d　改善課題に基づく改善目標の設定 e　目標設定の優先順位
	D　公衆栄養プログラムの計画，実施，評価	a　地域社会資源の把握と管理 b　運営面・政策面のアセスメント c　計画策定 d　住民参加 e　プログラムに関連する関係者・機関の役割 f　評価の意義と方法 g　評価の実際
6　公衆栄養プログラムの展開	A　地域特性に対応したプログラムの展開	a　健康づくり b　食育 c　在宅療養，介護支援 d　地域包括ケアシステムの構築 e　健康・食生活の危機管理と食支援
	B　食環境整備のためのプログラムの展開	a　食物・食情報へのアクセスと食環境整備 b　栄養成分の表示の活用 c　特別用途食品の活用 d　「健康な食事」の普及啓発

大項目	中項目	小項目
	C　地域集団の特性別 　　プログラムの展開	a　ライフステージ別；妊娠期・授乳期，新生児期・乳児期，成長期，成人期，高齢期 b　生活習慣病ハイリスク集団

索引

知る！ わかる！ 身につく‼　公衆栄養学

2012年 4 月20日	第一版第 1 刷発行
2020年 3 月30日	第二版第 1 刷発行
2023年 3 月 7 日	第二版第 2 刷発行

編著者　逸見幾代

著　者　髙橋東生・日田安寿美
　　　　犬伏知子・原島恵美子
　　　　野原潤子・田中弘之
　　　　今井久美子・伊藤龍生
　　　　横山佳子・辻本洋子

装　丁　清原一隆
　　　　（KIYO DESIGN）

発行者　宇野文博

発行所　株式会社 同文書院
　　　　〒112-0002
　　　　東京都文京区小石川5-24-3
　　　　TEL　（03）3812-7777
　　　　FAX　（03）3812-7792
　　　　振替　00100-4-1316

DTP　株式会社 新後閑

印刷・製本　モリモト印刷株式会社